FITNESS EMOCIONAL

FITNESS EMOCIONAL

Nessita Arauz

WITHDRAWN

GRUPO ZETA

Barcelona • Madrid • Bogotá • Buenos Aires • Caracas • México D.F. • Miami • Montevideo • Santiago de Chile

1.ª edición: junio 2017

© Vanesa Rodríguez de Trujillo, 2017
© Ediciones B, S. A., 2017
   Consell de Cent, 425-427 - 08009 Barcelona (España)
   www.edicionesb.com

Printed in Spain
ISBN: 978-84-666-6181-2
DL B 8127-2017

Impreso por QP Print

INTRODUCCIÓN

¿Te has planteado alguna vez si la vida que tienes es tan bonita como pensabas o si te has convertido en víctima de lo que siempre soñaste?

Es una pregunta personal y quizás aún no hayamos intimado lo suficiente para preguntarte cosas así, pero déjame que comparta un pedacito de mi vida contigo, porque a mí sí que me ha pasado.

Yo sí que me he quedado un día quieta, pensando que esa vida que había soñado era mucho más bonita en mi imaginación de lo que al final estaba siendo en la realidad.

Había alcanzado casi todo lo que me había propuesto y, al final, no era tal y como lo esperaba. Más bien se convirtió en una asfixia continua, como si se creara un vacío en mi mente en medio de los quehaceres cotidianos y me descubrí buscando una escapatoria de lo que debía ser mi tesoro más querido: mi vida.

Siempre soñé con tener mi propia familia; fue mi primer gran objetivo vital. Tuve una infancia complicada y con dieciocho años salí de casa para estudiar en la universidad y no volver jamás.

En el segundo curso de carrera conocí a un hombre maravilloso y, tras unos años viviendo juntos, me casé por la Iglesia, con veinticuatro años. Fue una boda de ensueño, un matrimonio de ensueño, un embarazo de ensueño... y, antes de darme cuenta, sin haber cumplido los treinta, era madre de dos sanas y preciosas niñas.

Por supuesto, hubo tropiezos; y no hablo de problemas triviales: el fallecimiento de mi mejor amiga con dieciocho años, que marcó mi vida para siempre, el de mi tío de un infarto a los cuarenta, la separación de mis padres, la operación de corazón de mi cuñado, un accidente de tráfico de mi padre, empezar de cero laboralmente... Y todo eso acompañado de mis propios demonios interiores: un proceso de agorafobia que me tuvo muy limitada durante bastante tiempo.

Con el tiempo fui superando esos tragos, algunos con bastante éxito. Pero cuando parecía que todo se había solucionado y por fin podía disfrutar de mi familia, me encontré en esa situación: solo tenía treinta años recién cumplidos y me sentía como una vieja cansada, desmotivada, aburrida y deprimida. Mi día a día se desarrollaba entre biberones, teta, tareas domésticas, trabajo y cada vez más discusiones con mi pareja. Llegaba de escuchar problemas en mi consulta para oír llantos y pataletas en casa. Apenas me relacionaba con mis amistades, no encontraba el momento para pequeños caprichos y disfrutes personales, y cuando lo encontraba, no podía disfrutarlo porque me invadía un irracional sentimiento de culpa.

Llega un momento en que te preguntas si los días tienen las mismas veinticuatro horas para todo el mundo, ¿verdad? Hay personas que pasan horas sin saber qué hacer, tragándose programas del corazón en la tele, pero hay otras personas con tanta actividad que parece que viven varias vidas en una. Ver la tele, comer guarrerías..., cualquier opción es buena con tal de evitar mirar hacia dentro y encontrarse de frente con las verdaderas emociones. A veces eso duele demasiado y evitamos el conflicto interno por todos los medios.

A pesar de llevar años dedicándome profesionalmente al mundo de la gestión emocional, y haber superado un trastorno tan duro como es la agorafobia, llegué a un punto de inflexión en el que me di cuenta de que solo me quedaban dos opciones: o tomar pastillas para soportar mi vida tal como era o hacer algo para cambiarla.

Y con esa mochila de experiencias entré por cuarta o quinta vez en mi vida en un gimnasio. Nunca fui nada espectacular; una niña bajita y mona a la que le gustaba cuidar su aspecto físico. Entré por aquella puerta con la única intención de recuperar un poco mi figura tras dos embarazos casi seguidos y escapar un rato del aburrimiento de mi vida, a ver si así conseguía recuperar un poco la autoestima.

Ya lo había intentado antes, pero nunca fui una persona constante y siempre acababa por dejarlo al cabo de unos meses. Era la protagonista de las estadísticas: me apuntaba, estaba uno o dos meses y al tercero me daba cuenta de que ya llevaba varias semanas sin pisar el vestuario. Así que, en el fondo de mi corazón, pensaba que esa vez iba a ocurrir lo mismo.

Sin embargo, esta vez fue distinto. Era tanta la necesidad que tenía de pensar en mí y de llenar de ilusión mi vida, que entre esas paredes podía encontrar la motivación para levantarme y repetir todos los días. No importaba el cansancio acumulado o lo que me costaba arrancar; en cuanto entraba allí me entretenía y reía con la gente. Me encantaba el punto de energía con el que salía después de cada sesión de ejercicio físico. Me aportaba el buen rollo interno necesario para afrontar situaciones que antes me pesaban. Me sentía cada vez mejor, tanto física como emocionalmente, y al cabo de unos meses empecé a interesarme por la alimentación, lo que me hizo animarme a hacer algunos cambios en mi dieta.

No pasó mucho tiempo sin que mi cuerpo mostrase los síntomas del cambio; me dejó alucinada ver lo que me devolvía el espejo. No era la de siempre, sino otra. El cuerpo me devolvía una imagen de mí más joven, más fuerte y más vital.

Cuando quise darme cuenta, ya estaba metida de lleno en una manera de vivir que contagiaba de bienestar al resto de mis parcelas existenciales. Me sentía más fuerte, más disciplinada, más paciente, más segura. Conseguí dejar de sentirme culpable por los momentos de satisfacción y disfrute, esas pequeñas recompensas privadas que antes me mortificaban. Respecto a mi entorno, hice que respetaran los momentos que necesitaba para mí por encima de otras cosas y entendí que la única responsable de mi infelicidad anterior era yo misma, por la manera que tenía de gestionar mi existencia. En pocas palabras, puedo decir que aprendí a amarme a mí misma.

Fue entonces cuando entendí que el concepto fitness es algo mucho más poderoso que una palabra de moda, mucho más profundo que un cuerpo trabajado en el gimnasio. Me impregné de su significado de bienestar, lo elevé al infinito y lo convertí en mi filosofía de vida.

No sé si algo de lo que te he contado se parece a lo que estás viviendo. No importa si no tienes niños o si convives con tu pareja sin pensar en el matrimonio. Los detalles son irrelevantes; para sentirnos cercanas basta con que coincidamos en esa sensación de agotamiento continua o en aquella desmotivación que yo tenía.

Quizá te han asaltado las mismas dudas que a mí y un enorme sentimiento de culpa. Es posible que creas que eres una egoísta por pensar en ti antes que en los que te rodean y también es probable que tengas miedo de asumir con honradez lo que realmente ocurre.

Esa culpa te empuja a ocultar tus inquietudes a los demás y te arrastra a un posible proceso depresivo, ansioso o desmotivador. Y es muy posible que hayas aprendido a conformarte con una vida mediocre, sin derecho a encontrar la felicidad porque todo marcha «como es debido», de manera que se cumplen las esperanzas de los demás, pero no las tuyas. Tienes un recuerdo nostálgico de lo que un día fuiste y una imagen idealizada de aquellos maravillosos años en los que tu estado físico y emocional era perfecto.

El paso para salir de esta situación es seguir tu vida, no quedarte anclada en esa apatía cotidiana. No obstante, tu inconsciente buscará otras formas de liberación, atajos más rápidos para resolver la frustración de cada momento, y casi seguro que lo hará a base de comida, a lo que seguirá el posterior autoengaño de que te ves estupenda con eso kilos de más que has cogido. Es mentira. No estás bien.

Yo no estaba bien. Ninguna mujer se ve bien cuando le sobran unos kilos. Lo que pasa es que no es fácil asumir que comer se ha convertido en tu principal vía de escape y que el placer que esto te supone supera con creces la insatisfacción personal que sientes cuando no lo haces.

Este es el motivo de que haya mujeres que no recuperan jamás la figura tras uno o varios embarazos; culpan a la maternidad y se refieren a los casos de las otras, las que sí lo consiguen, como cuestión de buena suerte. La suerte crea un muro ante el que no es necesario esforzarse, siempre es mejor echar la culpa a la genética.

El siguiente paso en esta dinámica de resignación es entrar en justificaciones y juicios, repitiéndonos por dentro que en realidad el físico no es tan importante, que la gente que nos quiere lo hace por cómo somos y no por qué aspecto tenemos. Lo que pasa es que, al final, el físico es el reflejo del alma, y cuando llevamos un estilo de vida saludable prolongado en el tiempo no hay kilo de más que se resista.

No te engañes, las deportistas no dan asco. No es suficiente con pisar la esterilla del gimnasio para convertirte en una montaña de músculos, que es otra de las excusas más habituales: «Es que yo no quiero hacer pesas, que no quiero ponerme como un tío.» Si fuera tan fácil adquirir esa masa muscular, todas las que huelen una sala de pesas estarían compitiendo, y lo cierto es que somos muy pocas y con mucho sacrificio las que llegamos a ese punto de forma. ¡No! Estar en forma no te convierte en un marimacho, sino que te hace sumamente atractiva; y no solo porque «estés buena», sino porque una mujer en forma salta, baila, sonríe y se mueve con una gracia que no tiene la que se levanta cansada, triste y desmotivada. No hay nada más sensual que una mujer sonriente y llena de energía. ¿Te das cuenta de que detrás de cada kilo de más hay un conflicto emocional mucho más profundo? ¿Te das cuenta de por qué las dietas parece que al final nunca funcionan?

El fitness puede convertirse en una potente herramienta de desarrollo personal, para llegar a lo más profundo de tu corazón y ayudarte a adquirir un mejor conocimiento de ti misma, potenciando tus valores internos. En este libro la palabra fitness eleva su connotación de bienestar a su máxima potencia y deja de ser una actividad que toca los martes y jueves a las cuatro de la tarde para pasar a ser parte integral de tu existencia.

A lo largo de estas páginas voy a proporcionarte todo lo que necesitas saber sobre este estilo de vida, que combina una alimentación saludable con ejercicio físico diario, altas dosis de disciplina, automotivación y descanso. Y, sobre todo, nos centraremos en descubrir que detrás de todo esto te espera una auténtica oportunidad de aprendizaje y mejora personal.

Averiguaremos cuáles son las limitaciones que, de forma inconsciente, albergas en tu mente y no te dejan experimentar la vida con toda la plenitud que de verdad mereces.

Gracias al fitness, puedo decir que amo más mi vida, amo más mi trabajo y, sobre todo, me amo más a mí misma. Seguir esa filosofía me ha devuelto ese alto grado de satisfacción personal del que carecía hace solo unos años. He vuelto a sentirme fuerte, joven, divertida, sana, atrevida y, como es lógico, el espejo me devuelve una imagen externa que es el reflejo de todo ese proceso interior.

A lo mejor te parece inocente por mi parte, pero me sentía muy egoísta quedándome esa experiencia solo para mí. No es que creyera que estoy en posesión de una verdad absoluta que tengo que transmitir; era una sensación como la que sientes en esas ocasiones en las que tienes una noticia estupenda que no puedes callarte, algo que te hace feliz y quieres compartir con los demás. Me pareció bastante lógico que mi historia no fuera única y que otras mujeres pudieran tener los mismos sentimientos que yo en algún momento de su vida. De nuevo no se trata de algo concreto —como el matrimonio, los niños o el trabajo—, sino de la agobiante experiencia de sentirte atrapada en una deriva que te convierte más en una especie de autómata que en la chica animada que eras.

Seguro que tu caso no es exactamente el mismo que el mío, pero estoy segura de que si has llegado a leer hasta aquí es porque, de alguna manera, necesitas llenar tu vida con algo que te apasione. Seguro que en el fondo de tu corazón te encantaría que tu imagen fuera la de una mujer sana, fuerte, segura, alegre y, a la vez, serena. Y, por supuesto, ¡sin esos kilos de más!

Sin duda alguna en este libro encontrarás la manera de hacerlo. En estas páginas tienes todo lo que necesitas saber para iniciarte de manera adecuada en una filosofía de vida fitness, para entender qué significa ser una mujer fitness, una persona que rebosa bienestar en cada segundo de su existencia.

Espero que, al llegar a este punto, haya conseguido animarte a iniciar este camino conmigo, que sigas leyendo y me permitas ayudarte a conseguir tus objetivos, dejando un poco de lado otras cosas que te resultan más cómodas, pero que no te ayudan a salir de la situación en la que estás.

Me gustaría que este libro se convirtiera en un verdadero bálsamo reparador, una guía práctica para alcanzar una nueva y mejor versión de ti misma que perdure en el tiempo, con el único objetivo de sentirte cada vez mejor tanto física como emocionalmente. Si estás animada, vamos con ello.

BLOQUE 1

BIENVENIDAS AL FITNESS EMOCIONAL

Capítulo 1

CONCEPTO DE FITNESS EMOCIONAL

Desde que comencé con el fitness hasta ahora, la perspectiva de lo que pensaba acerca del mundo que se esconde tras las puertas de un gimnasio dio un giro de ciento ochenta grados.

La sala de musculación era un lugar que, para mi gusto, no olía demasiado bien, donde las personas apenas se relacionaban entre sí, sino que se dedicaban a mirarse al espejo con unos auriculares puestos; o sea, un sinsentido frívolo, aburrido y absurdo con el que yo no me identificaba y, por consiguiente, un lugar al que nunca había ido con asiduidad durante más de tres meses seguidos. Un sitio que, además, llevaba implícito un «tengo que ir» que tanto me pesaba; creo que solo pensarlo ya me provocaba una pereza enorme. Creía que era un sitio para hombres musculitos y cerebros planos, o para mujeres fuertotas, machorras y algunos pibones con una genética que, desde luego, no se parecía en nada a la mía.

Entré por aquella puerta con la única idea de quitarme la barriga flácida de mis embarazos y, de alguna manera, huir un poco de los quehaceres cotidianos que tanto me absorbían. Encontrar un grupo que me motivara a seguir clases colectivas ya fue un punto a favor. Empecé a comunicarme con personas adultas fuera de mi ámbito laboral: los ratitos previos y posteriores a la clase se convirtieron en mi momento lúdico del día. He de reconocer que las primeras semanas tras casi una hora de ejercicio físico intenso yo estaba a punto del desmayo; pero pronto comencé a notar que mi estado de ánimo mejoraba.

El ejercicio físico revoluciona los neurotransmisores, aumenta la concentración de dopamina y serotonina, lo que nos provoca una sensación de bienestar y placer después de la práctica. Eso unido a la sensación de satisfacción personal por haber conseguido superar y afrontar con éxito algo que requiere un gran esfuerzo hace que la práctica de cualquier deporte pueda llegar a ser ciertamente adictiva.

Al poco tiempo de comenzar con las clases en grupo, empecé a interesarme por la posibilidad de tonificar mi cuerpo, ya que estaba delgada y muy flácida, con retención de líquidos por todos lados.

Cuando Cristian, el entrenador de mi gimnasio, me dijo que para conseguir lo que yo quería —que era básicamente lo que queremos todas las mujeres: estar durita y con forma— tenía que realizar una rutina de ejercicios de fuerza a base de levantar kilos, un poco más y salgo por aquella puerta para no volver a entrar jamás.

No existía para mí nada más aburrido que ponerme a levantar mancuernas contando repeticiones. Y, para colmo, yo era de las que pensaba que una mujer que entrenaba con pesas, acababa con un aspecto masculino y con una cantidad de músculos horribles.

Después de aquella conversación, salí bastante desmotivada. Cuando llegué a casa me metí en la ducha y, al agacharme para recoger el champú que se me había caído, observé cómo mi minibarriga colgaba de una manera que yo no podía soportar: le tenía especial manía a esa parte de mi cuerpo, si bien sabía que podía estar agradecida de mantener, después de dos embarazos casi seguidos, mi figura bastante decente, con algunas estrías y flacidez dentro de los parámetros completamente normales. Creo que una de las características más comunes de las mujeres es observarse y fijarse en esos lugares que nos acomplejan, y, lo que es mucho peor, compararnos con las demás. No sé si es una tara con la que nacemos o es algo que vamos aprendiendo a medida que crecemos por la información y las exigencias de la sociedad; o puede que sea una combinación de ambas cosas.

La cuestión esencial es que para nosotras es una necesidad básica —y esto ya lo decía Maslow hace ya bastantes años— sentirnos realizadas, satisfechas con nosotras mismas y con un sentimiento de autoestima, por una parte, y, por otra, de aceptación en la sociedad en la que por suerte o por desgracia vivimos.

Después de haberme sometido a una decena de tratamientos estéticos diferentes y haber mejorado algo, pero sin el resultado que deseaba, no podía evitar que me incomodara esa parte de mi cuerpo, hasta el punto de acomplejarme; con uno de esos complejos absurdos que te hacen sentir culpable solo con reconocerlos, pero que, por alguna razón inexplicable, están ahí dando la tabarra y limitándote en el día a día incluso a la hora de decidir qué ropa ponerte.

He llegado a la conclusión de que cuando aparece un complejo es porque sabemos que podemos hacer algo para evitarlo. Es decir, cuando asumimos y aceptamos una parte de nosotros tal y como es, porque sabemos que es irreparable, desaparece el complejo por completo. Yo soy una mujer bajita, tengo asumido que lo soy y sé que con treinta y cinco años poco puedo hacer al respecto; así que no me acompleja ser baja. Es más, suelo llevar calzado plano y raro es el día que me pongo tacones; tuve que aprender a andar sobre ellos cuando empecé a competir y no me fue nada fácil, así que reconozco que es un verdadero arte saber andar ahí arriba.

Sin embargo, cuando hay algo de nuestro aspecto físico, o de nuestra conducta, que sabemos que podemos mejorar poniendo algo de nuestra parte, el complejo puede convertirse en un «incentivo» para mejorar algo.

Y con ese estado emocional, quizás un poco incoherente y puede que un tanto frívolo, empezó a darme vueltas la siguiente idea: ¿Y si eso de las pesas de verdad funcionara y me ayudara a mejorar eso que tan poco me gusta?

Así fue como me metí en la sala de musculación, con un sentimiento entre vergüenza e ilusión que no sabría muy bien cómo describir.

Entonces empecé a practicar esos ejercicios aburridos que no me gustaban nada, mirándome al enorme espejo, y me sentía completamente absurda; y, para colmo, mi mente se iba a buscar todos los fallos habidos y por haber: me miraba la barriga, las piernas, los brazos... sin parar de criticarme... Los primeros días salía de allí peor que entraba y me preguntaba constantemente si de verdad todo aquello tenía algún sentido o era mejor abandonar, una vez más, aquella sala para siempre.

Gracias a mi trabajo como especialista en gestión emocional desde hacía ya muchos años, empecé a darme cuenta de que algo estaba fallando; si antes, cuando solo iba a las clases colectivas, el ejercicio físico me hacía sentir tan bien y llegaba a casa con aquella buena energía, ¿por qué cuando me tocaba entrenar con pesas acababa triste y desmotivada?

Lo fácil hubiera sido llegar a la conclusión de que a mí las pesas no me gustaban o de que no eran para mí. Sin embargo, con un poco de reflexión, no tardé en darme cuenta de que esos duros juicios con los que me trataba delante del espejo mientras me esforzaba en hacer algo que no me gustaba no solo no me beneficiaban, sino que lo cierto es que me distanciaban de mi objetivo. Y si algo tenía claro era que quería acabar con aquel complejo que me martirizaba cada vez que me miraba al espejo.

Así que me puse manos a la obra y decidí cambiar la actitud por completo. Me creé un plan de acción para modificar la conducta autodestructiva por una manera de actuar mucho más productiva y positiva.

Entonces fue cuando me descubrí entre los hierros. Dejé de mirarme el cuerpo y empecé a entrenar mirándome a los ojos, me reencontré con una personita que había tenido completamente olvidada durante mucho tiempo, que por muchos años no había significado absolutamente nada para mí. Había estado demasiado ocupada atendiendo a otras personas y toda mi relación conmigo misma consistía en autoexigencia, juicios y reproches.

Por un momento pude sentir mucha pena de mí misma. Tuve un sentimiento de autocompasión que me llevó a sentir una rabia tremenda; una rabia que, sin darme cuenta y de manera instintiva, me llevó a darle con más fuerza a las mancuernas. Experimenté la sensación de crecerme ante el dolor... Jamás olvidaré esa sensación, cómo de un dolor tan profundo pudo salir algo tan fuerte y motivador.

Aquel momento marcó un antes y un después en mi vida. Por primera vez fui consciente de qué se necesitaba para revertir aquello que yo veía como una especie de clausura, un comportamiento de rasgos autistas, de poca relación con los demás, y una sucesión de movimientos repetitivos.

Lo que se veía por fuera no tenía nada que ver con lo que se podía llegar a experimentar por dentro, y entonces empecé a observar cómo se sentían fuertes las personas y por qué iban a entrenar. Iban a quitarse la rabia, los prejuicios, sus quebraderos de cabeza del día a día, y se aislaban en lo que les quedaba de sí mismas. Mi mirada hacia esas personas se liberó del juicio y empecé a entablar relaciones con personas que jamás pensaría que encontraría detrás de aquellas cuatro paredes, personas estupendas y con un mundo interior mucho más rico de lo que jamás hubiera imaginado.

Es evidente que hay de todo. Hay hombres y mujeres cuyo único fin es estético y se dedican a tomar anabolizantes con la intención de verse bonitos. No creo que debamos juzgarlos, cada uno que haga con su vida lo que quiera, pero meter a todas las personas en el mismo saco y generalizar, después de mi experiencia, me parece injusto.

A partir de entonces empecé a sentirme como en casa. Ya no iba a meterme en un sitio donde me sentía incómoda con las personas ni a pegarme la paliza emocional que me dejaba hecha polvo el resto del día. Mi diálogo se transformó por completo. Me repetía continuamente, mientras me miraba al espejo: «¡Venga, Nessi, tú puedes, eres una campeona! ¡Venga, una repetición más! ¡Puedes conseguirlo!» Me miraba a los ojos y conseguía verme con objetividad como una mujer luchadora y con ganas de superarse. Empecé a cogerle cariño a esa personita que se encerraba cada día a decirse cosas positivas mientras levantaba aquellos objetos que pesaban y la llevaban a enfadarse para conseguir superarse un poco más. Entrené mirándome a los ojos durante varias semanas:

ya no me interesaba tanto el cuerpo; lo que realmente hacía que me sintiera bien es que detrás de aquellos hierros y con la mirada clavada en mis propios ojos conseguía valorarme, quererme, atenderme, dedicarme algo de tiempo. Así nació en mi interior el concepto de fitness emocional; así la palabra fitness dio un giro de ciento ochenta grados para convertirse casi sin darme cuenta en mi nueva filosofía de vida.

Por tanto, el fitness emocional es una práctica de ejercicio físico vinculado a la fuerza, que, unido a hábitos alimentarios saludables, nos proporciona beneficios físicos y estéticos, y también una valiosa herramienta de crecimiento personal, para ayudar a potenciar valores internos, como el amor hacia uno mismo, el reconocimiento, la autoestima, la fuerza de voluntad, la motivación, la disciplina y la superación personal, entre otros.

Entenderemos y aprenderemos que, a través de esta práctica, podemos acercarnos a nosotras mismas, a conocernos mejor, y experimentaremos sentimientos y potenciaremos fortalezas que quizá desconozcas o que tenías olvidadas. Perseguiremos el afán de crecer como personas y amarnos más y mejor a nosotras mismas.

Capítulo 2

QUÉ PODEMOS ESPERAR DEL FITNESS EMOCIONAL

El fitness emocional engloba tres partes fundamentales, lo cual lo distingue de la práctica habitual del fitness, y es con la consciencia con lo que vamos a desarrollarlo. Esos tres aspectos se necesitan el uno al otro; si falla uno de ellos desvirtúa por completo nuestro objetivo.

Por un lado, hablaremos de la parte emocional, no podremos llegar a llevar una dieta saludable y tener constancia en nuestra práctica de ejercicio si no tenemos una mente que nos empuje hacia ello. Puedo tener la puerta del frigorífico llena de imanes con diez dietas y planes de entrenamiento distintos, que si no tengo desarrollada la parte mental para realizarlos, no llegarán a cumplirse de ninguna de las maneras. No somos conscientes muchas veces de que la causa del problema no es el método ni la dieta ni el entrenador. Tratamos de buscar culpables de nuestros fracasos fuera, cuando la verdad es que lo que falla somos nosotras mismas.

Sin este trabajo mental, sin fortalecer nuestra mente hasta el punto de dirigirla hacia donde nos conviene, será completamente imposible llevar las riendas de nuestra vida hacia el lugar que deseamos. Viviremos como víctimas de nuestros deseos y apetencias involuntarias, y el sentimiento de arrastre hacia los impulsos y caprichos momentáneos será lo que rija la vida. A eso se le suma el sentimiento de fracaso y desmotivación casi constante que puede llevar a pensar de una misma que no se tiene fuerza de voluntad.

Por otro lado, hablaremos de la parte relacionada con el ejercicio físico. Por todos es sabido que la práctica de ejercicio físico es necesaria y saludable. La sociedad occidental de los últimos años se ha visto sometida con las nuevas tecnologías a trabajos cotidianos sedentarios y nos movemos menos que nunca. Consecuentemente se debilitan los músculos, lo que a largo plazo da muchos problemas de dolores musculares, fibromialgia y osteoporosis, ya que los músculos protegen los huesos; si los primeros no son lo bastante fuertes, pierden esa función tan importante, el esqueleto se debilita y también todo el cuerpo.

No estoy hablando de tener un cuerpo de culturista ni de competición, sino de pensar en el deterioro de una parte del cuerpo que se resiente de las nuevas formas de vida. Los músculos siguen siendo una parte básica del cuerpo humano, y si se debilitan, todo el cuerpo se resiente.

Quiero mostraros por qué el fitness aporta todo lo que el cuerpo necesita para mantenerse sano, para que los músculos desempeñen bien su función con un tipo de entrenamiento enfocado a la fisiología y las necesidades de la mujer. Eso hará que tengas una energía completamente distinta, que ganes en calidad de vida, que reduzcas dolores y problemas muy relacionados con el sistema hormonal y que empiezan a aparecer con la menopausia cuando ya en la mayoría de los casos son irreparables.

Por último, pero no menos importante, está la alimentación. Somos lo que comemos. Nuestro organismo necesita nutrientes para funcionar y la industrialización ha llevado a que los alimentos sean de todo menos alimentos en muchos casos.

Vivimos en una sociedad verdaderamente enganchada a los azúcares. No hablo de las típicas chucherías, sino de que prácticamente todo lo que consumimos contiene azúcares dañinos y que esa ansiedad tan común que aparece en relación con los hábitos alimentarios tiene su origen, en muchos casos, en eso, en que somos unos verdaderos yonquis del azúcar sin ni siquiera saberlo.

La idea es ser consciente de lo que comes, tomar consciencia de lo que en realidad estás metiendo en tu organismo y decidir libremente si hacerlo o no, pero con verdadero conocimiento, y aprender qué necesitas para mantenerte sana; porque muy probablemente estás echándole de comer a tu coche gasolina cuando tu metabolismo es diésel y sin saberlo estás destruyéndolo.

Aprender a alimentarse bien, conocer lo que necesitas y para qué lo necesitas, y darle a tu cuerpo una alegría, por así decirlo, de vez en cuando, sin vivir sometidos a lo que la industria nos vende, sin duda te aportará beneficios físicos y emocionales que te sorprenderán.

No te puedes imaginar hasta qué punto la alimentación está ligada al estado físico y emocional. Espero poder no solo enseñártelo a través de estas páginas, sino que acabes por experimentarlo por ti misma.

El conjunto de este triángulo, trabajados sus elementos de manera independiente, pero a su vez interrelacionados, dará lugar a una notable mejora tanto en tu aspecto físico como en tu estado emocional y conseguirás que el espejo te devuelva una imagen de ti que jamás habías soñado.

Cuando en tu cuerpo por dentro las cosas funcionan correctamente porque recibe todos los nutrientes que necesita, luego es debidamente oxigenado por la práctica del ejercicio físico, y, además, eso se mantiene en el tiempo con constancia y un extra de motivación y actitud favorable que yo me encargaré de despertar, te aseguro que tu vida comienza a cambiar y da un giro que no hay antidepresivo en el mercado capaz de provocar.

Entonces sí que podrás decir que habrás ganado la batalla a ese cuadro desmotivador y perezoso al que denominas con tanta facilidad falta de fuerza de voluntad. Acabarás por convertirte en una mujer poderosa y llena de autoestima.

Y así te doy la bienvenida a esta filosofía de vida que llamo fitness emocional.

Capítulo 3

VIDA SALUDABLE. QUIERO PERO NO PUEDO

Cualquier mujer a la que le propongas un cambio de vida y le preguntes si le gustaría encontrarse en forma, contenta con su físico, con fuerza, salud, energía y buen rollo interno, sin la menor duda, la respuesta será que sí.

Sin embargo, cuando toman consciencia de que para ello es imprescindible realizar determinados cambios, todos ellos regidos por la terrible palabra «esfuerzo», la mayoría de las mujeres piensan que ya no van a ser capaces, adoptan un rol de víctimas y sueltan un «quiero pero no puedo». Ese es el primer autoengaño al que nos sometemos la mayoría de las veces. Ese «quiero pero no puedo» realmente significa «quiero pero no estoy dispuesta a esforzarme», y es que no es lo mismo no poder a no querer esforzarse. Pero llegar a ese punto ya es haber dado el primer paso hacia el cambio, porque en la posición de víctima perdemos todo nuestro poder.

Al hacerte consciente de que no es que no puedas, sino que no lo haces porque no estás dispuesta a esforzarme, automáticamente te revistes de responsabilidad. Ya no soy la pobre víctima que quiere pero no puede; a partir de ahí soy la responsable de mi decisión y asumo que quiero hacerlo, aunque no tengo la suficiente motivación para soportar y afrontar el esfuerzo que necesito para conseguir lo que de verdad quiero.

Es muy común tener las palabras «dieta», «fitness», «gimnasio», «cambio de vida» asociadas a una terrible pesadilla; las hemos convertido en un monstruo enorme, un monstruo tan grande que damos por hecho que no vamos a poder con él. ¿Te has planteado alguna vez darle forma?

Me gustaría que hicieras un ejercicio. Coge una hoja de papel, y escribe todas las ideas que tienes acerca de hacer deporte o dieta.

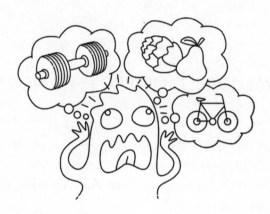

Ponle cara al monstruo; escribe o pinta esa imagen mental que tanto te asusta. Yo me veía a mí misma con una especie de crisis de ansiedad, pasándolo fatal por no poder comer lo que quería, y con mucha ansiedad y angustia. Me veía sometida a la terrible presión de ir al gimnasio cada día y con un tremendo sentimiento de culpa cuando decidía no ir, a lo que seguía una tanda de reproches a mí misma.

Como para mí cambiar de vida suponía tener que enfrentarme a aquello tan terrible que mi mente imaginaba, es lógico que se convirtiera en un auténtico martirio que trataba de evitar a toda costa.

Sin embargo, quiero que te des cuenta de que a lo que realmente te enfrentas es a tus pensamientos, unas creencias, un mal rollo que procede de tu imaginación, de una película mental que te has creado y que nada tiene que ver con la realidad; esa realidad todavía no la conoces porque no la has experimentado.

El problema no es el gimnasio ni la dieta, sino la imagen mental que te has creado de ello y que está muy lejos de cómo vas a vivirlo en la realidad, te lo garantizo.

No hay que hacer grandes modificaciones para que tu vida note un cambio verdaderamente significativo. Sobre todo, tendrás que descubrir por ti misma que detrás de la palabra «esfuerzo» se esconde el maravilloso sentimiento de la satisfacción personal; una vez que lo descubras, tu relación con el esfuerzo cambiará drásticamente y serás capaz de afrontarlo con mucha menor dificultad, pues a cambio recibirás una sensación de bienestar tan positiva que te merecerá la pena con creces.

Es similar a quedarse embarazada y tener un hijo: parir duele mucho, pero no te plantees rehuir ese dolor cuando tienes la gran ilusión de recibir al bebé en tus brazos; al contrario, lo asumes con gusto, pese a que duela mucho, porque sabes que la recompensa merecerá la pena.

Cuando vas a entrenar o no te comes los caprichos que no te corresponden, y ya has experimentado la satisfacción personal que viene después de obtener resultados, recuperas la capacidad de afrontar el esfuerzo. Es cierto que esto no se consigue de la noche a la mañana, que debes estar muy decidida a cambiar tu vida y anhelar sinceramente una versión de ti con la que te sientas bien.

A modo de ejercicio te propongo que trabajemos la disposición a cambiar. Es decir, quiero que en una hoja apuntes la mujer que desearías ser, sin peros, que van a llegar luego solos.

Imagina cómo te gustaría verte. Busca una imagen que te gusta, quizá sea en la playa, luciendo un bonito bikini con orgullo y sintiéndote ágil y positiva; o quizá sea poniéndote sin problema ese vestido tan bonito que un día te compraste y que tienes abandonado y que miras con cara de odio cada vez que abres el armario porque no te entra; o quizá sea sentirte con energía y fuerza para afrontar las tareas cotidianas; o todo a la vez. Estamos soñando, así que ¡puedes hacer lo que quieras!

Tienes que reconocerte en ese quiero, pero no puedo, para dar paso al quiero, pero no estoy dispuesta a hacerlo.

Cuando te hayas dado permiso para esta ilusión, empieza a anotar los sentimientos y pensamientos negativos que van apareciendo por tu cabeza: «Yo no podré conseguirlo»; «es imposible que yo consiga volver a estar así»; «qué pereza de dieta»; «la verdad es que prefiero quedarme como estoy»; «odio hacer ejercicio»; «el físico no es tan importante»...

Anota todo lo que pase por tu mente asociado a esta imagen positiva de ti misma con la que sueñas y descubre cuáles son los frenos mentales que te apartan de ella.

Ahí tienes tus verdaderos obstáculos, las piedras que no te permiten llegar a ser quien deseas ser. La buena noticia es que solo son pensamientos que has adquirido como creencias irrevocables y que tu inconsciente ha elegido adoptar como ciertas, pero que se pueden modificar.

La capacidad de esfuerzo es directamente proporcional a la motivación que tenemos por cumplir los objetivos. Si no tienes fuerza de voluntad es que no estás lo bastante motivada; y si no estás motivada es porque sin darte cuenta tu diálogo interior, lo que crees sobre ti y sobre lo que te viene por delante están condicionándote de manera negativa.

Me gustaría que durante unos días, un par de semanas, te implicaras en una tarea muy básica. Es normal que te parezca absurdo y creas que no va a funcionar. Una vez más tus barreras mentales te impiden salir de esa zona de confort-desconfort en la que te encuentras ahora mismo.

Todos andamos cómodos en un perímetro de seguridad que nuestro cuerpo ha programado para sobrevivir, y va a tratar por todos los medios de que permanezcamos dentro de él, lo cual no significa, ni mucho menos, que sea lo mejor para nosotros.

Por eso cuando hacemos ejercicio aparecen las agujetas. Algo dentro de nosotros dice: «¡Posibilidad de peligro! ¡Cambio! Mejor al sofá, que en él estamos seguros», pero nuestra capacidad lógica sabe que es mejor levantarse que llevar una vida sedentaria, porque una vida saludable proporciona innumerables beneficios, tanto a corto como a largo plazo. Creo que llega un momento en el que debemos reaccionar para empezar a tomar las riendas de nuestra vida y dirigirla hacia el lugar que nos conviene, aunque no sea siempre lo que nos apetece.

Esta es la única manera de conseguir dirigir nuestras vidas en nuestro beneficio y esto nos llevará a sentirnos seguros de nuestras capacidades y así aumentaremos la confianza en nosotras mismas.

Esa manera de no querer afrontar el cambio, en psicología se llama «resistencias». Son esas agujetas mentales que pretenden mantenerte dentro de tu zona de confort, lo que no permite que evoluciones hacia otros estados emocionales más avanzados en tu vida.

Aparecen a modo de miedos, pereza, sentimientos de absurdo, desmotivación, pensamientos del tipo que hemos mencionado antes; de alguna manera, tu programación negativa tratará de llevarte hacia esas limitaciones y si caes en sus redes el resultado irá en tu contra, con lo que, finalmente, acabarás creyendo que son reales; así se entra en un círculo vicioso del cual no se sale con facilidad.

La buena noticia es que, una vez que consigues salir de ahí y permanecer un tiempo en el nuevo hábito, la programación positiva toma el poder de la mente y eso lleva a obtener buenos resultados; entonces pasamos a tener nuevas ideas, positivas, y entramos a formar parte de un círculo positivo que nos hace sentirnos mejor con nosotras mismas.

El ejercicio que te propongo es muy sencillo. Comienza a tener una relación contigo misma. Háblate al espejo, mírate cuantas veces puedas y repítete mirándote a los ojos: «Estás dispuesta a cambiar tu vida»; «mereces una vida en la que te sientas tan bien por dentro como por fuera». Señálate con el dedo y dite: «Tú puedes ser una de esas personas que son felices con hábitos saludables.» Comienza con esas tres frases y poco a poco iremos introduciendo más.

La programación neurolingüística (PNL) es una disciplina que estudia la conexión entre los procesos neurológicos, la comunicación y el aprendizaje, y que aplica numerosos recursos y herramientas para conseguir alcanzar objetivos específicos en la vida. Pues bien, ese ejercicio tan sencillo que te propongo se utiliza para cambiar las reglas mentales que te limitan, lo cual se consigue gracias a la neuroplasticidad.

Nuestro cerebro está formado por miles de conexiones neuronales y cada una guarda mensajes en el consciente y en el subconsciente. Las conexiones neuronales se van creando desde la niñez y están asociadas a la genética; van formando una red que condiciona toda nuestra vida en la manera de percibir las cosas y, por supuesto, en lo que se refiere a la imagen que tenemos de nosotras mismas.

Estas conexiones neuronales son plásticas, lo que significa que pueden modificarse; eso es lo que hace que aprendamos cosas, que a base de práctica y repetición lleguemos a integrar e, incluso, mecanizar, muchas acciones. El ser humano tiene la capacidad de conseguir casi todo lo que se propone, al principio de manera torpe, pero, a medida que la conexión neuronal se hace más fuerte, se va desarrollando la habilidad hasta conseguir controlarla. Un ejemplo claro es el hecho de aprender un idioma, también conducir o montar en bicicleta.

Del mismo modo, una vez creada la conexión neuronal, si no se mantiene en uso, puede modificarse o llegar a desaparecer; por eso se nos olvidan las cosas cuando no las practicamos y, sin embargo, contamos con otras que están tan arraigadas que permanecen para siempre.

Si aprendemos a detectar las creencias que nos limitan, podemos aprender a darles un nuevo sentido, interpretarlas a nuestro antojo y crear para sustituirlas otras nuevas y mejores.

Eso significa que si yo creo que no tengo fuerza de voluntad y empiezo a repetirme a todas horas que sí tengo fuerza de voluntad, empezaré a crear una conexión neuronal que me llevará a prestar más atención a los aspectos de mi vida en los que sí que tengo fuerza de voluntad, con lo que mi nueva creencia se irá retroalimentando.

Si trabajo eso de la manera adecuada, llegará un día en que me creeré que tengo fuerza de voluntad, porque se habrá creado una nueva conexión neuronal y mi atención irá dirigida hacia esos momentos en los que sí que consigo tener fuerza de voluntad; así, cuando aparezca la dificultad, podré corregirme y justificar con hechos que sí tengo fuerza de voluntad, a pesar de que a veces tenga que hacer un esfuerzo extra para que se manifieste.

Las afirmaciones positivas son esas herramientas que utilizamos como mancuernas mentales para modificar creencias que nos limitan. Son pensamientos positivos que elaboramos cumpliendo unas pequeñas reglas con la finalidad de estimular la neuroplasticidad a nuestro favor o, lo que es lo mismo, crear nuevas conexiones neuronales en función de nuestros intereses.

REGLAS DE LAS AFIRMACIONES POSITIVAS

- Hay que formularlas en primera persona.
- Deben aludir al tiempo presente.
- Se refieren a lo que queremos conseguir, no se centran en rechazar lo que no queremos.

Nuestro cerebro funciona por focalización o proyección. Si te digo: «No pienses en una pelota de fútbol», ¿en qué pensarás?; en la pelota de fútbol, ¿verdad? El cerebro no se ha centrado en la negativa. La palabra «no» solo sirve para tener claros los límites, para tomar consciencia de lo que no queremos, pero nunca te lleva a tomar nuevos caminos, a reaccionar ni a avanzar.

Esta muy bien decir «no quiero esto», pero si no tenemos claro qué es lo que queremos, si no enfocamos el objetivo y nos centramos en él, jamás avanzaremos.

Por eso la afirmación nos lleva a una nueva comprensión, a nuevas expectativas, y abre camino hacia nuevas direcciones, de manera que aparece ante nuestros ojos un nuevo mundo de posibilidades que, muy probablemente, ni siquiera habíamos contemplado.

Sí, ya lo sé: parece magia, pero, como dice Elsa Punset, no es magia, es neurociencia.

CAPÍTULO 4

TODO ESTÁ EN LOS PENSAMIENTOS

Como dice Louise L. Hay en su libro *Usted puede sanar su vida*, todo a lo que nos enfrentamos en la vida está en nuestros pensamientos y los pensamientos se pueden cambiar.

La felicidad en sí es puramente subjetiva. Hay personas que tienen circunstancias verdaderamente dramáticas y son capaces de ser felices, mientras que otras tienen todo para ser felices y no son capaces de serlo.

La vida nos proporciona experiencias que no podemos controlar, a veces mejores y otras peores, nadie nos libra de pasar momentos buenos y momentos malos. Sin embargo, la manera de interpretar esas experiencias, lo que cada uno se dice ante determinadas situaciones, es lo que realmente va a marcar la diferencia. Por eso ante una misma situación dos personas pueden afrontarla o tomársela de maneras tan distintas. Todo depende del diálogo interno que se establece en cada caso.

Si alguien me dice que me ve flaca y a mí no me gusta estar flaca y me acompleja, probablemente me lo tomaré mal. Sin embargo, si yo creo que estar flaca es positivo y sinónimo de ser bonita, me lo tomaré como un cumplido.

Es muy importante darse cuenta de cuáles son nuestros pensamientos. Prestar atención a nuestro diálogo interior y pasarle a la consciencia información del inconsciente es la única manera con la que contamos para que se produzcan cambios en nuestras vidas. Sin descubrir esas creencias que nos limitan, sin responsabilizarnos de esos «fallos» mentales, no podremos superar los obstáculos que nos llevan a fracasar ante nuestros objetivos.

Hay algunos ejemplos muy claros de pensamientos negativos que nos alejan de ser mujeres poderosas, responsables, capaces de vivir nuestras vidas tal y como elegimos, siguiendo el camino de lo que nos conviene en vez de dejarnos arrastrar la mayoría de las veces por lo que nos apetece.

En algunos momentos, tenemos la suerte de que lo que nos apetece y lo que nos conviene coincide; esos son los momentos en los que se traza una línea que enlaza lo que pienso, lo que siento y lo que hago, que nos ayuda a actuar con coherencia y nos lleva a los mejores momentos de disfrute y satisfacción.

El mérito no procede de aquellos momentos en los que uno hace lo que le gusta. Muchísimas veces me dicen: «Tú vas al gimnasio porque te gusta», pero eso no es cierto. A mí me gusta cómo me siento cuando termino de entrenar, cuando cumplo mis objetivos del día, cuando supero mis límites y la pereza; eso me aporta una sensación tal de bienestar emocional, de confianza en mí misma y de valoración que hace que quiera seguir en esa línea. Pero lo que me gusta no es el dolor que sufro en el gimnasio cuando empiezo a añadir kilos a las pesas ni la ansiedad que paso cuando me apetece comer pizza barbacoa hasta reventar y paro al segundo cacho.

La frase que resume el fitness es *«no pain, no gain»*, que en español significa «sin dolor no consigues nada». Lo cierto es que no solo sirve para el fitness, sino que nada en esta vida que merezca de verdad la pena se consigue sin esfuerzo. Le tenemos una terrible manía al dolor y al esfuerzo, cuando la realidad es que son los elementos clave de la vida. Cuanto antes mejoremos nuestra relación con ello más cerca estaremos de superarlos.

Yo, que he estado en los dos lados, puedo decir con conocimiento de causa que la insatisfacción personal, la pérdida de poder, la desmotivación y el tedio vital, entre otros sentimientos, son mucho más dolorosos que un sobresfuerzo en un momento determinado, porque cuando se supera el dolor de ese esfuerzo, se siente una satisfacción que proporciona un bienestar mucho mayor del que obtendríamos si no lo afrontáramos.

Necesitamos estar dispuestas, entonces, a afrontar momentos de insatisfacción para obtener sentimientos de satisfacción duradera. Sin embargo, si no afrontamos esos sentimientos de insatisfacción momentáneos, por intensos que sean, estaremos condenados a una insatisfacción que será menos intensa, pero mucho más duradera; de hecho, no tendrá fin.

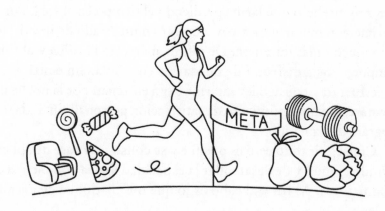

Cuando aparece lo que apetece, hay que preguntarse si realmente es lo que conviene. Si coincide apetencia y conveniencia, se experimenta un gran placer, pero si no coinciden, hay que fomentar lo que nos conviene, porque si le hacemos caso a lo que nos apetece y no nos conviene, el malestar permanecerá de algún otro modo, y, en consecuencia, no podremos saborear el disfrute del capricho que apetece.

Sin embargo, si le hacemos caso a lo que nos conviene, perderemos minutos de placer momentáneo a cambio de satisfacción personal, porque ese impulso de apetencia, como el de resistencia al esfuerzo, no suele durar más de 20 minutos y muy probablemente el disfrute de la experiencia que nos apetece será mucho mayor si la cumplimos cuando de verdad nos conviene.

Bastarán dos ejemplos. Me apetece un helado y yo he decidido que lo que me conviene es comer helado solo dos veces a la semana; si ya me he comido dos helados y decido comerme el tercero, por obtener la satisfacción momentánea de comerme el helado, voy a obtener un sentimiento de culpa que me va a llevar a no disfrutarlo. Sin embargo, si consigo esperarme tres o cuatro días, disfrutaré el helado mucho más porque la acción de comerlo cuando me conviene me resultará muy satisfactoria. Yo siempre digo que a mí no me gustan los helados con sabor a culpa, los prefiero de vainilla o chocolate.

Otro ejemplo. Un día no me apetece ir a entrenar porque me da pereza y prefiero quedarme perdiendo el tiempo en el sofá. Por la satisfacción momentánea voy a entrar en un estado de insatisfacción mucho más duradera. De nuevo aparecerá la culpa y al final tampoco voy a disfrutar de quedarme en el sofá. Sin embargo, si me esfuerzo y consigo levantarme e ir a entrenar, por la noche me acostaré con un sentimiento de satisfacción personal; sin duda, me alegraré de haber ido.

Conseguir todo esto es posible y se consigue a base de aplicar sentido común y de desarrollar la capacidad lógica por encima de los instintos. Al fin y al cabo es lo que nos distingue de los animales.

Volvamos a los ejercicios. A continuación presento una lista de pensamientos y de creencias que nos alejan de llevar las riendas de nuestras vidas; y para cada una de ellas ofrezco una contracreencia o afirmación positiva que habrá que trabajar para eliminar la limitación.

Las afirmaciones se trabajan repitiéndolas mucho en la cabeza, como un papagayo, como si aprendieras vocabulario de inglés. También ayuda escribirlas. A mí me gusta poner notas adhesivas de colores por la casa con mis afirmaciones favoritas y decirlas en voz alta frente al espejo, así como grabarlas en un mensaje de voz del teléfono e ir escuchándolas.

PENSAMIENTO LIMITADOR	AFIRMACIÓN POSITIVA
No tengo fuerza de voluntad.	Soy capaz de conseguir todo lo que me proponga.
No me gusta el gimnasio.	Me centro en los aspectos positivos que me aporta ir al gimnasio.
Soy perezosa.	Me siento fenomenal venciendo la pereza.
Tengo ansiedad con la comida.	Yo controlo y decido lo que meterme en la boca; solo yo mando sobre ello.
Me gusta demasiado comer.	Descubro cosas nuevas que me motivan.
Soy feliz con mi barriga.	Merezco tener un aspecto físico saludable.
El físico no es importante.	Es importante para mí cuidarme y ser mi mejor versión.
No soy constante.	La constancia me lleva a sentirme bien conmigo misma, elijo ser constante.
No tengo tiempo.	Soy capaz de organizarme de manera que pueda cumplir con las tareas que me convienen para mi bienestar.
Tengo mala genética.	Merezco vivir disfrutando de mi mejor versión.
No me merece la pena.	Me doy permiso para experimentar cómo me siento al conseguir mi objetivo; luego podré decidir si merece o no la pena.
Odio esforzarme.	El esfuerzo es mi amigo, estoy dispuesta a reconciliarme con él para llegar al placer de la satisfacción personal. Encuentro motivaciones que me ayudan a superar mis momentos de debilidad. Esforzarse es poder; soy guerrera y poderosa.

BLOQUE 2

FILOSOFÍA DE VIDA FITNESS

Capítulo 5

QUÉ PODEMOS ESPERAR DEL FITNESS EMOCIONAL

Me imagino que te preguntarás qué puedo yo aportar de distinto en comparación con cualquier otra coach, entrenadora personal o nutricionista. La verdad es que hace unos años no me hubiera imaginado que iba a acabar escribiendo un libro o «enseñando» algo relacionado con esta materia que, entonces, desconocía por completo.

He de decir que el corazón de este libro late al son de la experiencia. Todos los conocimientos que he adquirido acerca de lo que rodea el mundo del fitness los he incorporado después de mi vivencia personal. A partir de ahí comenzó mi interés por seguir aprendiendo y dedicar mi poco tiempo libre a leer y estudiar sobre lo que tanto me apasiona. De esta manera puedo hablar con propiedad y también darle nombre, color y forma a lo que ya llevo tiempo experimentando de la mano de los mejores profesionales del sector.

Desde hace dos años compito en la categoría bikini fitness. Soy bastante competitiva y no tengo ni mucho menos una genética prodigiosa para este deporte, por lo que todo lo que estoy logrando es a base de mucho esfuerzo, disciplina e ilusión por superarme a mí misma. Compito con otras chicas, pero, sobre todo, compito conmigo misma, porque quiero mejorarme y dar de mí lo mejor que puedo ser en cada momento, en cada entrenamiento, en cada dieta y, también, en cada ámbito de mi vida personal.

Hace dos años y medio, tenía treinta y dos años, dos hijas y ni siquiera sabía que existían este tipo de competiciones. Entrenaba y me alimentaba bien para sentirme bien, pero jamás pensé llegar a donde estoy, hasta el punto que, como he sido muy competitiva desde el principio, he conseguido muchos pódiums y en mi segundo año de competición he quedado en cuarta posición a nivel nacional, a pesar de competir con atletas de renombre y con muchísimos años de experiencia. Sin darme cuenta estoy entre esas chicas que seguía en las redes sociales y que admiraba. Muchas de las que eran mis ídolos se han convertido en mis rivales.

Para mí, el mundo de la competición no es el objetivo del fitness, ni siquiera dentro de mi propia vida. Competir ha sido algo que me he encontrado por el camino y que me apetece disfrutar unos años. En cambio, lo que de verdad me motiva es la idea de retarme y conocerme a mí misma en situaciones límite. La etapa de preparación la vivo como unos meses de conexión conmigo, en la que la exigencia te lleva a volverte casi un ser antisocial; en esos períodos sientes dolor, pasas hambre y te sientes muy sola; lo cierto es que es muy duro, pero yo lo vivo como un retiro espiritual hacia mi interior y en el que aprendo muchísimo sobre mí.

Para entrar en ello hay que estar segura de que estás en las mejores manos, con profesionales cualificados que velarán por tu salud, siempre controlada, y por que las cosas se hagan bien. Es una especie de «sacrificio» en aras del autoconocimiento que se ve recompensado cuando sales al escenario a lucir todo el trabajo que has hecho durante tanto tiempo.

Pero al margen de la afición por el mundo de la competición durante una etapa de mi vida, hay otros aspectos que son los que quiero compartir aquí.

Este libro no es un manual destinado a chicas que participen en competiciones ni que quieran hacerlo algún día. Lo que quiero aquí es ofrecerte la posibilidad de hacer cambios saludables en tus hábitos de vida, ya que me encantaría contagiarte la pasión de mimarse mediante una buena alimentación, incorporando ejercicio físico y manejando herramientas de gestión emocional para que puedas vivir con un sentimiento de alta autoestima y buen rollo interno.

No quiero llevarte al narcisismo, que es una actitud de baja autoestima, una necesidad extrema de reconocimiento y admiración que te convierte en egoísta y poco empática. Es una patología que te separa del mundo y, aunque suene paradójico, también te separa de ti misma.

Estas páginas están destinadas a todas esas mujeres que desean hacer algunos cambios en su vida a fin de mejorarla tanto física como emocionalmente, pero sin perder su identidad y sin dejar de lado otras parcelas de sus vidas.

No obstante, tampoco me gustaría que te pusieras frenos ni límites futuros. Yo nunca hubiese pensado llegar al punto de competir; eso no significa que vayas a acabar compitiendo o, quién sabe, eso ahora es lo de menos; lo que me gustaría es que no te pusieras límites, ya que ni tú misma sabes adónde puedes o quieres llegar y no es necesario cerrar ninguna puerta.

Es importante ir estableciendo objetivos a corto plazo para, poco a poco, decidir si lo que queremos sacar de este libro es perder cuatro kilos o mantener un estilo de vida que perdure para siempre.

Entender el fitness como filosofía de vida es una manera de vivir que no te lleva a preocuparte constantemente por esos kilos de más y que hace que no te centres en quejarte y protestar por tus defectos ni te permite sentirte mal por faltar un día al gimnasio. Por el contrario, el fitness te proyecta hacia lo positivo, hacia lo que quieres obtener de ti, empezando a ocuparte, sin obsesionarte, en llevar una vida saludable, atender a tus necesidades físicas y emocionales y a tener hábitos saludables. Eso, de manera indirecta, les afecta también positivamente a las personas que te rodean, porque cuando te sientes bien contigo misma puedes ofrecer al mundo lo mejor de ti; además, serás ejemplo para muchas otras personas que piensan que no son capaces de llevar una vida ordenada y saludable, porque les gusta demasiado comer mal o ver la tele durante horas.

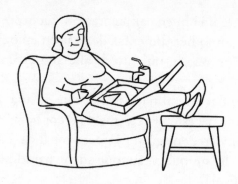

Cuando conseguimos modificar determinados hábitos y empezamos a disfrutar, dándole menos horas al sofá y comiendo de manera saludable, somos capaces también de disfrutar de esos momentos de descanso y de los caprichos que nos concedemos, más incluso que cuando no los controlamos.

El concepto del placer se reduce en función de la frecuencia de su uso y por eso los seres humanos disfrutamos mucho de las cosas nuevas y acabamos aburridos de ellas al poco tiempo de tenerlas. ¿Acaso no te ha pasado que querías comprarte algo durante meses y al poco de conseguirlo has perdido la ilusión que te hacía? Esto es intrínseco en el ser humano y tiene que ver con nuestros instintos más arraigados, con nuestra necesidad inconsciente de sentirnos realizados.

Para sentirnos bien necesitamos conseguir cosas —un coche, una casa, un bolso—, incluso personas —solo hace falta echar un vistazo al juego de la seducción y conquista entre el hombre y la mujer—, también situaciones, un trabajo nuevo, ganar más dinero, tener hijos, casarnos...

Hay muchas personas que valoran su felicidad en función de esas cosas, lo que las lleva a sentir un aburrimiento y una insatisfacción constantes. Cuando lo alcanzan todo, vuelven a buscar algo nuevo, y así sucesivamente van viviendo su vida en una especie de montaña rusa que las aleja del sentimiento verdadero de bienestar y plenitud. ¿Te sientes identificada con este tipo de persona? ¿Estás entre esas personas de las que su entorno dice que nunca están contentas con nada?

Esa es una de las cosas que podemos solucionar con el fitness emocional, porque, por un lado, vemos que tenemos una necesidad innata de realización. Todos necesitamos sentir que avanzamos y, para ello, precisamos aprender a marcarnos objetivos. Los objetivos no son otra cosa que ponerle una identidad a lo que queremos para buscarlo de manera consciente y así obtener un sentimiento de realización al conseguirlo.

Te pongo un ejemplo, te duchas todos los días, ¿verdad? Tienes la ducha tan asociada a tu cotidianidad que, cuando acabas, la ves como algo natural que te hace sentir limpia y poco más. Sin embargo, los días que dejas la ducha para el final de una dura jornada, para concluirla, la satisfacción que te produce se incrementa, ¿no es cierto? Eso se debe a que ese día te has centrado en el hecho de ducharte; has hecho de ello un objetivo concreto de manera inconsciente y has puesto en tu mente una regla que dice: «Cuando acabe de ducharme habré finalizado el día», y llegar a cumplir esa regla mental es, más que el hecho de ducharte, lo que de verdad te lleva a sentir esa sensación de bienestar que otras muchas veces, cuando lo haces antes de irte a trabajar o con prisa, no sientes.

Con el fitness emocional vamos a aprender a establecer objetivos concretos en nuestro día a día. Vamos a llenar nuestra vida cotidiana de pequeñas victorias por las que luchar, con la intención de lograrlas y así aumentar nuestro sentimiento de satisfacción personal.

También vamos a aprender a ocupar la cabeza en algo que nos entretiene y es productivo para nosotras, ya que, en la mayoría de los casos, comemos mal por aburrimiento y desmotivación, aunque no lo sepamos. Llenamos el estómago para satisfacer una necesidad de vacío vital; estamos tan pendientes de los demás y de lo demás, que nos olvidamos de nosotras mismas, de satisfacer nuestras verdaderas necesidades. Nos tenemos desatendidas y lo solucionamos comiendo cosas sabrosas e insanas para conseguir encontrar esos momentos de placer tan necesarios.

«Es que me quitas mi tostada con mantequilla de la mañana y me muero», decía yo hace unos años, y era cierto que me acostaba por la noche soñando con mi tostada del día siguiente. No os imagináis cuánta ilusión había puesta en esa tostada, esa ilusión que, con el tiempo, comprendí que no sabía poner en otros momentos, los cuales, sin embargo, acabaron por aportarme mucho más.

Te garantizo que hoy me hace igual de feliz desayunar mis tortitas de avena que aquella tostada y que no echo de menos la mantequilla; es más, comerme algo tan grasiento por las mañanas me daría en estos momentos muchísima pereza y, sobre todo, un tremendo malestar estomacal que me duraría gran parte del día.

Cuando empieces a alimentarte de manera adecuada y veas cómo reacciona tu cuerpo ante diferentes alimentos no tardarás mucho en darte cuenta de lo que es beneficioso para tu salud.

Con el fitness emocional vamos aprender a pensar en positivo, a descubrir cuáles son esas reglas mentales que nos limitan, a descubrir todas esas necesidades básicas que no están adecuadamente resueltas, a motivarnos en nuestro día a día, a focalizar nuestra atención en lo positivo de nosotras mismas y de las circunstancias que nos rodean, a restarle importancia a todo aquello que no es tan importante, y todo ello descubriendo que simplificar y relativizar las cosas te hace sentir mucho más liviana y feliz.

Con el fitness emocional vamos a integrar en nuestra vida el hábito de realizar ejercicio físico para sentirnos más fuertes, vitales y sanas, y no solo con la intención de mirarnos al espejo sin criticar si sobra de aquí o falta de allá. Eso que sobra o falta no es en casi ningún caso un motivo decisivo para resistirnos a ese dulce tan rico que parecía que ayer en el supermercado me miraba con cara de cómeme. Mientras el placer que me aporta algo sea mayor que la motivación de conseguir el resultado de no hacerlo, no voy a conseguir dominarlo, aunque eso lo veremos de una manera extensa en capítulos posteriores.

Hacer ejercicio físico no aporta en sí una mejora estética, como se suele pensar. La mejora estética se produce con la combinación de ejercicio y una alimentación saludable. Cuando las dos cosas actúan conjuntamente aparecen esos resultados tan anhelados por cualquier mujer que se quiera a sí misma un poquito, cualquier mujer que desee tener el poder de su vida y aportar al mundo su mejor versión.

El deporte tiene un efecto directo en el sistema nervioso y hormonal, con lo que su práctica mejora la calidad de vida y aporta bienestar, buen humor y plenitud en todos los aspectos, tanto físicos como emocionales.

Cuando adoptas una filosofía de vida fitness e integras en tu vida hábitos alimentarios saludables con ejercicio físico diario y, además, cambias tu manera de entender la vida hacia un modo más positivo, te garantizo que descubres una nueva persona dentro de ti, una persona que no conocías.

Comenzarás a experimentar el significado de amarte a ti misma y sabrás de verdad qué significa tener autoestima, mimarte, sentirte contenta, plena y satisfecha. A partir de ahí es mucho más fácil afrontar las dificultades de la vida, las malas caras de otras personas y los acontecimientos inoportunos o inesperados. No se trata de cambiar tus circunstancias, porque no puedes hacer nada sobre lo que la vida quiera mandarte; lo que ocurre es que, al cambiar tu mundo interior, vas a interpretar y afrontar de manera distinta las cosas que te ocurran, con lo que, sin duda, vas a iniciar un cambio positivo que redundará en el mundo que te rodea.

La satisfacción personal no depende de las circunstancias, sino de lo que haces de ellas. Por eso hay personas que viven situaciones dramáticas y son capaces de ser felices, mientras que otras que lo tienen todo para estar contentas no son capaces de serlo. La felicidad es una energía que fluye de dentro hacia fuera y depende de cada persona conseguirla trabajando el interior, desde cuidar el cuerpo, que es el maravilloso templo que habitamos, hasta cultivar la mente y el alma para encontrar la paz y el equilibrio que tanto deseamos.

Desde que practico esta filosofía de vida fitness, desde que creé el concepto de fitness emocional para denominar mi manera de vivir, puedo garantizarte que mi vida ha dado un giro de ciento ochenta grados, que me he descubierto y reinventado, que soy mucho más segura, confiada, fuerte y valiente. Por eso ahora me apetece compartir contigo mi experiencia. Y deseo que, si quieres, la adoptes como tuya para mejorar tu vida tanto como mereces.

El avance en la medicina y en la calidad de vida de los últimos años ha hecho que se valore más el bienestar en la sociedad occidental. Es un hecho que pretendemos morir rozando el centenar de años y, además, deseamos hacerlo con salud y vitalidad. La vejez ha dejado de verse como una etapa temida, pues ya hay mucha gente que llega con plena autonomía hasta casi el final de sus días y no es raro ver personas que viven solas con ochenta años, lo cual hace unas décadas era inimaginable.

Una buena alimentación, las exigencias en los controles de calidad de los alimentos que consumimos, una cultura de hábitos saludables, que integren el ejercicio físico y el bienestar emocional en la escala de prioridades de nuestro día a día, ha dado lugar a un cambio de mentalidad que ha llevado a que esté en auge todo lo vinculado al fitness.

En los últimos años se ha puesto de moda el deporte, la vida sana y el pensamiento positivo, y se ha sustituido la psicoterapia por el coaching, pues el enfoque de las personas ya no es el de salir de una depresión, sino el de no llegar a ella. Se está cambiando el paradigma social que ha estado condicionado por la religión durante tantos años, de manera que se acepta una gran diversidad de enfoques y de tipos de familias; ya no es una locura que muchas parejas se separen después de los cincuenta, y ya no es obligatorio tener hijos para sentirse realizada como mujer.

Es una evidencia que estamos pasando por un gran cambio, que mucha gente vive como una pérdida de valores y otros contemplamos como un salto en la evolución del ser humano hacia la libertad emocional.

Amarse a uno mismo es, de hecho, el acto más generoso que puede hacer el ser humano, pues solo a partir de ese sentimiento logra conectar con su plenitud y compartirla con el resto de las personas. Amarse a sí mismo no tiene nada que ver con ser narcisista o egoísta; es más, ser egoísta no significa cuidar de uno mismo, más bien es no hacerlo y, en cambio, exigir a los demás que te cuiden.

Existe una gran diferencia entre ser libre y ser egoísta. Las personas libres aman su libertad y aceptan la libertad de las demás personas, viven su vida compartiendo. Sin embargo, las personas egoístas viven entregando su vida a otras personas, para darse una imagen de generosidad y entrega, cuando su verdadera intención inconsciente es recibir algo a cambio, y cuando no lo obtienen, lo consideran injusto y crean pautas y relaciones de dependencia emocional.

Aunque suene extraño lo que voy a contarte, creo que la dependencia emocional es una de las principales causas de esos kilos de más de las mujeres. Un exceso de entrega, generado por ese inconsciente colectivo que nos lleva a ocuparnos de los demás antes que de nosotras mismas, genera un vacío vital que tendemos a llenar de comida.

Quitarnos de comer esos caprichos significaría, en algunos casos, encontrarnos con ese vacío vital del cual huimos, pero no encontramos los recursos ni las fuerzas ni la motivación ni las ganas de asumir un problema personal que no queremos creer que exista. Así que, inconscientemente, estamos eligiendo vivir gorditas por miedo a enfrentarnos a lo que supondría asumir los cambios que necesitamos en nuestra vida para sentirnos completas y motivadas.

Las personas emocionalmente libres no necesitan compensar su dependencia a base de comida, sino que entienden que comer es una necesidad vital y que el placer de comer es otra historia, y que hacer buen uso de ese recurso motivador no produce ningún tipo de efecto nocivo para la salud ni a corto ni a largo plazo siempre y cuando no se convierta en una conducta adictiva.

Una mujer emocionalmente sana, que se cuida y que se ama, que vive en equilibrio y plenitud, es completamente capaz y disfruta mucho de llevar una alimentación saludable en su día a día. Está motivada para comprar en el supermercado cosas buenas para su cuerpo, se interesa por nutrirse de manera adecuada y también disfruta a veces del placer de un buen capricho.

Una mujer emocionalmente sana sabe sacar cada día un rato para cultivar su bienestar a base de ejercicio físico, disfruta de su espacio, encuentra placer en moverse y sentirse vital y en forma.

Una mujer emocionalmente sana busca sentirse a gusto con su cuerpo y encuentra un espacio para desarrollar su sentido de la sensualidad, característica femenina que permanece arraigada en nuestro instinto de supervivencia.

La sensualidad es ese magnetismo capaz de envolver al género masculino sin necesidad de decir nada, esa energía que se ha visto tan condicionada por el juicio moral y desvirtuada hacia lo erótico cuando la sutileza de su esencia va mucho más allá que lo puramente carnal. Necesitamos reconciliarnos con nuestra sensualidad para conectar con nosotras mismas y, así, llegar a la luz que habita dentro de nuestra esencia puramente femenina.

Debemos adorar nuestro cuerpo como el templo en el cual vivimos, cuidando desde los órganos internos hasta la piel, los músculos y los huesos. La vida nos ha regalado un lugar donde habitar y es nuestro derecho y nuestra obligación ser agradecidos y cuidarlo. Es paradójico que se tache de frívola una actitud que, a mi entender, es tan profunda.

No confundamos una conducta superficial donde buscamos lo puramente estético, en nuestro afán de acercarnos a un estándar establecido para alcanzar la aceptación social, con mi manera de entender el culturismo o el culto al cuerpo, que tiene un componente que roza lo espiritual, donde acepto la belleza como un componente maravilloso que nos regala la vida para el placer de nuestros sentidos, aceptamos una obra de teatro bella, una pintura bella, una canción bella, sin embargo, repudiamos como superficial un cuerpo bello. Un cuerpo bello no es más que el resultado de unos hábitos de vida saludables, un cuerpo bello no tiene que cumplir una estatura, ni una forma determinada y mucho menos la estándar que nos vende la sociedad en las revistas. Me refiero a un cuerpo nutrido, tonificado, cuidado... Podría poner como símil a las personas que tienen un hermoso jardín lleno de flores preciosas, que disfrutan cuidando.

Sigo sin entender la manía de tachar de frívola una actitud tan positiva, cuando lo realmente frívolo es no tener la capacidad de ver qué se esconde detrás de algo hermoso.

Para mi es hermoso mi cuerpo trabajado, me gusta mirarme al espejo y ver el resultado de mi buena alimentación y mi esfuerzo en sacar un rato para ejercitar mis músculos, que me protegen los huesos. También son hermosas las estrías de mi vientre, porque son el reflejo de la dilatación de la piel al albergar en mi vientre a mis preciosas hijas durante nueve meses.

Nunca he tenido complejo por esa piel sobrante y rota, y jamás me ha limitado, ni siquiera a la hora de competir con chicas a las que les saco más de diez años. Me gusta ver mi abdomen marcado y trabajado con esas cicatrices de mamá guerrera. Son tan hermosas y significan tanto para mí...

Después de todo este sermón, estoy segura de que casi estás convencida de que tú también puedes reconciliarte con tu cuerpo y recuperar tu sensualidad femenina, que no se trata de algo precisamente novedoso, sino, más bien, de volver un poco al lugar de donde partimos.

Esta actitud nos acerca a nosotras mismas y también al género masculino. Me parece una pena que muchas parejas acaben convirtiéndose en compañeros de piso, que se reparten tareas y se llenan de exigencias, y que acaban viviendo una soledad compartida porque la esencia real de la pareja se pierde por el camino. Muchas mujeres recuperan su felicidad cuando encuentran un amante y no precisamente por lo que esta nueva persona les aporta, sino que, más bien, es el reencuentro con su sensualidad lo que las hace volver a sentir vivas.

He conocido mujeres que se buscan amantes que ni siquiera las atraen físicamente o, lo que es peor, personas que las tratan mal y, a pesar de todo, ellas se vuelven locas y se enganchan al sexo con ellas solo porque consiguen conectar con esa parte de ellas que con su pareja se ha perdido por verse presas de la monotonía y el aburrimiento.

Creo firmemente que una mujer que sigue una filosofía de vida fitness, que atiende a sus necesidades femeninas innatas sin obsesionarse, manteniendo sus otras tareas, pero haciendo un ajuste en su escala de prioridades, es completamente compatible con el ideal de familia que todavía tantas perseguimos; y que también lo es con cualquier otro modelo de vida que hayamos elegido, ya sea solas o acompañadas. Una filosofía de vida fitness que complementa una alimentación saludable, con un espacio de ejercicio físico y una actitud positiva hacia la vida, no puede ser sino compatible con cualquier estado, siempre que este vaya en sintonía con el amor hacia una misma y hacia los demás.

Por eso pienso que esta transformación es mucho más profunda que un simple «me pongo a dieta». Mientras nuestro objetivo sea puramente superficial y estético, basado en el ego en vez de en el amor, los logros tendrán fecha de caducidad y volveremos a esas conductas neuróticas de llenar de comida el vacío existencial. El verdadero cambio se produce como resultado de modificar hábitos en sintonía con el cuidado tanto físico como emocional. Los kilos que no te pertenecen se van solos cuando te centras en atender las verdaderas necesidades de tu cuerpo y de tu alma.

El enfoque no es quitar nada, pues eso te llevaría a conectar con un vacío que necesitarás llenar de manera irremediable; por eso las dietas no funcionan a largo plazo. Más bien se trata de llenar tu vida después de adquirir consciencia de la necesidad de cuidarte. En este libro voy a enseñarte a alimentarte bien, a que conozcas la utilidad de cada alimento y puedas proporcionarte lo que necesitas según cómo sea tu vida, pues ya verás que cuando obtengas este nuevo hábito, podrás regalarte el placer del extra cuando de verdad te apetezca, y eso ocurrirá muchas menos veces de las que crees. Es más, tu relación con la comida cambiará drásticamente y lo que experimentas en tu día a día como ansiedad hacia la alimentación desaparecerá, salvo en casos puntuales relacionados con el sistema hormonal que también veremos cómo abordar.

Espero que hayas comprendido por qué quieres, pero no puedes, y por qué lo que tú crees que es querer no es un ejercicio de voluntad, ya que para que lo sea y se produzca la transformación debe partir de tu interior y trabajar hacia tu exterior.

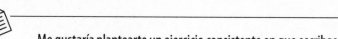

Me gustaría plantearte un ejercicio consistente en que escribas una lista en la que pongas qué es lo que realmente te ha movido hasta el momento a ponerte a dieta. Por ejemplo:

- Verme estupenda.
- Sentirme reconocida.
- Gustar a los hombres.
- Entrar en la talla 36.

Luego reflexiona si esas motivaciones son superficiales o conectan con una necesidad de cambio más profunda. Te dejo mi lista actual de lo que me mueve a alimentarme siguiendo dietas.

—Sentirme bien conmigo misma.

—Retarme a mí misma a demostrarme que soy capaz de conseguir mis objetivos.

—Proporcionar a mi cuerpo los alimentos que necesita para que funcione adecuadamente durante muchos años.

—Sentirme vital y llena de energía en mi día a día.

—Mantener mi sistema inmunitario en pleno funcionamiento.

—Sentirme conectada a mi feminidad y mi sensualidad.

—Gustarme de verdad cuando me miro al espejo.

—Confiar en mí misma.

—Tener autoestima.

Como puedes ver, lo que me mueve a cuidarme son valores emocionales, lo suficientemente motivadores como para que un trozo de tarta a destiempo no fastidie aspectos tan importantes de mi vida.

Aunque ahora mismo quizá sea pronto y alcanzar cualquier logro te parezca un poco utópico, quédate tranquila: iremos paso a paso, entendiendo, comprendiendo y aprendiendo a construir de la nada una nueva y mejor versión de ti misma.

Capítulo 6

TODO ESTÁ EN LOS PENSAMIENTOS: ROMPIENDO MOLDES

La mujer se ha visto condicionada durante muchísimos años por unas normas sociales y morales muy restrictivas. Hemos adquirido roles condicionados por una cultura y una religión dogmáticas, con lo que generación tras generación hemos aprendido una serie de pautas, comportamientos y creencias que nos han llevado a desarrollar determinadas reglas mentales que nos obligamos, inconscientemente, a cumplir.

Mujeres inconformistas y luchadoras que a lo largo de la historia han ido revelándose han conseguido que, poco a poco, se haya creado un despertar en la consciencia humana, de manera que hemos ido evolucionando hacia la igualdad en la sociedad occidental. Así, en los últimos años podemos decir que tenemos derechos y deberes similares a los del hombre, aunque en muchas ocasiones sigamos obedeciendo las normas morales que han estado arraigadas durante siglos.

Existe un inconsciente colectivo que tiende a estereotipar lo que debe ser o no ser, lo que es correcto e incorrecto, y, a pesar de que la lógica y el empeño nos lleve a saber dónde están nuestros derechos, es como si existiera otra parte de nosotras que nos exige ceñirnos a ese molde preestablecido. Todo ello nos carga con culpas y exigencias cuando desobedecemos, cuando nos damos permiso para salir del molde de lo que debe ser una buena mujer, una buena madre y una buena esposa.

Es evidente que, como dice el famoso libro de John Gray *Los hombres son de Marte y las mujeres de Venus*, contamos con diferentes particularidades físicas y psicológicas que se conjugan para dar fruto a la creación, a la reproducción de la especie y a nuestro propio instinto de supervivencia. Estas diferencias entre lo masculino y lo femenino son maravillosas y me parece absurda esa obsesión moralista de algunas feministas en querer satisfacer las necesidades humanas de manera igualitaria sin contemplar que ambos sexos cuentan con diferentes características y consecuentemente lo lógico sería establecer unas reglas éticas en función de esas peculiaridades.

Sin embargo, no creo que sea necesario, y lo considero completamente injusto, imponer obligaciones en cuanto a la organización y el desarrollo como especie humana. La libertad es un derecho constitucional que debe mantenerse impoluto independientemente del sexo. La mayoría de las personas entienden esto y, sin embargo, siguen rigiéndose por sus reglas morales inconscientes que aparecen a modo de culpas y autoexigencias.

Yo misma me puse como objetivo vital, casi sin tomar consciencia de ello, que debía ser madre, una buena madre, que debía ser esposa y cuidar de mi marido, una buena esposa, que mi vida familiar estaba por delante de mis propias necesidades. Aunque mi mente lógica y consciente sentía el derecho de darme mi propio espacio, la verdad es que no conseguía encontrar el momento y la culpa aparecía en cuanto me salía de ese molde en el cual me metía a presión como si tuviera por fuerza que calzar un 36 cuando realmente calzaba un 38. De esa manera vivía ahogada y buscaba motivaciones para soportar ese pesar, ya fuera con comida o fantaseando con otros chicos.

Desde luego no es fácil tener la fortaleza de romper esos moldes. Son muchos años y tenemos muy arraigadas esas creencias de lo que debemos ser. Es más, cuando empezamos a encontrarnos a nosotras mismas, cuando aprendemos a darnos nuestro espacio, tenemos no solo que lidiar con nuestras propias culpas y juicios, sino que, además, seremos juzgadas por muchas otras personas, movidas en muchos casos, por la envidia de no ser ellas capaces de enfrentarse a sus culpas; en otros muchos casos, los juicios vendrán de otras personas que sí siguen siendo felices dentro de ese molde porque se sienten identificadas con ese modelo de mujer, lo cual, por supuesto, también es respetable.

Si realmente estamos decididas a romper esos moldes que nos tienen encorsetadas dentro de ese modelo con el que nos hemos desarrollado, necesitamos estar dispuestas a enfrentarnos a nuestras culpas y a reconciliarnos con apellidos como egoísta, obsesionada, frívola, mala madre, mala esposa, ida de olla... En este sentido, la libertad emocional es directamente proporcional a la capacidad de aceptación de esos calificativos. Me parece graciosa esta teoría, que me he sacado de la manga; no obstante, por mi experiencia la apunto como cierta.

Hubo un momento en mi vida en el que sentía que iba a explotar, mi vida se movía entre biberones, teta, llantos, exigencias, trabajo... Me sentía una verdadera vieja con treinta años; me miraba al espejo y no me reconocía, me daba pereza arreglarme y tenía melenas en las piernas. Estaba de mal humor y el límite de mi paciencia pendía de un hilo. Lloraba y tenía sentimiento de injusticia. Incluso llegué a pensar que no quería a mis hijas.

En mi afán de buscar soluciones, decidí apuntarme a cycling, porque una amiga me comentó que había un chico que daba las clases de manera muy motivadora. Entonces fue cuando decidí salir de casa pese a mis culpas. Iba pensando cosas como: «Mira el reloj cada cinco minutos», «te recuerdo que tus hijas te esperan, así que date prisa», «no hables con nadie, no vaya a ser que piensen que quieres ligar», «tienes derecho a tu momento, pero no te lo creas demasiado», «siéntete culpable por necesitar libertad»; esos pensamientos fueros mis compañeros de gimnasio durante bastante tiempo.

La mayoría de los días no me apetecía nada, pero nada de nada, salir ese ratito de casa, a pesar de sentir que lo necesitaba y que era bueno para mí. La pereza y la culpa trataban de dominarme. Siempre me pasaba lo mismo; además el deporte nunca me había gustado, es más, se me daba fatal, ya que mi coordinación siempre había sido escasa, de flexibilidad, ya ni te cuento, y la fuerza que tenía era la que me salía por la boca cuando discutía.

Sin embargo, me daba cuenta de que cuando superaba la pereza y me forzaba a ir, siempre siempre volvía mucho mejor. Estaba de mejor humor, y me sentía más paciente y vital. Y así, poco a poco, fue como empecé a insertarme en este mundillo que finalmente acabó por cambiarme la vida mucho más de lo que jamás pude imaginar. Siempre digo de broma que a mí el spinning se me fue de las manos, y es que, de algún modo, fue así.

De modo que no te preocupes si no te gusta el deporte. A mí lo único que me motivaba a salir de casa era escapar un rato. De verdad que odiaba cansarme y sudar, y la mayor parte de la clase no estaba concentrada; y, encima, me acompañaban mis culpas y pensamientos feos. Sin embargo, poco a poco, después de un tiempo obligándome a ir, porque sabía que me convenía escapar de mi rutina, empecé a descubrir que me hacía bien y con el tiempo empezó a gustarme.

Con esto quiero decirte que bastantes de las limitaciones que hacen que a muchas mujeres no les guste el deporte y que no encuentren nunca momento para tener su espacio y llevar una vida saludable, alimentándose bien y cuidando de su aspecto físico, esas limitaciones forman parte del inconsciente colectivo. Son reglas mentales que han ido arraigando a lo largo de las costumbres de siglos y siglos y obedecen a un patrón de lo que se supone que debes ser desde antes siquiera de tu propia existencia.

Una mujer que se quiere a sí misma de verdad, entendiendo el amor hacia una misma como una emoción saludable y no como una tendencia narcisista, sabe encontrar placer en tener hábitos saludables y sabe satisfacer esas necesidades básicas de realización personal y autoestima que están en la cumbre de la famosa pirámide de Mashlow. Se trata de una representación que explica a la perfección que, debido a reglas sociales y morales de muchos siglos, satisfacer las necesidades básicas de cualquier ser humano pasa por encontrarse, en la mayoría de los casos, con numerosos y dolorosos juicios hacia una misma y hacia los demás, lo que lleva a que se produzca un choque de sentimientos entre lo que realmente sentimos y lo que se supone que deberíamos sentir.

Todos tenemos necesidades que satisfacer en muchos niveles para encontrar la felicidad. Nuestra vida se divide en muchas parcelas importantes y creo que la satisfacción personal se logra cuando existe un equilibrio entre todas ellas.

En aquella etapa de mi vida en la que me apunté al gimnasio, sobrevaloraba mi vida familiar. Daba una prioridad absoluta a mis hijas, a las que seguía el trabajo, y mantenía prácticamente abandonadas otras parcelas, como el ocio y la relación de pareja. Había una terrible descompensación que me llevaba a saturarme en algunos momentos y aburrirme en otros muchos. Puede que ambos sentimientos sean aparentemente paradójicos; sin embargo, es común que se den a la vez y creen un tremendo desasosiego.

Vamos a empezar el proceso de cambio haciendo una valoración general de tu estado actual y, para ello, me gustaría presentarte una fabulosa herramienta que trabajamos en coaching. Es un ejercicio que sirve para valorar de manera objetiva qué áreas de tu vida debes mejorar, y te muestra de manera sencilla y gráfica una visión global de tu estado actual. Es un ejercicio que, además, puedes realizar cada vez que te encuentres perdida, ya que en muy poco tiempo puede aclararte en qué parcela debes trabajar para conseguir encontrarte mejor.

Ejercicio del cuadro de la vida

Dibuja un cuadro dividido en muchas porciones; puedes poner las que quieras, en función de tus intereses. Te pongo un ejemplo general que muestra diversas áreas, pero puedes modificarlo a tu antojo cada vez que quieras.

Se trata de que valores del 1 al 10 tu grado de satisfacción en cada ámbito; 1 es muy infeliz, nada satisfecha, y 10, muy feliz, plenamente satisfecha.

Luego vas rellenando de diferentes colores cada porción con la idea de que, una vez acabado el ejercicio, puedas tener una visión gráfica y objetiva de tu estado actual y detectar qué aspectos de tu vida necesitas mejorar.

Amor/Pareja	Entorno
Amistad	Espíritu/Valores
Casa/Hogar	Familia
Cuerpo	Ocio/Diversión
Estado físico	Salud
Desarrollo personal	Trabajo/Estudios
Dinero	

Recuerda que el resultado puede variar mucho en función de la etapa de tu vida que estés pasando. No obstante, si repites este ejercicio con asiduidad podrás sacar mucha información sobre tu estado en cada momento e ir buscando el equilibrio en las diferentes facetas.

Aquí tienes dos plantillas, una rellenada, para que te sirva como ejemplo de cómo se hace el ejercicio, y otra vacía, como modelo que tú tienes que rellenar cada vez que lo consideres oportuno.

MODELO

Pareja	2
Familia	8
Trabajo	5
Salud	7
Diversión	5
Dinero	3
Vida social	5
Estudios	7

PARA RELLENAR

Una vez realizado el ejercicio, observa las áreas de tu vida a las que les has dado una puntuación baja y pregúntate qué puedes hacer para mejorar ese aspecto de tu vida.

Escribe tres pequeños pasos para mejorar dicha situación y marca en tu agenda cuándo vas a dar cada paso. Cuando lo hayas hecho, vuelve a rellenar la rueda; observa si ha cambiado en algo y si hay más equilibrio entre las porciones o si han aparecido nuevas parcelas que ajustar.

Es importante saber hacia dónde nos dirigimos y en qué tenemos que ocupar el tiempo para sentirnos más satisfechas y felices. Pero recuerda que no se trata solo de pensarlo. Tus acciones han de ir dirigidas y encaminadas a lograr dichos fines. ¡Sin acción no hay reacción!

Capítulo 7

EL FITNESS COMO HERRAMIENTA DE CRECIMIENTO PERSONAL

Desde mi punto de vista, el fitness puede utilizarse por sí mismo como una herramienta para el crecimiento personal.

Implica un estado de mejora y crecimiento constante por sí mismo y, además, para aplicar esta filosofía de vida es necesario mejorar aspectos como la organización, desarrollar la capacidad de esfuerzo, volverse más disciplinada, potenciar la fuerza de voluntad, aprender a establecer límites, retarnos, premiar nuestros logros, cuidar la alimentación y hacer ejercicio físico, entre otros ajustes y mejoras vitales que iremos descubriendo juntas a lo largo de este libro.

Mejorar por dentro y que el espejo acabe por devolverte el reflejo de tus cambios es la base de toda la filosofía del fitness emocional.

CAPÍTULO 8

OBJETIVO: VERSIÓN 2.0

El verdadero objetivo de esta filosofía de vida no es perder dos kilos o ponerte más dura; ya hemos hablado con anterioridad de la importancia de llegar a un nivel más profundo.

Vamos a ir estableciendo pequeños objetivos constantemente, objetivos a corto plazo. No buscamos un objetivo definitivo y tampoco sabemos exactamente adónde queremos llegar. Sin embargo, como en cualquier trabajo de coaching, es necesario establecer metas, puesto que, sin ellas, no podemos caminar hacia ningún lugar concreto y así lo más normal es perderse por el camino. Por eso nos vemos en la necesidad de buscar un objetivo al que podamos llegar desde cualquier posibilidad, desde cualquier camino u objetivo a corto o medio plazo que deseemos desarrollar.

El objetivo es ir mejorando tu versión: mejorar tu aspecto físico y emocional día a día, cambiar a mejor lo que tienes hoy de manera progresiva, ya que así siempre cuentas con un objetivo cercano y alcanzable. El fracaso, muy a menudo, deriva de la frustración de no conseguir lo que deseamos, y eso ocurre muchas veces porque nos marcamos metas utópicas o poco realistas. Mejorar lo que tienes hoy siempre es posible, así que fíjate en ir consiguiendo pequeñas mejoras.

Te dejo un espacio para que hagas un resumen de tu vida actual tanto en el nivel físico como en el emocional. Para ello, pega algunas fotos tuyas de hoy, algunas en bikini, otras vestida, otras que se te vea la cara y la expresión y otras de cuerpo entero por delante y por detrás.

Al mismo tiempo, en el espacio que te he dejado para ello, escribe también sobre tus emociones: ¿qué te dice esa imagen de ti?, ¿cómo te sientes en este momento de tu vida?

No quiero que te fijes exclusivamente en los fallos que quieres mejorar, ya hemos dicho que no vamos a centrarnos en lo que no nos gusta. No, nuestro objetivo es centrarnos en modelar una nueva vida y que los cambios sean el resultado de sostener en el tiempo esa nueva manera de vivir.

Quiero que en esas fotos y en ese texto quede constancia de lo que eres hoy; así tendrás un punto de referencia de la versión que quieres mejorar y, en cualquier momento, podrás mirar el punto desde donde partimos. Cualquier cambio será un logro y se verá premiado.

Estoy segura de que antes de lo que imaginas mirarás estas fotos con tremenda alegría al descubrir que tu nueva vida está dando resultados objetivos. ¿Te atreves a cambiar?

FOTO	FOTO	FOTO	FOTO

FOTO	FOTO	FOTO	FOTO

Ahora, vamos a continuar haciendo una especie de radiografía de nuestra parte emocional. Para ello tienes que anotar cómo te sientes en relación con las diversas parcelas vitales, pero esta vez de una manera un poco más desarrollada que en el ejercicio del capítulo anterior.

Vamos a plasmar el estado actual en las diferentes áreas y, de la misma manera que en la parte física, esto servirá de referencia para día a día trabajar en mejorarlo.

Amor/Pareja

¿Eres feliz realmente con tu situación de pareja actual? ¿No tienes y la buscas? ¿Estás disfrutando de tu soltería? ¿El matrimonio o la vida en común ha resultado lo que pensabas que sería? ¿Tu relación tiene futuro? Tengas pareja o no, ¿estás feliz con tu situación actual?

- **Amistad**

  ¿Cómo es tu relación con tus amigos? ¿Los ves todo lo que te gustaría? ¿Tienes amigos de los buenos o un montón de conocidos? ¿Puedes contar con tus amigos siempre que lo necesites? ¿Te apoyan en lo bueno y en lo malo o solo en lo bueno? ¿Puedes compartir tus intereses e inquietudes con ellos?

- **Casa/Hogar**

  ¿Te sientes a gusto en tu casa? ¿Estás estresada por vivir en una casa desordenada y no haces nada por remediarlo? ¿Te obsesiona el orden y no puedes atender otras cosas debido a esto?

- **Cuerpo**

  ¿Estás a gusto con tu cuerpo? ¿Te gustas cuando te miras al espejo? ¿Te ocupas de mantener la higiene y de cuidarte? ¿Te arreglas para salir?

- **Estado físico**

  ¿Haces todo el ejercicio que te gustaría? ¿Comes sano? ¿Te cuidas? ¿Sabes sacarte provecho?

- **Desarrollo personal**

  ¿Eres libre de aprender e intentar todas tus pasiones? ¿Dedicas tiempo a actividades que te hagan crecer como persona? ¿Reservas tiempo para ti todos los días? ¿Trabajas para conseguir tus objetivos? ¿Celebras tus logros? ¿Puedes hacer lo que quieras sin sentirte mal por ello?

- **Dinero**

  ¿Estás a gusto con el nivel de vida que tienes? ¿Ganas todo lo que te gustaría? ¿Eres capaz de ahorrar todos los meses? ¿Te sientes mal por comprar compulsivamente? ¿Puedes permitirte algún capricho? ¿Tienes suficiente dinero ahorrado para afrontar cualquier imprevisto?

- **Entorno**

  ¿Estás a gusto en el lugar donde vives? ¿Vives con alguien (padres, amigos, compañeros) y disfrutas de tu libertad? ¿Acabas de mudarte y todavía estás adaptándote a tu nuevo entorno?

- **Espíritu/Valores**

  ¿Tienes inquietudes espirituales o religiosas? ¿Vives y actúas acorde a tus valores? ¿Meditas? ¿Participas en tu comunidad religiosa o espiritual? ¿Tienes el sentimiento de que tus valores y creencias encajan con tu entorno social?

- **Familia**

  ¿Cómo te llevas con tus familiares? ¿Los ves o hablas con ellos todo lo que querrías? ¿Dedicas el esfuerzo necesario para mejorar la relación con tus familiares? ¿Puedes acudir a ellos siempre que lo necesites?

- **Ocio/Diversión**

  ¿Tienes suficiente tiempo libre? ¿Lo disfrutas, aunque tengas poco? ¿Haces todo lo que te gustaría? ¿Eres capaz de desconectarte de la rutina y las obligaciones cuando estás realizando alguna actividad de ocio?

- **Salud**

  ¿Cómo te encuentras física y psíquicamente? ¿Te pones enferma a menudo? ¿Llevas una vida sana? ¿Tu estado de salud te limita? ¿Cómo vives esa situación? ¿Lo llevas bien o te castigas por ello? ¿Es por algo que puedas evitar?

- **Trabajo/Estudios**

  ¿Te gusta tu trabajo? ¿Y lo que estás estudiando? ¿Estudias todo lo que quieres? ¿Vas motivada a trabajar o a estudiar? ¿Sientes que avanzas en tu trabajo o en tus estudios? ¿El trabajo te consume? ¿Te esfuerzas lo suficiente? ¿Eres de las que intentan escaquearse siempre que pueden? ¿O eres de las que cierran la oficina? Te llevas bien con tus compañeros, con tus jefes? ¿Te sientes valorada? ¿Estás a gusto en tu puesto? ¿Estás en paro y no encuentras trabajo? ¿Trabajas desde casa y sabes organizarte y disfrutar de ello?

Capítulo 9

FORTALEZAS Y DEBILIDADES

Todas las personas nacemos con unas características particulares, innatas, con una serie de fortalezas y con debilidades. Si lo que queremos es conseguir una nueva mejor versión de nosotros mismos, tenemos que conocernos a nosotros mismos y ser sinceros y realistas.

Hay una parte de nosotros, biológica, que no podremos modificar. Por ejemplo, por más que quiera, con treinta y cinco años, no voy a poder medir más de 157 centímetros; podría haber sido más alta, sin embargo, la vida me ha regalado poco más de metro y medio para desarrollarme en el planeta Tierra los años que me toquen.

Muchas veces queremos alcanzar estereotipos que nos venden y nos sentimos muy frustradas si no lo logramos. Damos como válida una imagen y nos rendimos o dejamos de esforzarnos, porque parece imposible llegar a ella.

Por eso, es importante hacer un trabajo de ACEPTACIÓN, de lo que somos en este momento y de lo que, en el mejor de los casos, vamos a poder alcanzar.

Que no pueda ser como otras personas no significa que no pueda alcanzar la satisfacción que conlleva el hecho de mejorarme a mí misma cada día un poco más. Tu única rival eres tú, deja de perseguir estereotipos absurdos.

Tanto en aspectos físicos como emocionales, todos tenemos nuestros puntos fuertes y nuestros puntos débiles. Partimos de una genética que nos aporta una forma física y una forma emocional; sin embargo, la naturaleza nos permite evolucionar como individuos y por eso nos dota con recursos internos, habilidades y talentos que, si los trabajamos, nos ayudan a progresar.

Conociendo nuestras debilidades, podemos planear acciones concretas para no dejarnos arrastrar por ellas, siempre y cuando representen algo perjudicial para nosotras. Si mi debilidad es comer chocolate después de comer y no puedo parar, quizás una acción amorosa conmigo es no comprar chocolate entre semana, sino solo el día que me doy permiso para comerlo.

Creo que disponemos de una maravillosa capacidad lógica y un sentido común que puede dirigirnos hacia el lugar más adecuado para nosotras en función de nuestros objetivos.

¿Has reflexionado alguna vez sobre cuáles son tus debilidades? Ahora es el momento de que lo hagas. Anota en una lista esos puntos débiles que te gustaría controlar en tu vida, porque, si te dejas llevar por ellos, te desvían hacia un lugar que a largo plazo te separa de tu bienestar emocional. Para empezar, aquí van algunos ejemplos de mis debilidades:

- La comida basura. Me alimentaría de hamburguesas, pizzas y sándwiches con helado de postre.
- La Coca-Cola light. Me llena de gases y me duele la tripa si abuso; sin embargo, en la adolescencia no bebía agua: mi fuente de líquido era básicamente Coca-Cola.
- Los chicos guapos. Si me dejara arrastrar por esto sería para mí imposible tener una relación de pareja y ser fiel.
- La injusticia. Cuando considero que algo es injusto, mi tendencia es defender lo que creo justo incluso aunque no tenga nada que ver conmigo.

Ahora anota las tuyas:

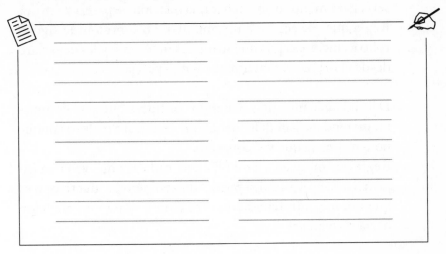

Ahora que has tomado consciencia de tus debilidades te será más fácil poder controlarlas. Anota al lado de cada punto de tu lista nuevas reglas que adoptar en tu vida, esas que acompañarán a tu intención de corregirte y que representarán una respuesta contundente para acercarte a lo que quieres ser. Son reglas que ahora decides libre y conscientemente, y que pasarán por encima de lo que se supone que debes hacer.

Te pongo ejemplos con las mías.

- Debilidad: la comida basura. Me alimentaría de hamburguesas, pizzas y sándwiches con helado de postre.
- Regla que me acerca a mi objetivo: solo me permito comer comida basura una vez por semana.

- Debilidad: la Coca-Cola light. Me llena de gases y me duele la tripa si abuso; sin embargo, en la adolescencia no bebía agua: mi fuente de líquido era básicamente Coca-Cola.
- Regla que me acerca a mi objetivo: en general, no compro Coca-Cola. Solo lo hago cuando voy a tomarla en momentos muy concretos y escasos que considero oportunos.

- Debilidad: los chicos guapos. Si me dejara arrastrar por esto sería para mí imposible tener una relación de pareja y ser fiel.
- Regla que me acerca a mi objetivo: no tonteo ni le sigo el rollo a chicos guapos que se interesan por mí, y les dejo claro desde el primer momento que tengo pareja.

- Debilidad: la injusticia. Cuando considero que algo es injusto, mi tendencia es defender lo que creo justo incluso aunque no tenga nada que ver conmigo.
- Regla que me acerca a mi objetivo: cada vez que veo una injusticia, me pregunto si puedo aportar algo productivo; si es que no, me entretengo con otra cosa y desvío mi atención hacia otro lugar.

Ahora tú:

La vida no solo nos dota de aspectos que necesitamos mejorar; también contamos con fortalezas innatas. Nadie tiene solo debilidades sin fortalezas. Las fortalezas son recursos internos que nos ayudan a equilibrar las debilidades; lo que ocurre es que las debilidades nos hacen sentir mal y por eso tomamos más consciencia de que existen.

Estas fortalezas van a convertirse en los poderes mágicos que nos ayudarán a enfrentarnos tanto a las debilidades como a las dificultades de nuestra vida.

Aunque nos cueste un poco más, ahora vamos a darnos un tiempo para reflexionar sobre esas fortalezas. Si no te es fácil llegar a ellas, reflexiona sobre los logros que has obtenido en tu vida y descubre de qué recurso interior tiraste para alcanzarlos. Como antes, aquí tienes como ejemplo algunas de las mías.

– Perseverancia	– Sentido de la responsabilidad
– Disciplina	– Honradez
– Sentido común	– Tolerancia

Ahora escribe las tuyas:

DEBILIDAD	REGLA QUE ME ACERCA A MI OBJETIVO	PUNTO FUERTE EN EL QUE ME APOYO

Es conveniente que añadas el punto fuerte que te ayudará a trabajar cada debilidad. Fíjate en los míos para entenderlo mejor.

- Debilidad: la comida basura. Me alimentaría de hamburguesas, pizzas y sándwiches con helado de postre.
- Regla que me acerca a mi objetivo: solo me permito comer comida basura una vez por semana.
- Punto fuerte en el que me apoyo: sentido común, disciplina.

- Debilidad: la Coca-Cola light. Me llena de gases y me duele la tripa si abuso; sin embargo, en la adolescencia no bebía agua: mi fuente de líquido era básicamente Coca-Cola.
- Regla que me acerca a mi objetivo: en general, no compro Coca-Cola. Solo lo hago cuando voy a tomarla en momentos muy concretos y escasos que considero oportunos.
- Punto fuerte en el que me apoyo: sentido común, sentido de la responsabilidad.

- Debilidad: los chicos guapos. Si me dejara arrastrar por esto sería para mí imposible tener una relación de pareja y ser fiel.
- Regla que me acerca a mi objetivo: no tonteo ni le sigo el rollo a chicos guapos que se interesan por mí, y les dejo claro desde el primer momento que tengo pareja.
- Punto fuerte en el que me apoyo: honradez y los principios que yo he elegido.

- Debilidad: la injusticia. Cuando considero que algo es injusto, mi tendencia es defender lo que creo justo incluso aunque no tenga nada que ver conmigo.
- Regla que me acerca a mi objetivo: cada vez que veo una injusticia, me pregunto si puedo aportar algo productivo; si es que no, me entretengo con otra cosa y desvío mi atención hacia otro lugar.
- Punto fuerte en el que me apoyo: tolerancia y respeto hacia los demás.

Podríamos tener todo eso en cuenta a la hora de valorar nuestro aspecto físico. Igualmente contamos con puntos fuertes y otros débiles; es decir, hay aspectos que nos gustan más y otros menos. Si conocemos esos puntos que no nos gustan tanto, podemos camuflarlos y, al mismo tiempo, sacar partido a los fuertes. Muchas veces, estamos tan centradas en esas pequeñas cosas que nos acomplejan que no somos conscientes de las que nos gustan.

Cuando queremos tapar complejos centramos la atención en ellos, y, finalmente, el efecto es justo lo contrario. Sin embargo, si te centras en potenciar tus puntos fuertes, la atención irá a ese lugar y dejará de estar focalizada en lo que quieres ocultar. Por ejemplo, si me gustan mis ojos, puedo aprender a maquillarlos bien y sacarles partido; si me gusta mi pelo, puedo hacerme peinados bonitos.

PUNTOS FUERTES EMOCIONALES	PUNTOS FUERTES FÍSICOS

En resumen, todas las personas, contamos con una serie de debilidades y fortalezas innatas, tanto físicas como emocionales. Las debilidades podemos mejorarlas si aprendemos a usar las fortalezas para contrarrestarlas. Conociendo nuestras debilidades y potenciando nuestras fortalezas podremos dirigir la vida hacia donde más nos convenga.

Conocerte en este ámbito te ayudará a llevar a cabo los planes de mejora que te propongo más adelante de este libro, cuando veamos de manera más específica qué acciones concretas debes seguir para mejorar tus hábitos de vida, tanto en temas de alimentación como en lo relacionado con el ejercicio físico, así como en los puntos de mejora de tu aspecto estético.

Es imposible seguir una dieta saludable, llevar un plan de entrenamiento físico y mejorar tu imagen sin dirigir el plan de acción atendiendo primero a la parte emocional, sin conocer qué creencias te limitan y qué debilidades debes superar, sin tener claro hacia dónde te diriges y cuáles son tus verdaderas posibilidades.

No existe mejora sin la consciencia de aquellos errores que cometemos y de las parcelas que deseamos mejorar. Saber de dónde partimos y chequearnos para corroborar nuestra progresión es necesario para no desviarnos de nuestro camino.

CAPÍTULO 10

ACTITUD Y TIPO DE RAZONAMIENTOS

La actitud es el comportamiento que empleamos para afrontar las situaciones que la vida nos presenta.

Todas las personas tenemos un temperamento genético, una predisposición innata que marcará una manera de percibir el mundo e interpretarlo. Por su parte, la actitud es la característica personal que podemos modificar, aquella manera que tenemos de gestionar las emociones arraigadas que a veces nos apoyan y otras tantas nos limitan.

Una manera de conocernos un poco mejor y descubrir con qué actitud nos movemos por la vida es atender al diálogo interno. Para ello me gustaría que durante unos días hicieras el siguiente ejercicio reflexionando sobre las preguntas que te planteo. Luego anota en un cuaderno lo que consideres más relevante.

EJERCICIO: CONÓCETE MEJOR DESCUBRIENDO TU DIÁLOGO INTERNO

- Cuándo te despiertas por las mañanas, ¿qué te dices a ti misma?

  Te quejas y protestas porque ha sonado el despertador. O bien te apoyas y te animas para el día que tienes por delante.

- ¿Cómo reaccionas cuándo te miras al espejo?
  Te juzgas; te insultas; te dices cosas bonitas.
- Cuando te diriges al trabajo o con tus compañeros de clase, ¿cómo es tu diálogo interior?
  Te centras en tus fallos. O bien sabes sacar lo mejor de ellos.
- ¿Qué te dices cuando te sientas a comer?
  Te preocupan las calorías. Te preparas comida nutritiva. Estás contenta de tu relación con la comida.
- ¿Cómo afrontas la tarde?
  En tu diálogo te motivas a continuar el día. O bien empiezas a hablarte de manera desmotivadora y no consigues avanzar.
- ¿Cuáles son tus últimos pensamientos del día por la noche?
  Te centras en tus preocupaciones. O bien procuras acostarte con pensamientos que te ayuden a conciliar el sueño lo antes posible y calmada.

Por lo general, todas tenemos una programación mental. Eso significa que disponemos de pensamientos, que aparecen de manera involuntaria, condicionados tanto por nuestro temperamento como por el aprendizaje y la experiencia desde que somos niñas.

Ese tipo de pensamiento involuntario parte del razonamiento vinculado a nuestra parte emocional. Funciona de esta manera: ante una determinada circunstancia, el cerebro manda una emoción o un sentimiento asociado a cada una de nuestras experiencias y en función de nuestro temperamento genético.

Sin embargo, de manera consciente y voluntaria, también podemos crear pensamientos, a nuestra elección, con lógica y usando el sentido común en función del aprendizaje obtenido de cada una de nuestras experiencias.

Esto significa que contamos con dos tipos de pensamientos que se desarrollan paralelamente ante cualquier hecho, y que según cuál sea la manera de gestionarlos, podremos obtener resultados positivos o negativos ante cualquier situación.

Por eso existen en el ser humano dos sistemas diferentes de pensamiento.

- El sistema de pensamiento unidireccional. Cuando actúo dejándome llevar por mis pensamientos (sentimientos) involuntarios.

Ante una determinada situación, mi cerebro asociará una serie de pensamientos vinculados a mi temperamento y mi experiencia emocional. Como resultado, adoptaré una acción sin darme cuenta del pensamiento asociado; es decir, actuar de manera automatizada e inconsciente.

SITUACIÓN + PENSAMIENTO INVOLUNTARIO

=

ACCIÓN

- Sistema de pensamiento bidireccional. Se produce cuando ante una situación aparecen esos pensamientos (sentimientos) asociados y la parte lógica del pensamiento hace una interpretación consciente basada en hechos realistas.

Como resultado reaccionaremos de manera más equilibrada y, sobre todo, tomaremos el control de nuestras acciones y aprenderemos a no dejarnos llevar por aquellas emociones, deseos o caprichos que nos separan de tener el poder de nuestra vida.

SITUACIÓN + PENSAMIENTO INVOLUNTARIO +
RESPUESTA LÓGICA

=

ACCIÓN

Eso significa que necesitamos aprender a desarrollar esta nueva pauta de pensamiento para empezar a comunicarnos con nosotras mismas de una manera consciente.

Es normal que al principio tengas la sensación de estar hablando sola como si estuvieras loca, que te produzca una sensación de extrañeza y sinsentido, y que te resulte un esfuerzo extra al gestionar cualquier situación. Sin embargo, nuestra charlatana interior lleva tomando el poder de nuestras vidas demasiado tiempo y nosotras, como unidad lógica y consciente, llevamos demasiado tiempo sometidas a ella.

Muchas chicas con las que trabajo me dicen que al principio sienten esa dualidad como una auténtica paranoia. Sin embargo, te garantizo que dentro de cada ser humano habitan estos dos tipos de razonamientos, y que esos dos yos conviven aunque no los conozcamos. El hecho de darles una identidad y trabajar con ellos de manera consciente solo puede traernos beneficios.

Además, si practicas lo suficiente con este sistema de pensamiento bidireccional, llega un momento en el que la mente lo adopta como sistema automatizado, con lo que no hace falta ser consciente de ello para que se convierta en tu nueva manera de pensar y, como consecuencia, tus actos sean mucho más sensatos.

Al principio parecerá que estás en un partido de tenis, dando raquetazos a todas las bolas de pensamiento que te llegan. En la mayoría de los casos, tus respuestas lógicas carecerán de sentido para ti; serán respuestas que parecerán proceder de algún lugar ajeno a ti y no te creerás la mayoría de tus propios razonamientos. Sin embargo, poco a poco, las nuevas ideas, que provienen de tu sentido común, serán adoptadas por tu sistema emocional como ciertas y habrás empezado a tomar el control de tus emociones y, sobre todo, de tu vida.

Después de dos o tres días, practicando el ejercicio anterior para atender a cómo es el diálogo de tu charlatana, podrás empezar a evaluar si es pesimista, si se queja mucho y te desmotiva, o si, por el contrario, es paciente, te apoya y te anima a cumplir tus objetivos.

Continúa con el mismo ejercicio de autoobservación, pero, a partir de ahora, a cada pensamiento que provenga de la charlatana, vas a darle una respuesta usando el sentido común y haciendo un esfuerzo por adoptar una actitud positiva. Aunque al principio no la sientas como cierta y no te la creas, vamos a trabajarla igualmente con persistencia.

¿Te acuerdas cuando hablamos de la neuroplasticidad? ¿De que las conexiones neuronales tienen la capacidad de modificarse y por esto es que aprendemos? El hecho de que no sientas ni te creas lo que te dices desde tu parte lógica se debe a que en el cerebro las conexiones neuronales que provienen de tu parte emocional están mucho más desarrolladas que las procedentes de tu parte lógica. De la misma manera que, en el capítulo anterior, a base de insistir en los pensamientos positivos, trabajándolos y repitiéndolos, fuimos capaces de cambiar nuestras creencias limitadoras, ahora podemos remodelar el sistema de pensamiento y cambiar el sentido de nuestra vida para que nos sea más favorable.

Está demostrado que una conexión neuronal tarda alrededor de veintiún días en comenzar a desarrollarse; por eso existen un montón de métodos de aprendizaje, en distintos ámbitos, basados en un programa de veintiún días: «Aprenda inglés en 21 días», «La dieta de los 21 días». El número veintiuno no está elegido al azar, sino que se debe a que a partir de ese día se puede decir que hemos empezado a adquirir un hábito que estábamos aprendiendo.

Aquí va un ejemplo. Utilizando como guía las preguntas del ejercicio anterior, vamos a plantear cómo se desarrollaría un día cualquiera atendiendo a un sistema de pensamiento bidireccional.

- Me levanto por la mañana...

—¡Uf, qué rollo! No quiero levantarme.

—Venga, Vane, mira qué suerte tienes: un nuevo día para vivir. Vamos a hacer de él algo positivo.

- Me levanto y me miro al espejo.

—¡Uf, vaya cara! Cada vez tienes más ojeras. ¡Adónde vas a ir con esa mala cara!

—¡Venga, venga! No estás tan fea. Es normal que el cansancio cause estragos. Voy a ponerte esta cremita para hidratarte la piel y usaremos un pelín de antiojeras. Qué suerte tenemos las mujeres que podemos disimular estas cositas con un poquito de maquillaje.

- Llego al trabajo.

—¡Uf, vaya rollo! Ahora a aguantar los problemas de la gente, como si no tuviera suficiente con los míos. ¡Quién me mandaría meterme en este trabajo!

—¡Venga, Vane! Cárgate de energía positiva para ayudar a estas personas que han confiado en ti. Puedes sentirte muy afortunada de que hayan depositado en ti algo tan importante. Es un poco cansado, pero recuerda la satisfacción que te produce cuando una persona se muestra agradecida contigo porque la ayudaste.

- Por la tarde en casa...

—¡Uf, estoy reventada! No tengo ganas de ir a entrenar. Me quedaría tirada en el sofá. ¿Y si me quedo hoy aquí en casa y descanso? La verdad es que por un día no pasaría nada

—¡Vamos, Vane! Rendirse no es una opción. Tienes un compromiso contigo misma. Cuidarse requiere un esfuerzo que se va a ver recompensando en el momento en que vuelvas a entrar por esta puerta. Esta noche descansas un ratito, te pondré la serie que más te gusta.

- Por la noche.

—¡Uf, estoy muerta! No puedo con este ritmo de vida. Encima no descanso bien porque mi hija mayor se pasa por las noches a mi cama. ¿Cómo puede ser que no consiga que duerma sola? ¿Le ocurrirá algo más profundo que no llego a ver? ¿Tendrá algún problema? Además este mes tengo muchos gastos y la cosa está un poco más floja en la consulta. Igual no llego a fin de mes. ¿Y si eso ocurre, qué hago?

—¡Venga, Vane! Has tenido un mal día. Ahora es momento de disfrutar de un ratito de tu serie favorita. Todo está bien y se solucionará en el momento adecuado. Ahora no es momento de solucionar nada; estás agotada. Mereces descansar y encontrarás el momento adecuado de buscar soluciones a tus preocupaciones cuando estés más vital y positiva. No hay nada urgente, así que a descansar.

Como ves, es tan sencillo como mantener una conversación contigo misma. Al fin y al cabo las relaciones se consolidan a base de comunicación y la mejor manera de relacionarnos, conocernos y sentirnos acompañadas y apoyadas es comunicándonos con nosotras mismas; como si dentro de ti habitara tu mejor amiga, una personita que está siempre ahí dispuesta a escucharte, atenderte y darte sabios consejos.

Es fundamental que no hagas estos ejercicios solo mentalmente; son mucho más eficaces si los haces por escrito. Necesitamos potenciar nuestra parte lógica y la escritura es un buen modo para hacerlo. Escribir te ayudará a crear nuevas conexiones neuronales más potentes y más rápido que si solo tratas de hacerlo mentalmente.

Verás como, paso a paso, esa amiga interior adoptará un papel crucial en tu vida. Acabarás convirtiéndote en tu mejor amiga. ¡Jamás vuelvas a abandonarte!

Capítulo 11

ORGANIZACIÓN Y DISTRIBUCIÓN DEL TIEMPO

Teniendo en cuenta lo que hemos visto sobre el funcionamiento de la mente en el capítulo anterior, podrás entender mejor por qué es tan importante una buena organización y distribución del tiempo a la hora avanzar y cumplir nuestros objetivos.

Una vida que se mueve en función de lo que nos apetece sería una vida dominada por el razonamiento emocional; sería someternos a la programación involuntaria una vez más. Si te fijas, en nuestra vida suelen funcionar los ámbitos que están programados. Lo que ocurre es que, muchas veces, por la propia inercia de la vida, reaccionamos de manera automatizada. Asumimos situaciones que están organizadas, como levantarse a la hora del trabajo, ir a la compra para poder comer, ducharnos cada día, beber agua cuando tengo sed o, incluso, lavarnos los dientes. Hay una serie de reglas inconscientes que forman parte de un sistema organizativo en el que no decidimos, solo lo asumimos, pero que cumplen su función.

Sin embargo, cuando organizamos y distribuimos el tiempo atendiendo a nuestra lógica, estamos estableciendo una serie de reglas que tendremos que cumplir y empezaremos a diseñar un plan de vida en función de lo que nos conviene, porque sabemos que cumplir nuestras reglas nos lleva al lugar que verdaderamente queremos. A veces, un pequeño esfuerzo momentáneo puede llevarnos a una satisfacción mucho mayor a largo plazo. En cambio, dejarnos arrastrar por un pequeño placer momentáneo puede, en muchos casos, alejarnos de nuestro objetivo, hasta tal punto que podemos perder el control de nuestra vida.

Seguro que no te planteas la posibilidad de no ir a trabajar porque no te apetece; sabes que el hecho de mantener tu trabajo es lo que hace que cobres a final de mes y puedas pagar tus deudas y darte esos caprichos que tanto te gustan. Ese esfuerzo se ve recompensado, ¿verdad?

Ahora imagina el supuesto contrario. Imagina que cada vez que no te apetece trabajar no vas y te quedas en la cama. Para empezar, tu satisfacción y tu placer van a ser muy limitados, porque pronto aparecería nuestra amiga la culpa para indicarte que has faltado a una regla. Además, la consecuencia sería perder el trabajo, tener deudas, no poder comprarte caprichos. ¿Realmente crees que los beneficios a largo plazo de dejarte arrastrar por lo que te apetece en vez de por lo que te conviene merecen la pena?

Pues extrapola eso a otras parcelas de tu vida. Imagina cómo sería una vida organizada en la que asumiendo pequeños esfuerzos obtuvieras grandes satisfacciones.

Una vida con una buena organización hace que tengas sensación de tener más tiempo, ya que deambular entre pensamientos sin tomar acciones concretas hace que no avances y vivas con la sensación de que te faltan horas.

Es muy importante también que, a la hora de organizarte, te planifiques con expectativas realistas. Planear en tu día más tareas de las que puedes abarcar genera estrés.

Para mí es crucial tener organigramas, muchos organigramas: de alimentación, de trabajo, de planificación del día, de entrenamiento, de sueños por cumplir... Absolutamente nada puede avanzar sin una organización previa.

Capítulo 12

APRENDE A ELABORAR UN ORGANIGRAMA

Todo se hace más sencillo cuando lo anotas en el papel, todo lo que planeas por escrito deja de ocupar un lugar en tu mente.

Para empezar a organizarte debes aprender a elaborar tus organigramas. Son cuadrantes o listas donde anotar las cosas que tienes que hacer. Hoy en día hay estupendas aplicaciones de móvil para organizar tus tareas diarias.

Para empezar debes elegir la parcela o área que deseas organizar.

Luego tienes que anotar todas las ideas a modo de lista de lo que quieres incluir en tu organigrama.

A continuación, establece una escala de prioridades teniendo en cuenta el tiempo con el que cuentas.

Por último, hay que saber delegar o abandonar aquellas cosas que no son realmente importantes.

Esta escala de prioridades irá modificándose en diferentes momentos de tu vida, y por eso es muy importante saber remodelar tu organigrama con la intención de que siempre pueda cumplirse.

En mi caso, tengo una vida bastante ocupada: soy mamá de dos hijas, tengo una casa, un trabajo, dos pasiones vinculadas con el deporte: el fitness y el snowboard, una familia, amigos.

Compaginarlo todo sería imposible si no elaborara mis organigramas.

Voy a crear dos organigramas siguiendo paso a paso las recomendaciones anteriores: uno para las etapas de competición y otro fuera de temporada. Así verás cómo cambian las prioridades y en función de esto organizo mi vida para sentirme satisfecha.

ETAPA DE COMPETICIÓN	
LISTA DE TAREAS	PRIORIDADES
Dieta	Niñas
Entrenamiento	Entrenamiento
Trabajo	Dieta
Descanso	Descanso
Niñas	Trabajo
Familia	Familia
Vida social	Labores domésticas
Labores domésticas	Vida social

FUERA DE TEMPORADA	
LISTA DE TAREAS	**PRIORIDADES**
Dieta	Niñas
Entrenamiento	Trabajo
Trabajo	Familia
Descanso	Entrenamiento
Niñas	Vida social
Familia	Dieta
Vida social	Labores domésticas
Labores domésticas	Descanso

Una vez que tengo claro cuáles son mis prioridades según en qué etapa esté, sabré que habrá parcelas a las que le dedicaré menos tiempo que a otras y debo asumir las consecuencias que eso conlleve.

En etapas de competición, asumo que mi casa estará hecha unos zorros, que tendré que buscar ayuda para mantener el orden, pagándolo y quitándomelo de otras cosas. También tendré que asumir que mis amigos y familiares estén un poco descontentos conmigo porque no los atenderé como merecen. Asumo que no tendré momentos de placer comiendo con amigos y disfrutando de la vida social. Asumo que no trabajaré tanto, con lo que podré disfrutar de mi deporte, pero, a cambio, no tendré tanto dinero y luego tendré que prescindir de otras cosas.

Si no estuviera dispuesta a asumir todo esto, mi plan de acción no podría llevarse a cabo. Llegadas a ese punto, cada una considera lo que en su vida merece o no la pena.

También es importante tener claro cuáles son nuestras prioridades, porque, a veces, la vida nos enfrentará a circunstancias que harán que no podamos cumplir nuestro organigrama. Entonces tendremos que sacrificar algunas cosas, y si tenemos claras las prioridades, sabremos qué abandonar temporalmente.

DISTRIBUCIÓN DEL TIEMPO	DISTRIBUCIÓN DEL TIEMPO
Etapa de competición	Fuera de temporada de competición período escolar
Niñas 4 horas/día (de 18-22, que se duermen) Fines de semana, 8 horas	Niñas 4 horas/día (de 18-22, que se duermen) Fines de semana 8 horas
Entrenamiento 3 horas/día	Trabajo 6 horas/día Fines de semana libres, salvo talleres
Dieta 6 veces/día, 30 minutos	Familia 2 horas/día Fines de semana

Descanso 8 horas/día	Vida social 1 hora/día Fines de semana
Familia 1 hora/día Fines de semana	Entrenamiento 2 horas/día
Trabajo 4 horas/día Fines de semana, libre	Dieta 6 veces/día, 30 minutos Fines de semana, 2 comidas
Vida social Fines de semana	Labores domésticas 45 minutos/día Fines de semana, 4 horas
Labores domésticas Fines de semana, 4 horas	Descanso 6-7 horas/día

Capítulo 13

CÓMO CREAR UN ORGANIGRAMA

Yo preparo un organigrama diario y uno semanal, porque es tiempo suficiente para ir estableciendo metas y, a la vez, motivador cuando se miden los resultados.

No te asustes cuando veas el siguiente organigrama, ya que corresponde al período más difícil de mi vida: cuando estoy en preparación para competir. Pero me parece útil mostrarlo para que se vea que con una buena organización es posible llevar con éxito muchísimas cosas a la vez.

Es evidente que, en función de tus objetivos, las prioridades van cambiando y estas determinarán que un tipo de vida sea compatible con determinadas parcelas o no.

Por ejemplo, yo en períodos de competición dejo de lado algunas parcelas, como la vida social, comer fuera de casa e, incluso, ocuparme de la pareja o de la familia como merecen. Es evidente que, si quiero mantener estas parcelas en mi vida, este organigrama tendrá tiempo limitado y me ocuparé de avisar a mis amigos y seres queridos y compensaré en otros momentos todas las carencias de esta etapa.

Fuera de temporada, mi escala de prioridades cambia por completo: dedico mucho más tiempo a la familia y los amigos, y recupero placeres que tanto me gustan como viajar, practicar otros deportes o comer en la calle.

ORGANIGRAMA DE TEMPORADA DE COMPETICIÓN
(ALREDEDOR DE TRES MESES DE DURACIÓN)

LUNES	MARTES	MIÉRCOLES	JUEVES	VIERNES	SÁBADO	DOMINGO
7:45 Despertarme	7:45 Despertarme	7:45 Despertarme	7:45 Despertarme	7:45 Despertarme	9 Despertarme	9 Despertarme
8:45 Niñas al cole	8:45 Niñas al cole	8:45 Niñas al cole	8:45 Niñas al cole	8:45 Niñas al cole	9:30 Comida 1	9:30 Comida 1
9-10 Cardio en ayunas	9-10 Cardio en ayunas	9-10 Cardio en ayunas	9-10 Cardio en ayunas	9-10 Cardio en ayunas	10 Tareas domésticas	10 Tareas domésticas
10-10:30 Comida 1	10-10:30 Comida 1	10-10:30 Comida 1	10-10:30 Comida 1	10-10:30 Comida 1	12 Comida 2	12 Comida 2
10:30-12:30 Trabajar	10:30-12:30 Trabajar	10:30-12:30 Trabajar	10:30-12:30 Trabajar	10:30-12:30 Trabajar	12:30 Compra semanal	12:30 Compra semanal
12:30-14:30 Entrenamiento + batido (comida 2)	12:30-14:30 Entrenamiento + batido (comida 2)	12:30-14:30 Entrenamiento + batido (comida 2)	12:30-14:30 Entrenamiento + batido (comida 2)	12:30-14:30 Entrenamiento + batido (comida 2)	14:30 Comida 3	14:30 Comida 3
14:30-16 Comida 3	14:30-16 Comida 3	14:30-16 Comida 3	14:30-16 Comida 3	14:30-16 Comida 3	15-18 Niñas/vida social	15-18 Niñas/vida social
16-18 Trabajar	16-18 Trabajar	16-18 Trabajar	16-18 Trabajar	16-18 Trabajar	18 Comida 4	18 Comida 4
18-22 Niñas (merienda, tareas, duchas, juegos, cena...) *18:00 Comida 4 *20:30 Comida 5	18-22 Niñas (merienda, tareas, duchas, juegos, cena...) *18:00 Comida 4 *20:30 Comida 5	18-22 Niñas (merienda, tareas, duchas, juegos, cena...) *18:00 Comida 4 *20:30 Comida 5	18-22 Niñas (merienda, tareas, duchas, juegos, cena...) *18:00 Comida 4 *20:0 Comida 5	18-22 Niñas (merienda, tareas, duchas, juegos, cena...) *18:00 Comida 4 *20:30 Comida 5	18:30-20:30 Vida social/ familia/ niñas	18:30-20:30 Vida social/ familia/ niñas

22-22:30 Preparar comidas para día siguiente	22-22:30 Preparar comidas para día siguiente	22-22:30 Preparar comidas para día siguiente	22-22:30 Preparar comidas para día siguiente	22-22:30 Preparar comidas para día siguiente	20:30 Comida 5	20:30 Comida 5
22:30 comida 6	22:30 Comida 6	22:30 Comida 6	22:30 Comida 6	22:30 Comida 6	21 Preparar comidas día siguiente y cena para la familia	21 Preparar comidas día siguiente y cena para la familia
23-23:45 Familia (estar con pareja, llamar a mamá o hermanos, etc.)	23-23:45 Familia (estar con pareja, llamar a mamá o hermanos, etc.)	23 -23:45 Familia (estar con pareja, llamar a mamá o hermanos, etc.)	23-23:45 Familia (estar con pareja, llamar a mamá o hermanos, etc.)	23-1 Familia o vida social	22:30 Comida 6	22:30 Comida 6
23:45 Dormir	23:45 Dormir	23:45 Dormir	23:45 Dormir	1 Dormir	23:30 Familia	23-23:45 Familia (estar con pareja, llamar a mamá o hermanos, etc.)
					1 Dormir	23:45 Dormir

ORGANIGRAMA FUERA DE COMPETICIÓN.
TEMPORADA ESCOLAR

LUNES	MARTES	MIÉRCOLES	JUEVES	VIERNES	SÁBADO	DOMINGO
7:45 Despertarme Comida 1	7:45 Despertarme Comida 1	7:45 Despertarme Comida 1	7:45 Despertarme Comida 1	7:45 Despertarme Comida 1	10-11 Despertarme	10-11 Despertarme
8:45 Niñas al cole	8:45 Niñas al cole	8:45 Niñas al cole	8:45 Niñas al cole	8:45 Niñas al cole	11 Comida 1	11 Comida 1
9:30-12:30 Trabajar	9:30-12:30 Trabajar	9:30-12:30 Trabajar	9:30-12:30 Trabajar	9:30-12:30 Trabajar	11:30 Tareas domésticas	11:30 Tareas domésticas
12:30 Comida 2	12:30 Comida 2	12:30 Comida 2	12:30 Comida 2	12:30 Comida 2	12 Comida 2	12 Comida 2
13-15 Entrena-miento + batido (Comida 3)	13-15 Entrena-miento + batido (Comida 3)	13-15 Entrena-miento + batido (Comida 3)	13-15 Entrena-miento + batido (Comida 3)	13-15 Entrena-miento + batido (Comida 3)	12:30 Tareas domésticas y semanal	12:30 Tareas domésticas
15-18 Trabajar	15-18 Trabajar	15-18 Trabajar	15-18 Trabajar	15-18 Trabajar	14:30 Comida 3	14:30 Comida 3
18 Comida 4	18 Comida 4	18 Comida 4	18 Comida 4	18 Comida 4	15-18 Niñas/vida social	15-18 Niñas/vida social. Tareas domésticas si procede
18-22 Niñas (merienda, tareas, duchas, juegos, cena...). Vida social (voy con las niñas a merendar a la calle con amigas en vez de hacerlo en casa)	18-22 Niñas (merienda, tareas, duchas, juegos, cena...). Vida social (voy con las niñas a merendar a la calle con amigas en vez de hacerlo en casa)	18-22 Niñas (merienda, tareas, duchas, juegos, cena...). Vida social (voy con las niñas a merendar a la calle con amigas en vez de hacerlo en casa)	18-22 Niñas (merienda, tareas, duchas, juegos, cena...). Vida social (voy con las niñas a merendar a la calle con amigas en vez de hacerlo en casa)	18-22 Ocio	18 Comida 4	18 Comida 4

20:30 Comida 5	20:30 Comida 5	20:30 Comida 5	20:30 Comida 5	20:30 Comida 5	18:30-20:30 Vida social/familia/niñas	18:30-20:30 Vida social/familia/niñas. Tareas domésticas si procede
21-21:30 Preparar comidas para día siguiente	21-21:30 Preparar comidas para día siguiente	21-21:30 Preparar comidas para día siguiente	21-21:30 Preparar comidas para día siguiente	22 Comer en la calle limpio (sano)/ocio	20:30 Comida 5	20:30 Comida 5
22 Comida 6	22 Comida 6	22 Comida 6	22 Comida 6	22 Niñas Familia Pareja Amigos	21 Vida social pareja amigos familia	21 Preparar comidas día siguiente y cena para la familia
22:30-00,30 Familia (estar con pareja, llamar a mamá o hermanos, etc.)	22:30-00,30 Familia (estar con pareja, llamar a mamá o hermanos, etc.)	22:30-00,30 Familia (estar con pareja, llamar a mamá o hermanos, etc.)	22:30-00,30 Familia (estar con pareja, llamar a mamá o hermanos, etc.)		22:30 *Cheat meal* / comida trampa, pizza, burguer, helado...	22:30 Comida 6
00:30 Dormir	00:30 Dormir	00:30 Dormir	00:30 Dormir	2 (aprox.) Dormir	23:30 Familia Vida social amigos	23:00-00:30 Familia (estar con pareja, llamar a mamá o hermanos, etc.)
					02.00 dormir	00.30 dormir

Como ves, en este segundo organigrama tengo diseñado todo igual, pero han cambiado las prioridades: duermo menos horas, me divierto más y también tengo mis días de comidas con caprichos. Evidentemente, si tengo programado un viaje, cambiarán algunas cosas, aunque si eso ocurre procuro en la medida de lo posible adaptarlo a mi organigrama inicial.

Si tengo un evento o algo que no se adapte a mi organigrama, cojo ese día y lo organizo de otra manera; y si ese cambio repercute en la organización de otro día, lo anoto con la idea de, en la medida de lo posible, guiarme por una rutina establecida.

De esta manera, no hay que estar perdiendo el tiempo pensando en cómo hacer las cosas y, además, resulta mucho más fácil vencer la pereza, obedecer a las obligaciones y cumplir los objetivos.

Te recomiendo que hagas tu organigrama semanal y que lo modifiques tantas veces como te convenga hasta conseguir que te sea cómodo de llevar. Sabrás que tu organigrama es el adecuado para ti cuando puedas seguirlo y al hacerlo sientas un alto grado de satisfacción personal.

Aquí tienes una plantilla de organigrama para que puedas fotocopiarla y rellenarla las veces que quieras. También puedes darle un color a cada tarea; así a golpe de vista tendrás más claras cuáles son tus prioridades.

AHORA es el momento de que crees tu propio organigrama.

LISTA DE TAREAS

PRIORIDADES

DISTRIBUCIÓN DEL TIEMPO

ORGANIGRAMA SEMANAL

LUNES	MARTES	MIÉRCOLES	JUEVES	VIERNES	SÁBADO	DOMINGO

Capítulo 14

NO ESPERES AL LUNES

Cuántas veces te ha ocurrido que tienes en mente comenzar una dieta, apuntarte al gimnasio, cambiar tus hábitos de vida a un modo más saludable... y parece que nunca encuentras el momento.

Es como si sintieras por dentro la necesidad de poner fin a esa inercia que te lleva por el camino de lo que te apetece como arrastrada por una marea sin ningún tipo de control, pero sigues sin rumbo esperando que algún día se detenga.

Ese día en el que todo va a cambiar se llama lunes. Sin embargo, llega el lunes y sigues de la misma manera. Entonces vuelves a poner en marcha la misma operación interior hasta el siguiente lunes, y así sucesivamente.

En psicología ese tipo de conducta que te lleva a posponer tus decisiones una y otra vez se llama «procrastinar».

Los motivos de la procrastinación

En esencia, procrastinamos por las razones siguientes:

1. Muchas veces, la falta de confianza en nosotras mismas nos lleva a tratar de evitar el sentimiento de culpa cuando fraca-

samos en algo que nos hemos propuesto. Damos por hecho que no vamos a ser capaces de conseguir lo que nos proponemos, o que no va a durar, con lo que preferimos no avanzar antes que llegar a sentirnos mal.

2. Si suponemos que hacer dieta o ir al gimnasio es aburrido, costoso y nos provoca displacer, lo vamos retardando.

3. Cuando magnificamos los efectos negativos de la tarea, nos visualizamos luchando contra la pereza, pasando hambre y con agujetas horribles, y, por otro lado, minimizamos los incentivos porque nos parece que los resultados tardan demasiado en llegar y no compensa tanto esfuerzo.

4. También procrastinamos porque nos engañamos diciéndonos que ahora no es el momento, buscamos cualquier justificación y nos convencemos de que lo haremos más adelante.

Date cuenta de que todo lo que te lleva a procrastinar está producido por la anticipación, por un pensamiento, un juicio, una película mental que te fabricas y que te lleva a tener una imagen mental negativa de lo que tienes que afrontar.

Así que no reaccionas porque evitas, y lo que evitas es una situación que solo existe en tu cabeza. Pues bien, ten por seguro que al final es mucho peor el sentimiento que te has imaginado que lo que vas a sentir si decides cumplir con tus tareas.

Por supuesto que hay personas más tendentes a procrastinar que otras; depende de la personalidad, de manera que no a todo el mundo le cuesta lo mismo decidir, actuar y mantenerse fiel a lo que desea.

Sin embargo, todos podemos mejorar y potenciar ese aspecto, que en cualquier ámbito de nuestra vida puede ayudarnos a sentirnos más satisfechas y, además, a adquirir más confianza en nosotras mismas en cuanto nos demostremos que realmente somos mujeres capaces de cumplir nuestros propósitos a pesar de las cuestas y las dificultades.

También hay personas que procrastinan porque dudan mucho; entre que sí y que no, se enredan en sus dudas y no avanzan.

Otras funcionan mejor bajo presión y son capaces de establecerse un objetivo y procrastinar hasta que llegan a sentir la presión del tiempo, entonces se sienten más eficaces y avanzan. Finalmente llegan a conseguir sus objetivos, pero el estrés al que se someten puede llegar a ser perjudicial para su salud. Sé que es así porque me acerco a ese tipo de persona y he sufrido ese estrés innecesario. Así que yo me comprometo a trabajar junto a ti este paso con la intención de conseguir ser firme en mis decisiones como hasta ahora, pero de una manera más relajada.

PASOS PARA DEJAR DE PROCRASTINAR

• Emprender un objetivo realista. En este punto hay que darse permiso para soñar, si bien hay que tratar de ser realistas. Establecer un objetivo a largo plazo es visualizarnos con un sueño alcanzado. Si nuestras expectativas no son realistas, nunca podremos llegar a cumplir nuestros objetivos, con lo que la frustración nos llevará a rendirnos.

Si necesitas ayuda para determinar cuáles son tus objetivos, no dudes en buscarla. Un entrenador, un coach, un preparador físico, un nutricionista... Confía en alguien que pueda ayudarte en este punto y que te valore de manera objetiva.

Una vez que sepas adónde te diriges y tengas la imagen mental de lo que deseas ser, te propongo como ejercicio que te hagas un mural, ya sea un dibujo, o bien un collage, que te recuerde constantemente al lugar hacia donde te diriges. Puedes disfrutar mucho haciéndolo, recreándote en las sensaciones, en el placer que te da alcanzar ese momento y jugando a identificarte con esa versión de ti misma, pensando cómo actuarías, cómo te sentirías si ya lo hubieras logrado.

Hazte amiga de esa sensación, porque te pediré que vuelvas a ella en muchas ocasiones, y, sobre todo, es la imagen que será la fuente de motivación en los momentos en los que te sientas bajo tentaciones que te desvíen de tu objetivo.

• Establece tus objetivos a corto plazo. Soñar está muy bien, pero el ser humano necesita sentir confianza y motivación para avanzar. Si no estableces unos objetivos a corto plazo que te indiquen que vas por el camino correcto, tus ánimos decaerán y podrás fracasar en el intento una y mil veces. Esos objetivos pueden ser diarios y semanales.

• Prémiate. Debes empezar a reconocer tus pequeños logros. Háblate constantemente, recuérdate una y otra vez la satisfacción que vas a sentir cuando alcances tu meta. Cuando acabes la jornada tal como te habías propuesto, regálate algo que te encante: tus propias alabanzas, una foto o un reconocimiento en Facebook de tus progresos, o comprarte eso que tanto te gusta.

Es importante que empieces a premiarte solo cuando has cumplido tus metas; no porque no lo merezcas si no lo haces, sino porque el instinto funciona, en la mayoría de los casos, de esa manera: a base de castigo y recompensa.

Si eres de las personas que se premian constantemente, si tienes dentro de ti a esa niña caprichosa que llevas consintiendo demasiado tiempo y que está acostumbrada a tener lo que quiere, a comer lo que quiere y a hacer lo que quiere, tienes que comenzar un proceso de reeducación para aprender a dominar esa parte de ti que te lleva a sentir mucho malestar cuando no se hace lo que te apetece. Vas a tener que aprender a aguantar los berrinches internos, a modo de enfados y ansiedades, pero ten por seguro que una vez que tomes el control de tu vida y sepas llevarte a ti misma por el camino que te conviene, podrás disfrutar y valorar el placer de la estabilidad, el equilibrio y la satisfacción. Hazme caso, que merece mucho la pena.

• Elabora el organigrama. Prepara el organigrama que vimos en el capítulo anterior y síguelo. Tener un plan que seguir es mucho más fácil que lidiar con los sentimientos y apetencias de cada momento sin rumbo fijo.

• No esperes al lunes. Todo lo que tenemos es el momento presente, así que no puedes comenzar nada en otro momento que no sea ahora. ¿Te imaginas ir a una panadería y pedirle al panadero que te dé el pan de pasado mañana? ¿Qué te diría? Pues que no puede dártelo porque no está hecho. El pan de dentro de dos días no existe y por eso no puedes comértelo. Pues bien, la dieta del lunes próximo tampoco existe y no puedes seguirla.

Absolutamente en todo, nuestra capacidad de actuar se da en el momento presente y por eso cualquier momento es bueno para comenzar. Si fracasas, no dudes en volver a comenzar; ¡ahora mismo! La vida te regala cada instante una nueva oportunidad y es una suerte no tener que esperar al lunes para ello.

Piensa que cada decisión que tomas en tu vida, cada paso que das, tiene repercusiones para ti. Hay pasos que te acercan a tu objetivo y otros que te alejan. Recalcula constantemente, acércate al objetivo y, si ves que te alejas, recalcula una vez más. Tener presente tu objetivo a cada momento y tomar consciencia de que cada paso te aleja o te acerca es una buena manera para no desviarte demasiado. Sigue esa línea sin desviarte. Nada de esperar al lunes.

• Cuando procrastinas das prioridad a otras actividades que te alejan de tu objetivo en tu afán de evitar esos malos sentimientos que has imaginado que surgirán. Sin embargo, eso, a su vez, genera malos sentimientos en forma de perezas y culpas que hace que tampoco puedas disfrutar de esas actividades en las que te has escudado para no hacerlo. Consecuentemente, evitas una insatisfacción a largo plazo a cambio de una supuesta satisfacción momentánea, como, por ejemplo, quedarte en el sofá o disfrutar de comer algo que no te conviene; sin embargo, tampoco lo disfrutas porque te sientes culpable. Conclusión: una vez más hay que estar dispuesta a sentir una pequeña insatisfacción momentánea, para alcanzar una satisfacción a largo plazo mucho más duradera.

Hay una estrategia japonesa que consiste en comprometerse a hacer algo durante un minuto. Si te apetece comerte ese trozo de chocolate, pero no te conviene, prueba a comer algo saludable durante un minuto. Si te apetece quedarte en el sofá pero te conviene salir a andar, vete a andar un minuto. Si tienes la capacidad de comprometerte un minuto, verás que acabarás pudiendo hacer la tarea completa.

Solo necesitas un minuto de implicación; tampoco es tan difícil, ¿verdad?

A mí no me gusta el sabor a culpa, así que un helado con sabor a culpa, una siesta con sabor a culpa, una película con sabor a culpa... eso no está hecho para mí.

Yo me quedo con los helados deliciosos, las siestas placenteras y las buenas pelis de intriga.

Y tú, ¿de qué sabor quieres que sea tu vida?

EJERCICIO: PANEL DE LA VISIÓN

He hablado de la importancia de visualizar nuestro objetivo, de tener constancia, organización y motivación, te propuse que escribieras en notas adhesivas de colores tus afirmaciones positivas y las pusieras en la pared con el fin de tenerlas presentes. Este ejercicio completará el anterior y te ayudará a no perder de vista el lugar hacia donde te diriges.

La mente puede pensar de manera organizada o abstracta. Con este ejercicio podrás identificar a golpe de vista tus objetivos utilizando todo tu entendimiento, por lo que resulta una herramienta motivadora muy eficaz.

Usa un corcho o una cartulina y ve colgando ahí tus afirmaciones, tus organigramas, tu dieta, tu rutina de ejercicios. Incorpora fotos de tu antes e imágenes que te inspiren hacia donde te diriges. Apunta el peso del que partes y semana a semana escribe tus progresos.

Este panel de la visión te llevará a tener una imagen clara de hacia dónde te diriges. Puedes hacerlo dividido por parcelas o de solo una en concreto que quieras potenciar en tu vida. Es maravilloso tener presente a golpe de vista tus sueños, tus objetivos y tu orden, y motivarte con lo que ya has alcanzado.

CAPÍTULO 15

LA CONSTANCIA

Muchísimas personas piensan que no son constantes. Una persona se considera inconstante cuando se plantea un objetivo que requiere dedicación y esfuerzo y no es capaz de mantenerlo en el tiempo. Es decir, se rinde antes de haber alcanzado el objetivo.

La constancia es un concepto sujeto al tiempo y muy ligado a la idea de fuerza de voluntad, que veremos un poco más adelante.

Aunque tengamos un carácter que nos haga ser más o menos constantes, lo cierto es que la constancia es una cualidad que se puede desarrollar, ya que la suma de algunos factores refuerza una manera de actuar metódica, aunque nuestra naturaleza tienda a todo lo contrario.

Yo misma soy el claro ejemplo de una personalidad inconstante, que se aburre de todo pronto. Fui la típica niña que le ilusionaba apuntarse a todo —gimnasia rítmica, deportiva, inglés, vela— y que acababa aburriéndose también de todo más pronto que tarde.

Quizás el no tener ninguna habilidad innata para ninguna disciplina y mi impaciencia por obtener resultados no fueron buenos aliados para conseguir engancharme a algo. Eso es lo que pasa a la mayoría de las personas que se consideran inconstantes. Las personas que no creemos tener una especial facilidad para nada somos la gran mayoría. La excepción son algunos privilegiados con ciertos dones, que, además, se impacientan por los resultados.

La realidad es que hay personas que nacen con un don y, sin embargo, no son capaces de obtener éxito en su vida. En cambio, otras no nacen con ese don, pero, a fuerza de constancia, consiguen llegar a lo más alto.

Con esto quiero decir que el nivel de éxito y de resultados depende casi más de la perseverancia, la constancia y el trabajo aprendido que de lo que traemos de serie.

Solemos creernos inconstantes ante las cosas que nos cuestan más trabajo, aunque desarrollarlas pueda resultarnos incluso divertido. ¿Cuántas veces te ha dado una tremenda pereza asistir a algún sitio que luego has disfrutado muchísimo y te alegras de haber ido?

Movidos por la idea que tenemos de afrontar dicha actividad y por un inadecuado reparto de la energía, muchas veces queremos darlo todo al principio y obtener resultados rápidos. Eso lleva a un esfuerzo y desgaste desmesurado que es imposible mantener en el tiempo. Pensamos que es la intensidad con la que debemos actuar para cumplir nuestras metas y, así, acabamos agotados antes de llegar al objetivo. Entonces, cuando empezamos a cansarnos, nos convencemos de que hay otras cosas más prioritarias o de que eso que nos habíamos propuesto no es tan importante, con lo que acabamos abandonando una y otra vez y no conseguimos engancharnos a nada. Puede que nos parezca que no nos gusta esa actividad, cuando la realidad es que, para que te apasione algo, debes pasar el proceso de aprendizaje hasta alcanzar algún resultado; cuando vas dominando la actividad, cuando empiezas a ver cambios, se produce ese enganche y el sentimiento de sentirse apasionado por algo.

Los gimnasios suelen ser un buen negocio porque muchas personas se apuntan y luego dejan de ir. Te cobran por meses, cuantos más mejor... porque saben que la mayoría no asiste todos los días, con lo que se permiten tener apuntadas a muchas más personas de lo que su aforo permite.

Voy a darte algunas recomendaciones para ayudarte a entender mejor tu relación con la constancia. Las he catalogado por pasos, así te servirán como pautas, pues mejorando cada una de ellas podrás incrementar la constancia y la disciplina. Una vez pasado el tránsito difícil y cuando hayas adquirido un nuevo hábito, empezarás a disfrutar de cualquier actividad que te propongas, ya sea el gimnasio, ya unas clases de baile; bien te propongas hacer una dieta, o bien pintar cuadros. Solo debes elegir a qué te gustaría engancharte de verdad y luego trabajar sobre ello; te garantizo que conseguirás apasionarte.

Recuerdo que hace tiempo iba a Sierra Nevada y veía a las personas deslizarse con la tabla de snowboard. Me encantaba verlas y me dije: «Quiero aprender a hacer eso, quiero disfrutar como ellas, quiero ser una persona que sabe hacer snowboard.» He de decir que fue horrible. No es fácil imaginar lo que lloraba por esas pistas cayéndome y haciéndome un daño tremendo. Iba a aquellas pistas de principiantes, de color verde y catalogadas como fáciles, y, aun así, pensaba que no era para mí, que nunca lo conseguiría. Y, sin embargo, pagué un bono de clases. Iba sin ganas, pero manteniendo la voluntad de conseguirlo. Me visualizaba disfrutando de ello y me repetía mil veces: «Yo soy una persona que sabe hacer snowboard.» No me obsesionaba con aprender; al acabar la clase, algunos días parecía que iba para atrás en vez de hacia delante, pero otros días progresaba algo, así que me centraba en esos progresos, que me motivaban para continuar. Mis expectativas eran realistas: acabar disfrutando de ese deporte. En la actualidad puedo decir que a base de mucho esfuerzo, aprendí y ahora domino el snowboard justo como quería, para disfrutar de él. Ahora veo que muchas personas me miran, mientras se caen a mi lado cien mil veces, con ojos de «un día quiero ser como tú», y para mí no hay mayor placer que cogerlas de la mano, ayudarlas a levantarse y decirles: «Tranquila, sigue que lo conseguirás, yo pasé por tu mismo proceso.»

No soy profesional del snowboard ni mucho menos, ni tengo nivel de competición ni nada por el estilo; la dedicación que necesitaría para ello no es compatible con la vida que he elegido. Mis expectativas siempre fueron realistas y he conseguido llegar a donde quería, por lo que mi nivel de satisfacción es absoluto.

Veamos algunos consejos en los que trabajar para conseguir mejorar la constancia a la hora de perseguir objetivos.

1. Plantéate objetivos realistas. Si tus objetivos no son realistas, vas a encontrarte con la frustración constantemente.

2. Abandona el perfeccionismo. No buscas ser la mejor, sino lo suficientemente buena. Los mejores también empezaron de cero, sin ser los mejores. Si te empeñas en ser el mejor desde el principio, tu propia exigencia te llevará a agotarte antes de que se produzcan resultados.

3. Administra tu energía y raciónala. Esto tiene mucho que ver con la impaciencia y el perfeccionismo: queremos ser la mejor y ahora mismo. Pues *welcome to the real life*, amiga. Paso a paso. Todo tiene un proceso.

Es mucho mejor empezar poco a poco, centrándote en hacerlo lo mejor posible en el momento presente sin agotarte en el principio. Eso hará que en tu mente no se dibuje la actividad como algo terrible a lo que tienes que enfrentarte.

Darlo todo de golpe no sirve de nada, es como las típicas dietas yo-yo: se pasa tan mal que en cuanto acabas te comes el mundo con ansiedad y se recupera rápidamente lo que se había perdido. Al final, en la cabeza se crea una conexión neuronal que dice que hacer dieta es terrorífico, y, consecuentemente, lo más común es que la intención de ponerse a dieta se quede en una mera intención.

La mayoría de las veces ponerse a dieta significaría: «Voy a pasarlo terriblemente mal para luego coger lo que pierdo en nada de tiempo.» La verdad es que eso desmotiva mucho; habría que ser masoquista para ponerse a dieta.

Sin embargo, si administras el esfuerzo, si vas cambiando hábitos poco a poco y de manera que te resulte cómodo, será mucho más fácil mantener esa actividad a lo largo del tiempo.

El esfuerzo que crees que tendrás que hacer suele ser mucho mayor del que realmente hay que emplear si haces las cosas poco a poco. Ese es uno de los secretos de poder seguir una dieta tan restrictiva como la que yo sigo en etapa de precompetición: se va quitando comida tan poquito a poco y subiendo la intensidad de los entrenamientos tan lentamente que se lleva muy bien. Por eso un buen preparador es crucial para ello, porque te guía para que tu cuerpo vaya adaptándose a los cambios de manera progresiva sin daños ni físicos ni psicológicos.

Lo que la mayoría de las personas hacen para perder dos simples kilos es una verdadera brutalidad. Yo soy competidora y sé lo que es seguir dietas muy estrictas y llevar mi cuerpo al extremo; sin embargo, no me siento capaz de seguir la dieta que le han puesto a mi amiga en uno de esos centros tan de moda, ¡y eso que es solo para un mes! Mi preparación de competición dura, al menos, cuatro meses, durante los cuales peso todo lo que como. Como con déficit calórico (menos calorías de las que gasto hasta acabar en un porcentaje de grasa mínimo) y, además, sin una sola comida libre durante todo este tiempo. Si es posible hacer eso sin pasar hambre, ¿cómo es posible que las personas pasen hambre para perder tres kilos?

Las dietas que nos venden acaban en fracaso y, a menudo, en ellas se pierde la salud y, sobre todo, las ganas de volver a intentarlo.

Si no tienes un objetivo de competición, olvídate de esas dietas; más adelante voy a demostrarte que comer sano y variado es todo un placer, y tu cuerpo irá a su lugar por sí solo. Si tienes un objetivo concreto, ponte en manos de un profesional que te ayude a hacer las cosas bien, sin esos martirios insoportables que hacen un enorme daño físico y psicológico y que te llevarán al mismo lugar de donde partiste en menos que canta un gallo.

4. Vamos a descubrir qué motivaciones tienes sobre lo que quieres introducir como hábito. ¿Para qué quieres ir por ese camino? ¿Qué vas a ganar? ¿Realmente es importante para ti eso que ganarás? ¿Qué vas a perder? ¿De verdad estás dispuesta a perderlo a cambio de lo que vas a ganar? Si reflexionas sobre estas preguntas y averiguas lo que te mueve, tendrás más clara la importancia que le das.

Si lo que te mueve es un «tengo que», una regla moral o social, y no algo que te sale de tus entrañas, de tus verdaderos anhelos y deseos, del amor por ti misma, vas a fracasar. Mejor saberlo y cambiar tu objetivo antes de perder las ganas en el intento.

5. Es mejor que te plantees objetivos a corto plazo. No te centres en tu objetivo final, centra la atención en tu día a día; eso te llevará a adquirir un día a día centrado en la actividad en sí misma y no en los resultados. Es un hecho que la constancia crea constancia, así que una vez que te acostumbres a llevar una actividad durante cierto tiempo, crearás un hábito y te resultará más fácil continuar que abandonarlo. Recuerda que, una vez creado el hábito, tu programación involuntaria lo asumirá como algo mecanizado y reducirás la sensación de esfuerzo.

6. Incorpora a tu organigrama la actividad que vamos a desarrollar. Ya has visto los beneficios de crear un organigrama, así que completarlo te ayudará a no perder energías innecesarias buscando el mejor momento para hacer algo. Si es algo que conlleva esfuerzo, tenderás a priorizar otras cosas agarrándote al mítico «es que no tengo tiempo».

Todos tenemos las mismas veinticuatro horas cada día. La diferencia está en cómo las ocupamos: hay personas que hacen mil cosas en un día y otras que no hacen nada y dicen que no tienen tiempo. En cualquier caso, una buena organización es fundamental a la hora de llevar a cabo cualquier tarea; más aún cuando requiere de cierto esfuerzo.

7. Hazte amiga de la paciencia. No esperes resultados en poco tiempo y céntrate en la actividad diaria. Pon la energía en sembrar y regar. Los resultados acaban por llegar solos.

Si te regalo una semilla y te digo que de ahí van a salir unos tomates muy ricos que te comerás en ensalada, puede que no me creas. Sin embargo, si lo plantas y lo riegas diariamente, un día brotará algo que te servirá de motivación para seguir regando y además te llenará de confianza. Empezarás a pensar que es posible que vayas a obtener tomates.

Si por tu impaciencia riegas la planta cada cinco minutos, la ahogarás y no crecerá, porque todo requiere su proceso. A mí me encanta decir que estoy en proceso: estoy en proceso de escribir un libro, de mejorar mis glúteos, de ser más tolerante hacia ciertas cosas... Si te centras en el camino, te quitas un montón de presión y esto te ayuda a sentir menos sensación de esfuerzo.

8. No te centres en los resultados, que llegarán solos. Hay que poner la ilusión en el trabajo diario, con el objetivo en la mente y confiar en que lo demás no depende de ti. El cuerpo hará su trabajo, sabe cómo hacerlo, y perderemos esos kilos, tonificaremos... Sea cual sea el objetivo, llegará si administras bien la energía y mantienes la actividad cómodamente durante mucho tiempo.

Y cuando lleguen los resultados, te servirán de motivación para seguir avanzando; y una vez adquirido el hábito y conseguido tu objetivo, ganarás confianza en ti misma, sabrás que ya eres de esas personas capaces de conseguir lo que se proponen, asociarás en tu mente la palabra esfuerzo con resultados y habrás hecho un cambio dentro de ti que mejorará tu autoestima para siempre.

Capítulo 16

LA FUERZA DE VOLUNTAD

La conclusión a la que llegan la mayoría de las mujeres cuando les hablo sobre mi filosofía de vida fitness es que no tienen fuerza de voluntad, lo que para mi entender, en la mayoría de los casos, no es una conclusión acertada, ya que la fuerza de voluntad no es un talento innato. Más bien es una habilidad que se desarrolla poniendo en práctica una serie de capacidades que, eso sí es cierto, pueden diferir de una persona a otra. Por tanto, la facilidad para desarrollar una habilidad no depende de nosotros, puesto que hay rasgos de la personalidad que apoyan o dificultan adquirir esta habilidad tan anhelada por la mayoría de las personas.

Otro error que se comete habitualmente es que, en la mayoría de los casos, se piensa que a los que tenemos desarrollada la fuerza de voluntad no nos cuesta trabajo ni esfuerzo afrontar lo que necesitamos para cumplir nuestros objetivos. Es como si esa fuerza de voluntad fuera una varita mágica que te lleva a dejar de pasar ansiedad por la comida o que de repente vas a tener una energía estupenda para ir al gimnasio en vez de quedarte en el sofá.

La fuerza de voluntad está estrechamente ligada con la capacidad de sacrificio y esta va unida a la motivación que te empuja a cumplir tus metas.

Rasgos de la personalidad como ser cabezotas, ilusionarse demasiado con las cosas, enfadarse cuando algo no sale como se esperaba, encapricharse fácilmente o ser pasional suelen ser un buen apoyo y una buena base para desarrollar fuerza de voluntad. Si te sientes identificadas con esas características, voy a darte la gran noticia: quizá precisamente esos rasgos, que de entrada no parecen muy positivos, pueden echarte una mano si aprendes a manejarlos en tu beneficio para cumplir tus objetivos.

La diferencia entre fuerza de voluntad y constancia es que la constancia está sujeta al tiempo y la fuerza de voluntad siempre se centra en el momento presente. Una persona es constante cuando mantiene su fuerza de voluntad a lo largo del tiempo. Es decir, para ser constante, hay que hacer uso de la fuerza de voluntad en un período sostenido del tiempo.

Eso quiere decir que se puede tener fuerza de voluntad en un determinado momento, pero no ser constante; sin embargo, no se puede ser constante si no se tiene fuerza de voluntad. Si nos paramos a entender este concepto, vemos que fuerza de voluntad no es otra cosa que el esfuerzo que ponemos para conseguir lo que queremos en un determinado momento. Básicamente, existen dos maneras de reaccionar.

Imagina que te has encaprichado de un bolso, lo deseas con todas tus fuerzas. Para empezar tendrías que evaluar si ese bolso es realmente asequible para ti (objetivo realista); si resulta que sí, pero que para comprarlo debes hacer un esfuerzo porque se escapa un poco de tus posibilidades, solo tienes dos opciones. La primera es no pensar en las consecuencias; es decir, comprarlo y ya afrontarás lo que te venga de la mejor manera, lo cual, sin duda, acabará llevándote a un estado de culpabilidad que hará que no lo disfrutes.

La segunda es evaluar si realmente te merece la pena tenerlo y, si es que sí, entonces debes elaborar un plan de acción lógico para conseguirlo. Para empezar, visualízate con el bolso: ¿cómo de feliz te hace realmente?, ¿lo necesitas para algo?, ¿qué ganas con la adquisición de ese bolso?

Si resulta que valoras que hace mucho que no te permites un capricho, que tu bolso actual está viejo, que vas a darle mucho uso y que, además, es ideal de la muerte, pues puedes luchar por conseguirlo. Para ello, debes saber que necesitas hacerte amiga de la palabra «esfuerzo», porque vas a necesitar esforzarte para conseguirlo; quizá deberás trabajar más horas, o bien dejar de salir a cenar a ese restaurante que tanto te gusta un par de veces este mes y cocinar algo más barato en casa; puede que tengas que pedir dinero prestado a alguien y pagárselo en tres veces. Lo cierto es que, si tienes claro que quieres ese bolso, todo este esfuerzo valdrá la pena.

Me imagino que muchas veces habrás llegado a un «me lo merezco», ya me lo quitaré de otro lugar. Pues bien, extrapola eso a tu estado físico. ¿De verdad crees que mereces vivir acomplejada, sufriendo por cada cosa que comes mal, sin disfrutar de cómo te queda la ropa, con cada vez más dolores óseos o musculares, con falta de energía y estado de ánimo depresivo?

Muchas veces esta técnica se utiliza justo para lo contrario: le damos una tremenda importancia al placer de ese trozo de chocolate, nos convencemos de que merecemos algo que nos va a aportar una satisfacción inmediatamente seguida del sentimiento de culpa y que a largo plazo generará malestar con nosotras mismas al vernos mal ante el espejo. En vez de formularnos preguntas lógicas y analizar la situación, directamente justificamos nuestras acciones: por un trozo no pasa nada, el físico no es tan importante, etc. Lo que ocurre con esto es que el placer del chocolate va a durar apenas unos minutos y, sin embargo, las consecuencias de los malos hábitos pasan factura de por vida.

Creo que un alto porcentaje de personas se conforma con un mal estado físico y emocional porque no están dispuestas a perderse esos pequeños placeres momentáneos, sin saber que la satisfacción de llevar un control sobre nuestra vida, tener buenos hábitos y estar satisfecho de uno mismo es infinitamente más placentero y duradero.

Por otro lado, una vez que salimos del mono de los azúcares, o conseguimos acostumbrarnos al ejercicio físico, el placer que sentimos es tan grande que en absoluto se echan de menos los antiguos hábitos. Lo que ocurre es que se suelen hacer unas dietas tan terroríficas que la mayoría de las mujeres creen que vivir a dieta es un infierno, cuando comer bien y saludable no te priva de sentir placer comiendo y también te da espacio y lugar para esos pequeños caprichos, menos veces, pero justo eso hace que se disfruten más y, lo mejor de todo, sin ese sentimiento de culpa que acompaña cada dulce bocado la mayoría de las veces.

Vamos a jugar un poco con nuestra mente, para tratar de hacer más sencillo este camino.

Te pido que cambies en tu mente el concepto de fuerza de voluntad por el de motivación, y que cuando pienses que te falta voluntad pases a pensar que lo que te falta es motivación.

Si no te motiva algo lo suficiente, es normal que no estés dispuesta a esforzarte por obtenerlo. Cuando algo nos motiva y lo deseamos con todas nuestras fuerzas, las fuerzas nos salen de lo más profundo de nuestra alma. ¿Acaso no recuerdas lo que has llegado a hacer por amor? Cuando un chico te ilusionaba y te quedabas sin paga del mes para comprarle un regalo por su cumpleaños, o ibas a la universidad sin dormir por haber pasado una noche con él. El amor, la pasión, la motivación son fuerzas capaces de superar cualquier obstáculo. Si no tienes fuerza de voluntad es porque no deseas lo suficiente eso que persigues.

Nos volvemos autómatas y vivimos vidas presas de la monotonía. Nos conformamos con una vida tan aburrida que nos volvemos adictas a pequeños placeres inmediatos, como comer cualquier porquería. Nos cuesta tanto salir de nuestra zona de confort, o, más bien, disconfort, que hemos optado por conformarnos con ser lo que se supone que debemos ser con arreglo a reglas sociales y morales, y así convertimos la felicidad en algo superfluo y nos olvidamos de algo tan importante como es sentirnos verdaderamente contentas y orgullosas con nosotras mismas.

Imagina una vida en la que te despiertas dándote permiso para sentir y hacer lo que realmente quieres y no lo que debes, suena utópico y fantasioso, pero la verdad es que para nada lo es. Hay muchas personas que trabajan en lo que les gusta, que aprenden a quererse a ellas mismas, que salen de ese molde socialmente establecido de lo que debe ser una buena mujer, una buena esposa, una buena madre y una buena hija para convertirse en una no tan buena, quizá, pero sí más feliz. Luego, esa felicidad repercute en los demás, porque cuando una está bien sabe dar lo mejor de sí misma a los otros y, es más, siente placer en hacerlo.

Se puede vivir con la suficiente cabeza como para asumir las responsabilidades que tú decidas, de manera lógica y coherente, claro está, pero pasando por alto algunas reglas absurdas que la sociedad y la moralidad imponen. Lo que ocurre es que salir de ese molde da muchísimo miedo, porque tenemos creencias tan arraigadas que en el momento de dejar de seguir ciertos patrones creemos estar volviéndonos locas, tememos que vamos a quedarnos solas, que no vamos a ser queridas y aceptadas y vamos a ser tremendamente juzgadas.

Con esto no quiero que creas que quiero decirte que debas abandonar tu casa o a tu pareja, ni a descuidar a tus hijos si los tienes. Con esto solo me gustaría ayudarte a que puedas ver que puedes darte permiso para ocuparte de ti y quitar un poco de tiempo de atención a los otros, que no pasa nada, que mereces tener tu vida y que ya está bien de anteponer a todos antes que a ti misma, que puedes vivir tu vida motivándote con un deporte, aprendiendo cosas nuevas y, sobre todo, que nunca es demasiado tarde si no estás muerta, y si estás leyendo esto es que no lo estás.

No tienes poca fuerza de voluntad, lo que pasa es que no tienes motivación para esforzarte, ya sea porque le dedicas tu tiempo a otras personas o cosas, o ya sea porque estás agotada, precisamente por atender a los demás, o ya sea porque te sientes culpable si lo haces, o ya sea porque no te das el lugar que te mereces.

Es muy duro ser mujer, con todas las reglas sociales y morales que todavía nos persiguen. Nuestras abuelas tenían que pedir permiso a sus maridos si deseaban trabajar, pero solo si seguimos luchando cada una por nuestros derechos, en cada una de nuestras vidas, llegaremos verdaderamente a dejar de ser el sexo débil. No se trata de convertirnos en Juana de Arco, se trata de que cada una corrijamos nuestro lugar, dentro de nuestro pequeño mundo. Lo mejor que podemos aportar a la humanidad es sentirnos bien con nosotras mismas, solo así podremos dar lo mejor de nosotras y compartirlo con nuestros seres queridos.

Me he enrollado un poco con el tema porque yo he vivido de

tal manera que yo era lo que menos importaba, y creía no tener tiempo para mí y que me merecía motivarme comiendo chocolate. Creía que tener mi espacio significaba ser mala y lo que en el fondo sentía era un constante bajón de autoestima.

Cuando estudié programación neurolingüística (PNL) descubrí que vivía presa de un montón de «deberías» y de «tengo qué», lo cual me llevaba a una presión y autoexigencia que me generaba muchísimo estrés. Así que empecé a trabajar con unos ejercicios para cambiar estas palabras, para así modificar mi vocabulario, puesto que lo que pensamos se convierte en lo que sentimos y según cómo sentimos así es que actuamos. De esa manera conseguí quitarme el lastre que yo misma me echaba encima y ahora logro adoptar una postura de poder ante mis circunstancias, con lo que saco mucha energía para afrontar los sobreesfuerzos que requieren mis metas; a su vez esto me ayuda a tener más fuerza de voluntad.

Ejercicios

Haz una lista de tus «deberías». La palabra «debería» es tremendamente dañina. Cada vez que la dices estás dando por supuesto que hay algo que estás haciendo mal, te pone en una posición negativa y conecta con tu culpa, y eso te limita a resolverlo.

Ejemplo:
- Yo debería ser más ordenada.
- Yo debería ir al gimnasio.
- Yo debería comer mejor.

Yo debería _____

Yo debería _____

Yo debería _____

Yo debería _____

Yo debería _____

Yo debería _____

Yo debería _____

Quiero que, a partir de este momento, transformes para siempre la palabra «debería» por la siguiente frase: «Si yo realmente quisiera, podría...»

Vamos a verlo con los ejemplos anteriores:

- Si yo realmente quisiera, podría ser más ordenada.
- Si yo realmente quisiera, podría ir al gimnasio.
- Si yo realmente quisiera, podría comer mejor.

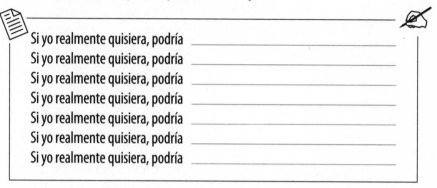

Si yo realmente quisiera, podría _____
Si yo realmente quisiera, podría _____
Si yo realmente quisiera, podría _____
Si yo realmente quisiera, podría _____
Si yo realmente quisiera, podría _____
Si yo realmente quisiera, podría _____
Si yo realmente quisiera, podría _____

¿Notas alguna diferencia? ¿Te das cuenta de cómo con la palabra «debería» nos sentimos mal y con la segunda frase recuperamos nuestro poder y nos sentimos más capaces de conseguirlo?

Vamos a seguir aprendiendo. Ahora vas a hacer lo mismo pero con las palabras «tengo que». Haz una lista con tus «tengo que». Te proporciono como ejemplos algunos de los míos.

- Yo tengo que ir a entrenar todos los días.
- Yo tengo que hacer dieta estricta.
- Yo tengo que prepararle la comida a mi familia.

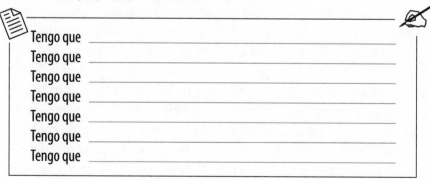

Tengo que _____
Tengo que _____
Tengo que _____
Tengo que _____
Tengo que _____
Tengo que _____
Tengo que _____

Ahora sustituye el «tengo que» por un «elijo».
- Yo elijo ir a entrenar todos los días.
- Yo elijo hacer dieta estricta.
- Yo elijo preparar la comida a mi familia.

Yo elijo _____

Yo elijo _____

Yo elijo _____

Yo elijo _____

Yo elijo _____

Yo elijo _____

Yo elijo _____

Cuando abandonas los «tengo que» que te generan estrés y agobio y adoptas la responsabilidad de tus actos mediante el «elijo», parece que algo cambia dentro de ti, ¿verdad?

A mí me ayuda tácticamente cuando, por ejemplo, estoy comiendo algo que no está en mi dieta y una de mis hijas me dice: «Mami, tú no puedes comer eso, ¿verdad?» Entonces yo le respondo: «Claro que sí puedo, hija, lo que ocurre es que elijo no hacerlo.»

Yo no soy una enferma que necesita privarse de algunos alimentos. Soy una persona que puedo comer lo que quiera, pero yo (no mi mente ni mis caprichos) decido qué comer y cuándo comer para conseguir lo que realmente me motiva y para mí es importante: sentirme sana, vital, fuerte y orgullosa de mí misma.

Resumiendo un poco, la fuerza de voluntad se reduce en muchísimos casos a la falta de motivación. Los malditos caprichos capaces de dominarnos no son más que los obstáculos que debemos superar para conseguir nuestra satisfacción personal. Si no cuentas con esa motivación verdadera, quizá no tengas claro lo que es importante para ti. Mientras no anheles y desees de verdad sentir que eres tú la que manejas tu vida y quieras de corazón sentirte y verte en forma, mientras eso no sea lo suficientemente importante para ti, no tendrás el coraje necesario para decir que no a esos caprichos. Si, por el contrario, de verdad quieres no dejarte arrastrar por ellos, deberás tener muy presente tu objetivo, visualizar y tener claro lo que es importante para ti, porque esa claridad es lo que te ayudará a ponerte en posición de poder y luchar por lo que quieres.

Céntrate en cumplir tu objetivo en vez de en lo que quieres evitar. No es lo mismo no tomarte un postre porque no quieres engordar que no hacerlo porque quieres cuidar tu salud y verte estupenda.

Ya te hablé antes acerca de cómo funciona la mente en cuestión de proyecciones. Si te centras en la imagen de lo que no quieres de ti, la energía que proyectas es negativa y se volverá en tu contra; tu estado de ánimo no será positivo y te dificultará afrontar cualquier obstáculo. Sin embargo, si te centras en lo positivo, si tienes claro tu objetivo, si tienes la motivación que necesitas, en esos momentos de debilidad, te será más fácil conectar con esa fuerza para lograr lo que quieres; o, lo que es lo mismo, incrementarás tu fuerza de voluntad. Y una vez que dominas esta táctica ya no habrá quien te pare.

Capítulo 17

¿CÓMO PUEDO CONTROLAR LA ANSIEDAD POR LA COMIDA?

La ansiedad por la comida es ese estado que todas las mujeres conocemos en el que sentimos la necesidad imperiosa de comer algo que se nos antoja. Hay dos tipos de ansiedad por la comida: la ansiedad fisiológica y la ansiedad psicológica.

La ansiedad fisiológica es aquella producida por una alimentación inadecuada, ya sea porque le has dado a tu cuerpo menos calorías de las que necesita (una mala dieta), o bien porque tienes adicción a los azucares (estos azúcares no tienen por qué ser dulces; lo veremos más extensamente más adelante, pero te avanzo que los azúcares están presentes en los carbohidratos, es decir, arroz, cereales, pizzas, pan, etc.).

Tenemos un sistema de alerta que se activa cuando damos al cuerpo menos gasolina de la que necesita. Para protegernos de que esto no ocurra, en el momento en que comemos algo, el cuerpo experimenta ansiedad y nos lleva a que comamos todo lo que podamos para tener reservas y así prevenir situaciones de escasez, por si nos vuelve a pasar lo mismo. A mí me pasa eso después de competir. Tras estar controlada durante unos meses consumiendo por debajo de mis necesidades calóricas, si no empiezo a incrementar muy poco a poco mi consumo de calorías, tal y como me dice mi preparador, me entra una ansiedad tremenda y empiezo con un verdadero «no puedo parar» que me lleva a engordar mucho en poco tiempo. Es lo que los competidores llamamos «el rebote».

Sin embargo, si hago caso a Carlos, mi preparador, y lo hago de manera paulatina, mi cuerpo se va acostumbrando y puedo recuperar mi estado natural sin pasar esa ansiedad que, además, es muy perjudicial para la salud, pues volvemos loco al cuerpo, ya que le damos un exceso de comida inmediatamente después de hacerlo pasar por un déficit calórico, lo que puede llegar a provocar un fallo renal.

Es también lo que ocurre con las típicas dietas yo-yo. Son esas dietas tan comunes en las que te privan de comer muchas cosas durante un tiempo. Al acabar la dieta y volver a incrementar las calorías, se entra en ese estado de ansiedad, de «no puedo parar», y eso hace que se recuperen rápidamente los kilos perdidos.

Otro tipo de ansiedad fisiológica es la que procede de llevar una alimentación con muchos carbohidratos. Aunque suene fuerte, el azúcar es una auténtica droga muy nociva para la salud, y lo peor de todo es que la mayor parte de la sociedad es adicta al azúcar sin saberlo. La industria alimentaria se encarga de poner azúcares entre los ingredientes de casi todos los productos; prácticamente todo lo que consumimos en nuestro día a día lleva azúcares, incluido el jamón serrano (prueba a mirar los ingredientes de cualquier paquete de jamón de cualquier conocida marca del supermercado).

Imagina lo que puede provocar tener una sociedad adicta a comer azúcares sin saberlo. Que el consumo vaya en aumento significa, ni más ni menos, crear una necesidad que solo se satisface con más de lo mismo. ¡Buen negocio, industria alimentaria, sí, señor!

La ansiedad psicológica se produce por diferentes motivos. El más común es una inadecuada gestión de la ansiedad fisiológica por adicción. Es decir, tengo ansiedad por dependencia de azúcares y no gestiono bien esta ansiedad, con lo que genero más ansiedad que me lleva a no controlarla y comer compulsivamente. De aquí provienen muchos casos de bulimia nerviosa.

También por aburrimiento o falta de motivaciones. Es un hecho que aburrirse engorda, porque matamos el aburrimiento y nos motivamos buscando placer en la comida.

Hay que saber distinguir entre alimentarse y comer, una persona se alimenta para nutrir su cuerpo y eso se hace o comiendo por la boca o incluso por sonda si la persona tiene algún problema que le impida comer.

Comer es el acto de o bien alimentarse o bien llevarse a la boca algún alimento con otra intención, como la de darse un placer en muchas ocasiones.

Es muy importante que, a partir de este momento, empieces a distinguir cuándo te estás alimentando para nutrir tu cuerpo o cuándo estás comiendo para cualquier otro fin.

En muchas ocasiones cuando me identifico con esa parte de mí que tiene mucha ansiedad por la comida, me refiero a ella como «esa osita glotona que todas tenemos dentro». Trato de alejarme de ella pensando que es la responsable de mis ansiedades y no yo, que me identifico de manera consciente como una humana cabal que tiene claro lo que quiere la mayoría de las veces.

Ahora entiendo muy bien por qué la imagen de marca de tantos productos ricos en azúcares suelen ser animales salvajes. Parece que cuando los comes te conviertes en uno de ellos, que te piden sin cesar que les des caprichos y tenemos que aprender a adiestrarlos si queremos dejar de comer como animales, valga la redundancia.

Si tu osita lleva las riendas de tu vida, estás mal. Tú debes ser la dueña de tu osita y solo tu determinas qué capricho le concedes y cuándo. Disfrutar del placer de comerte un capricho en un momento puntual es maravilloso, pero ser adictos a ellos no lo es en absoluto.

El sexo también es maravilloso, pero ser ninfómana ya no lo es tanto, ¿verdad? Pues algo parecido.

DIFERENCIAR ENTRE HAMBRE Y ANSIEDAD

Es probable que creas que tienes muchísima hambre y por eso comes tanto. La verdad es que el hambre solo se satisface con una buena alimentación y es la ansiedad (tu osita) la que nunca se sacia.

El hambre se soluciona cuando tu gasto calórico está equilibrado con respecto a tu ingesta calórica; es decir, consumes lo mismo que gastas, a partir de ahí no existe el hambre.

Sin embargo, la ansiedad (tu osita) no tiene fin porque, además, el estómago se va adaptando a la comida que consume y cada vez se va haciendo más grande, con lo que la sensación de estómago vacío cada vez aparece antes. Eso, sumado a lo que ya he comentado sobre la adicción a los azúcares, hace que el problema siempre tienda a más.

Lo normal es que la mayoría de las personas sean adictas fisiológicamente a los azúcares, con lo que, consecuentemente, la mayoría de nosotros sentimos ansiedad. Tu osita te pide azúcares y más azúcares, y tú, por no soportarla, la callas metiéndole más, con lo que entras en una espiral de la que es muy difícil salir.

Tienes que aprender a controlar a tu osita, porque mientras ella siga dominando tu vida, serás presa de la ansiedad.

Antes de nada debes saber que tú no eres tu osita, que ella está dentro de ti, pero no eres tú, que tu osita ha sido creada a base de una industria muy potente que quiere que se consuma mucho de sus productos para hacerse millonarios. Nadie te ha enseñado hasta ahora que existía y, mucho menos, a dominarla.

Lo que te explico a continuación son técnicas para dominar a tu osita o, lo que es lo mismo, para desengancharte de los azúcares. Recuerda que tu ansiedad fisiológica la produce tu cuerpo por un exceso de azúcares o una mala alimentación.

Por eso es muy importante que sepas que estas técnicas solo funcionarán de manera duradera si sigues una dieta saludable, de modo que tu gasto calórico sea, al menos, igual a tus necesidades. Más adelante te explico cómo aprender a comer; incluso aprenderás a calcular el gasto calórico; además, verás recetas muy ricas para comer fit.

Una vez que tengas claras las bases de una dieta sana, que veremos en capítulos posteriores, estarás en disposición de dominar a tu osita; para ello ante todo debes alimentarte de manera adecuada y, luego, aprenderás a solucionar tu problema de ansiedad para poder asentar el nuevo hábito. Dicho con otras palabras, vas a desengancharte de los azúcares, y así dominarás a tu osita, a través de distintas técnicas que te explico a continuación.

1. Técnica del perrito. Esta técnica es muy buena para gestionar la ansiedad fisiológica.

¿Alguna vez le has dado a un perro algo que no le gusta? Los perros siempre dicen que sí a todo porque tienen perennemente activado ese sistema de supervivencia del por si acaso, que te expliqué con anterioridad.

El perro huele algo, se lo mete en la boca, y si no le gusta lo escupe y te sigue mirando, como pidiéndote otra cosa. Si no le das nada, se aburre y se va.

Pues justo lo mismo vamos a hacer con nuestra osita; cuando tenga ansiedad, vamos a utilizar una serie de productos que no le satisfacen como a ella le gustaría. Recuerda que la osita es adicta al azúcar, así que lo que quiere es azúcar y más azúcar. Si le proporcionas otro alimento rico en otro nutriente, se lo comerá, pero cuando se dé cuenta de que no es lo que le gusta, lo escupirá y te pedirá más azúcar, pero si no se lo das, se aburrirá y se irá como hacen los perritos.

Me refiero a productos con alto contenido en fibra, grasas (saludables) o proteínas.

- Las grasas saludables serían, por ejemplo, dos o tres nueces o almendras, o una cucharadita de café de aceite de oliva. Esto funciona, pero hay que tener especial cuidado porque las grasas saludables son muy calóricas, razón por la cual hay que ser prudente en cuanto a las cantidades; es decir, nos comemos dos o tres nueces, no el paquete entero.
- Las frutas y verduras son azúcares, pero su contenido en fibra es tan alto que, en muchos casos, la cantidad de fibra es superior a la cantidad de azúcar, con lo que nos pueden servir de recurso si controlamos la ingesta. Si tienes que pelarlas, mejor, porque mientras lo haces das tiempo a que baje el pico de ansiedad. Puede ser una pera, una zanahoria o un batido de brotes verdes.

- Proteínas. Por ejemplo 30 gramos de pechuga de pollo a la plancha sin aceite será suficiente, un batido de aislado de suero de 15 gramos con agua, una lata de atún al natural o unas cucharaditas de queso batido 0 % mg con edulcorante líquido.

Es bueno incorporar platos que tarden un poco en elaborarse, porque así se consigue retener la ansiedad a tomar el mando; sería como pasar el volante de la osita al humano.

Por otro lado, siempre hay que comer poca cantidad, lo justo para que la osita se dé por satisfecha y entienda que no le vas a dar el azúcar que te pide, aunque lo normal es que más pronto que tarde empieces a saciarte bastante rápido. No imaginas lo poderosa que llega a ser la mente; yo he llegado a saciar la ansiedad con solo pensar en la lata de atún, o en las tres nueces, imaginando que me lo como, su sabor... Recuerda que no tienes hambre, solo es ansiedad.

¿Pero qué ocurre con la ansiedad cuando es psicológica?
La ansiedad psicológica es aquella que aparece cuando no queremos sentir la ansiedad fisiológica. Toda ansiedad psicológica parte de una ansiedad fisiológica que no sabemos gestionar.

La ansiedad psicológica se ve potenciada por nuestra forma de gestionar la ansiedad fisiológica y es tan sumamente desagradable que con la intención de no sentirla estaremos dispuestos a comer antes incluso de que nos aparezca, todo para evitar que nos entre el hambre; se trata de la ansiedad anticipatoria, que consiste en resolver la ansiedad a base de más comida, de lo que se pueden derivar problemas psicológicos tan graves como la bulimia nerviosa.

Muchas chicas que entran en este círculo psicológico se llenan hasta reventar y luego se sienten tan mal que deciden provocarse el vómito. Este trastorno que afecta, según datos de la OMS, a cuatro de cada cien adolescentes, cuatro veces más que la anorexia, daña gravemente la salud a largo plazo y es la causa de muchas enfermedades tanto físicas como emocionales.

De ahí la importancia de aprender a gestionar la ansiedad relacionada con la comida. Para ello hay dos tipos de técnicas que pueden servir de ayuda; algunas son de gestión y otras de focalización, es decir, una vez aplicada la técnica de gestión debemos cambiar el foco y entretenernos con otra cosa.

Si centramos la vida en comer, de manera que cuando hemos terminado de comer una cosa ya estamos pensando en lo siguiente que vamos a comer, y hacemos de la comida nuestro mundo, vamos a generarnos muchísima ansiedad; eso es muy común en las mujeres a las que les faltan motivaciones en su día a día.

Por eso, una vez gestionado el pico de ansiedad, me pongo a hacer otra actividad que mantenga mi mente ocupada hasta que me toque la siguiente comida. Ten en cuenta que con el plan de alimentación que te enseñaré más adelante vas a comer de cinco a seis veces al día, con lo que no pasará mucho tiempo entre una y otra; así te resultará más sencillo sacar la mente de allí y entretenerte con cosas productivas.

2. **Técnica de la tortuga.** Esta técnica es un poco más compleja que la del perrito, pero funciona muy bien. Se utiliza mucho en niños hiperactivos para controlar sus impulsos, que suelen ir acompañados de ataques de ira. No hay mucha diferencia entre controlar la rabia y controlar la ansiedad, al fin y al cabo ambos son impulsos instintivos que se originan en la amígdala cuando el sistema nervioso percibe una amenaza.

Cuando la amígdala se apodera de nosotros, perdemos el control de nuestros actos. Sin embargo, podemos trabajar potenciando otras partes del cerebro para retomar el control, puesto que no estamos ante un peligro real. Esta parte de nuestro cerebro, que es la más antigua y la que primero se desarrolla, ha perdido peso con la evolución del ser humano, pero sigue teniendo demasiado peso para nuestras verdaderas necesidades actuales.

Con esta técnica pretendemos tomar el control del cerebro con la parte lógica cuando ha entrado la parte instintiva en acción.

La técnica de la tortuga está formada por cuatro pasos:

Paso 1: Toma de consciencia desde el cerebro racional. En este paso nos damos cuenta de que estamos perdiendo el control y entonces necesitamos establecer un límite, con lo que diremos «¡STOP!».

Paso 2: Es el más importante de todos porque en él vamos a trabajar la intención con la que vamos a afrontar la situación.

Cuando la intención es de resistencia, es decir, no queremos sentir esa ansiedad fisiológica, no queremos darnos el atracón, lo que hacemos es potenciar la ansiedad, ya que en nuestro afán de resistirnos nos ponemos más nerviosas y, consecuentemente, aumenta el nerviosismo y actuamos compulsivamente.

En la mayoría de los casos, la ansiedad fisiológica se ve potenciada por esa ansiedad psicológica derivada de la inadecuada gestión. Es decir, yo misma me pongo más ansiosa, porque no quiero tener ansiedad, con lo que la convierto en ansiedad al cuadrado. No es lo mismo tener ansiedad que tener ansiedad porque tengo ansiedad, con lo que mi acción instintiva para calmarla será comer sin pensarlo. La amígdala se apodera de mí y pierdo la lógica por completo (compulsión).

Sin embargo, si mi intención es sentir la ansiedad fisiológica para superarla, si estoy dispuesta a sentir esa ansiedad con la intención de afrontarla, puedo ponerle freno mientras me centro en la respiración, mientras le hablo a mi osita y le digo que sé que está ahí, que puedo sentirla, pero que yo decido qué hacer con ella; y eso lo repito mientras suelto el aire de los pulmones realizando unas diez respiraciones profundas, poniendo toda mi atención en esto que estoy haciendo, aunque de fondo sienta la ansiedad. Esta pasará a segundo lugar pronto y la intensidad de la ansiedad bajará en un par de minutos.

Si consigo aguantar de esta manera un par de minutos, ya habré retomado el control, pero estaré aún muy cerca de volver a perderlo. La parte lógica ha tomado el poder, he abandonado la amígdala. Entonces, cuando la ansiedad ha disminuido, llega el momento de potenciar la lógica y reflexionar sobre el asunto.

Paso 3: Racionalizar. En este paso se va a producir el control de la situación, de manera que el cerebro lógico debe ganar la batalla al instintivo y la humana lleva las riendas de la osita.

Para ello, plantéate las siguientes preguntas: «¿Realmente una satisfacción momentánea, como la de comer ahora, va a proporcionarme una satisfacción duradera? ¿Cómo voy a sentirme si ahora me como esto? ¿Me acerca a mi objetivo o me aleja? ¿Estoy dispuesta a sentir culpa?

Reflexiona sobre las respuestas hasta tomar la decisión de manera consciente de llevarte ese capricho a la boca.

Paso 4: Actúa en consecuencia y con responsabilidad, sea cual sea tu respuesta, asume las consecuencias.

Yo... decido (comer esto) porque prefiero comer a cumplir mi objetivo de verme bien.

Yo... decido (no comer esto) porque prefiero verme bien y sentirme bien conmigo misma.

TÚ DECIDES. LO QUE NO VALE ES QUEJARSE LUEGO

3. Técnica de los 5 minutos. Esta técnica funciona muy bien para aquellas personas que quieren dejar de fumar. Recuerdo que hace tiempo una chica llegó a mi consulta con una gran ansiedad porque había dejado de fumar tres días antes. Recuerdo que le di cinco euros y le dije que fuera inmediatamente a comprar un paquete de tabaco.

Bajó a buscarlo, lo puso sobre mi mesa y le dije: «¿Quieres fumar? ¡Venga, ábrelo y fuma!» Ella se quedó un poco perpleja y me preguntó: «¿Ahora?» «Sí, claro, ahora mismo puedes fumar ese cigarro si quieres, nadie te obliga a no hacerlo. ¿O quizá podrías aguantar 5 minutos más sin fumar? ¿Lo intentamos solo 5 minutos?», le propuse. Aceptó y puse la alarma del móvil 5 minutos más tarde. Saqué un tema de conversación que le interesaba. Cuando sonó la alarme le dije: «¡Venga, ya puedes fumarte tu cigarro! ¿Lo quieres o podemos aguantar 5 minutos más?» Repetimos varias veces y a la cuarta o la quinta ya me dijo que no le apetecía nada fumarse ese cigarro y que la ansiedad había caído por completo.

La animé a que practicara ese ejercicio con ella misma cada vez que sintiera ganas de fumar. Desde entonces, de esto hace ya más de cinco años, nunca volvió a hacerlo.

A mí esta técnica me funciona muy bien, sobre todo cuando después de una comida me quedo con hambre porque me he fijado el objetivo de perder grasa para competir. Durante esta etapa estoy hipocalórica, es decir, como menos de lo que gasto y, además, como superrápido (muy mal, lo sé). La señal que mi estómago manda al cerebro para decir que está saciado, es débil y llega mucho después de haber terminado mi plato.

Lo que hago es algo tan sencillo como engañar a mi osita a base de establecer con ella una negociación, que es más sencilla de sostener que aguantar dos horas hasta la siguiente comida.

Ya sabemos que el tiempo es un concepto creado por el ser humano para satisfacer la necesidad de organización en un eterno momento presente. Es decir, solo tenemos capacidad de acción en el momento presente. El pasado no es más que la capacidad de recordar algo que ocurrió en un momento presente y el futuro es la capacidad de imaginar algo que yo planteo que puede ocurrir en el futuro, pero que realmente también imagino en el momento presente.

Me hago a mí misma lo mismo que le hice a la chica del cigarro, pero con la comida.

Cuando se me antoja algo me digo: «Vane, te lo puedes comer si quieres, pero ¿qué tal si lo hacemos dentro de 5 minutos?» Entonces en ese momento presente soy capaz de aguantarme 5 minutos y cuando han pasado vuelvo a plantearme la misma pregunta, y así sucesivamente voy aguantado hasta la siguiente comida. Lo cierto es que cuando te das cuenta de que llevas el control, el nivel de ansiedad con el que llegas a la siguiente comida es bajísimo y puedes disfrutar de ella mucho más, porque no es lo mismo para mi cerebro aguantar la ansiedad 2 horas que muchos 5 minutos. Parece absurdo, pero así de básica puede llegar a resultar nuestra mente a veces a pesar de lo compleja que parece en otros muchos casos.

Con estas dos técnicas podrás llegar a tener un buen manejo de la ansiedad. Es evidente que requerirá de práctica y paciencia.

Te recomiendo que controles la ansiedad por escrito, la escritura potencia la parte lógica a pasos agigantados. Cuando sientas ansiedad, siéntate con papel y bolígrafo y trabaja estos ejercicios tanto mentalmente como por escrito.

Estos ejercicios han funcionado a cientos de personas con las que he trabajado durante muchos años y yo misma los uso en momentos muy críticos, cuando lidio con temporadas de precompetición, que son muy duras.

Si podemos, si yo puedo, tú, sin duda, también puedes. No se trata de saber lo que hay que hacer, se trata de ponerlo en práctica y perseverar en el intento hasta conseguirlo.

Capítulo 18

ALIMENTACIÓN CONSCIENTE. EL MINDFULNESS

El mindfulness es un concepto que está muy de moda desde hace ya varios años. Consiste en focalizar y poner atención plena en el momento presente.

Es una técnica occidentalizada que se asemeja a la meditación con la que, básicamente, conseguimos aprender a vivir el mundo en vez de perdernos en nuestro mundo atendiendo a nuestros pensamientos cuando no corresponde.

Se trata de atender con consciencia plena el momento presente, poniendo atención en los detalles de lo que se está viviendo en ese momento.

Y ¿por qué es importante en relación con la alimentación? Por un lado podemos hablar de alimentación consciente. Estamos tan inmersos en nuestro mundo mental, en un mundo de prisas y de tareas que nunca acaban, que no dedicamos a comer el tiempo suficiente y sobre todo la consciencia que necesitamos para satisfacer nuestras necesidades emocionales.

No le prestamos dedicación ni atención al momento del disfrute. Más que comer, engullimos, y no es casualidad que cada vez más personas tengan problemas de reflujo, úlceras, estreñimiento y un sinfín de problemas gastrointestinales.

Si dedicáramos al acto de comer la atención y el tiempo que

merece, sintiendo el sabor de cada bocado, disfrutando en cada mordisco de las texturas de los alimentos, muy probablemente disfrutaríamos y nos saciaremos más.

Mientras comemos estamos con la mente en el trabajo y cuando trabajamos estamos con la mente en lo que queremos comer. Vivimos en una auténtica incoherencia que al final nos lleva a no satisfacer adecuadamente nuestras necesidades ni a disfrutar ni atender lo que nos corresponde.

Podríamos dar al hecho de comer otro sentido si lo hiciéramos de manera consciente, eligiendo alimentos acordes a nuestras necesidades diarias, disfrutando de hacer la compra sabiendo lo que compramos y cocinando de manera que conservemos los nutrientes de los alimentos.

Es un verdadero mundo por descubrir, de manera que algo que resulta aburrido y rutinario puede convertirse en divertido y motivador. Lo sé por mi propia experiencia.

Os sorprenderéis mucho cuando, más adelante, descubráis cómo somos unos verdaderos engañados por la industria alimentaria. Para mí es superdivertido descubrir nuevos alimentos y también pillar las trampas que tratan de meternos en los anuncios de televisión. Pasar un rato en el supermercado antes resultaba un verdadero rollazo y ahora me resulta hasta entretenido. Pienso que existe muy poca educación alimentaria, y ese es el principal problema de una sociedad en la que las enfermedades producidas por una alimentación inadecuada están cada vez más presentes.

Por otro lado, otro motivo por lo que la práctica del mindfulness es positiva para el control de la ansiedad es que debemos entretenernos y poner presencia plena en las diferentes actividades que vayamos haciendo durante el día, lo cual se convierte en una manera de escapar de las ganas de comer y de matar el aburrimiento. Por supuesto, al ocuparnos de cosas productivas a lo largo del día hay que procurar no caer en el estado opuesto, que significaría estar tan ocupadas en ciertas cosas que nos saltáramos alguna comida.

Os puedo asegurar que cuando empecé con la filosofía de vida fitness, tenía bastantes picos de ansiedad, sobre todo por las tardes, pues acostumbraba a tomar chocolate a esa hora, sobre todo esos días de las mujeres. A veces, mientras preparaba la merienda de mis hijas, después de aplicar la técnica de la tortuga, me sentaba a escribir un rato mientras las niñas hacían los deberes y veían un rato de dibujos en la televisión. Me concentraba en lo que tenía delante y hasta que mis hijas venían a decirme que tenían hambre, a mí se me olvidaba por completo comer. Tanta hambre no tendría entonces, ¿verdad?

Ahí es cuando te das cuenta de que existe una gran diferencia entre el hambre y la ansiedad, y que la mayoría de las veces las confundimos y nos sobrealimentamos de productos que no son nutritivos ni satisfacen otra cosa que una necesidad momentánea de motivación que podemos encontrarla de cien mil maneras.

Ya sé que parece que tu caso es distinto. Te prometo que yo decía que jamás sería feliz sin mis galletas de la tarde, esas galletas que te venden como superdigestivas, pero que son igual de nocivas que cualquier bollería industrial, y no lo sabemos. Tu osita glotona y adicta al azúcar procurará convencerte de que no serás feliz con otros hábitos saludables, porque en el fondo lo que teme es que la dejes sin su dosis de azúcar.

Además de utilizarse como apoyo para la gestión de la ansiedad con la comida, el mindfulness se puede adoptar como técnica de refuerzo para nuestra filosofía de vida fitness. Poner consciencia en el momento presente, dejando de deambular y perder el tiempo en pensamientos improductivos del pasado o del futuro, nos ayuda a reducir el estrés, a tener la mente más calmada y a sentirnos mucho mejor emocionalmente.

Integraremos entonces la práctica del mindfulness como técnica fitness. Por ello, te recomiendo que la practiques en tu día a día, tanto en el acto de consciencia de estar presente en tus actividades cotidianas como con entrenamiento específico al cual puedes dedicar 5 minutos al día.

Recuerda que el mindfulness proporciona todos los beneficios de la meditación, solo que no tiene un componente espiritual. Si te gusta la meditación zen o te apetece dar a esta práctica un toque más elevado o místico, puedes hacerlo buscando pequeñas meditaciones guiadas en Internet.

Te propongo un ejercicio rápido de 10 minutos máximo con el que puedes ejercitarte en poner consciencia y presencia en tu momento presente utilizando los sentidos. Puedes leerlo y aprenderlo. También te recomiendo que lo grabes con una música relajante de fondo y lo practiques luego escuchándolo con los ojos cerrados.

Como tengo hijas, me cuesta encontrar momentos de intimidad; por eso me gusta practicarlo en el baño, antes de ducharme, así entro en la ducha relajada y puedo seguir un rato practicando concentrándome en notar cómo el agua cae sobre mi cuerpo, poniendo consciencia en la temperatura, en la textura, en los olores de los jabones. Cuando vayas a hacer la compra te motivará oler diferentes geles y champús, y elegirás con cariño porque sabes que luego disfrutarás del placer de olerlos de manera consciente.

Son los pequeños detalles que marcan la diferencia del día a día, pequeños placeres momentáneos que no conllevan ningún sentimiento de culpabilidad ni engordan.

Te dejo el ejercicio para que lo pongas en práctica. Sin duda, obtendrás grandes beneficios si lo aplicas en tu día a día. Elige un lugar tranquilo en el que nadie pueda distraerte durante unos diez minutos. Regálate ese momento.

En una posición sentada o semitumbada, cierra los ojos, haz unas cuantas inspiraciones profundas y pon consciencia en tu respiración. Cada vez que inspires, pon la atención en cómo el aire entra dentro de tu cuerpo, siente que se te abren los pulmones y cuando suspiras, el aire sale lentamente, caliente, por la boca. Repite varias veces hasta que notes que tu respiración se ha tranquilizado y es estable.

Vas a tratar de mantener la consciencia en tu respiración y cada vez que aparezca un pensamiento vas a dejarlo marchar. Eso lo harás volviendo a poner tu concentración en la respiración.

Ahora vas a hacer lo mismo, pero contando mentalmente del uno al diez. Cuando llegues al diez, vuelves a empezar por el uno. En el momento en que se te cuele un pensamiento, paras, estés en el número que estés, y vuelves a empezar. Puede pasar algo así:

«Uno, dos, tres, cuatro, tengo que poner una lavadora, volvemos a empezar, uno, dos, tres, cuatro, cinco, seis, qué bonita iba mi hija esta mañana al cole, uno, dos, tres, cuatro, cinco, seis, siete, ocho, vaya tontería de ejercicio, uno, dos, tres, cuatro, cinco, seis, siete, ocho, y así hasta conseguirlo.»

Realiza esto durante algunos minutos.

Ahora vas a trabajar con el sonido. Quiero que prestes atención a lo que oyes; presta atención a tu alrededor. Cada vez que tomes consciencia de un sonido, tu mente le pondrá una etiqueta que lo identificará, por ejemplo, la tele de fondo, los tacones de la vecina de arriba... La mente tarda en hacer este proceso unos segundos. Intenta estirar esos segundos y cuando aparezca la etiqueta, déjala marchar, deja que se vaya, y para ello, vuelve al sonido. Dedícale a esta práctica otro minutillo más.

Ahora vas a poner la atención en tus emociones. ¿Qué sientes? Pasarán unos segundos antes de que tu mente le ponga una etiqueta a esa emoción. Intenta alargar ese momento y, cuando la identifiques, ponle un nombre. Luego deja que se vaya y, para ello, sigue trabajando con la focalización; vuelve a centrar la atención en la sensación de la emoción, sin juicios, sin críticas, sin rechazo, no quieres ni que se quede ni que se vaya, solo está ahí. Trata de mantenerte como una mera observadora, sea lo que fuere que esté en tu corazón, solo es una sensación y, aunque a veces pueda ser desagradable, no puede hacerte daño, así que no te resistas, entrégate a ella.

Ahora, date un tiempo para observar tus pensamientos. Recuerda que se te ocurra lo que se te ocurra en este momento, solo es un pensamiento; no te asustes, no tiene ningún poder sobre ti, no lo juzgues ni critiques, no lo niegues ni los adoptes, solo obsérvalo. No tiene ningún poder sobre ti. Puedes imaginar que los pensamientos vienen dentro de nubes que se van alejando con el viento. Continúa así durante un par de minutos.

Por último, coge cualquier objeto que tengas a mano y obsérvalo de manera muy consciente, colócalo entre tus manos y permite que tu atención sea completamente absorbida por el objeto. Solo observa. Notarás una mayor sensación en el aquí y ahora. De repente la sensación de presente y pasado llega a desaparecer. Estás presente en lo que tienes delante y puede que incluso se abra ante tus ojos una nueva dimensión de percepciones. No te asustes, no la juzgues, no pongas etiquetas ni des ninguna explicación. Acepta la sensación que estás experimentando, no hay nada que temer. Esa sensación de extrañeza no es más que la falta de costumbre de estar presente en algo.

Otra manera de practicar mindfulness es elegir una práctica cotidiana o una señal específica del ambiente, como, por ejemplo, que suene el teléfono, que te laves las manos, que te mires al espejo. Elige la que más te guste y cuando ocurra pon rápidamente tu concentración en ese momento, concentrándote en la respiración durante unos segundos. Eso te mantendrá conectada en tu día a día y será como poner una especie de freno a esa vorágine de pensamientos que nos aturden y nos llevan a estresarnos.

CAPÍTULO 19

AUTOMOTIVACIÓN Y SATISFACCIÓN PERSONAL

La motivación es esa fuerza con la que conectamos para afrontar cualquier situación ligada a un dolor, ya sea físico o emocional.

La motivación conecta directamente con la rabia, una emoción instintiva que tiene como función establecer límites cuando alguien los está sobrepasando y, también, empujarnos a superar situaciones que nos provocan malestar como tristezas o miedos.

Las emociones no son positivas ni negativas. Todas tienen una función en nuestra vida y están para decirnos algo o para ayudarnos a algo. Lo mismo ocurre con el dolor. Las personas rechazan el dolor. Dicen que es malo, o injusto, cuando la verdad es que es una parte más de la vida. Un dolor físico sirve para ayudarnos a indicar que hay algo que no marcha bien ahí, para que hagamos algo para solucionarlo en nuestro instinto precioso de supervivencia. Un dolor emocional, algo que duele en el alma, no es más que un indicador de que hay algo que necesito hacer para mejorar o crecer como persona. A veces el mero hecho de aceptar el dolor como parte de la vida nos quita muchísimo sufrimiento.

Ya lo dijo Buda: «El dolor es inevitable, el sufrimiento es opcional.» Y es cierto que sufrimos de más. En nuestra intención de prevenir otros sufrimientos, nos avanzamos a situaciones que muy probablemente jamás existan. A veces anticipamos situaciones con el objetivo de solucionar problemas que aún no se han producido.

Yo adquirí hace tiempo una creencia que me apoya y que me gustaría compartir contigo. Elegí creer que la vida nos proporciona la capacidad de afrontar una situación solo cuando nos toca pasar por esa situación. Es decir, no podemos ir por la vida buscando recursos para solucionar situaciones que no existen. Es como si vas a una panadería y le pides al panadero que te dé el pan de dentro de dos días; no puede porque aún no está hecho, no existe. Cuando la vida nos pone un problema o una situación difícil, junto a ella nos proporciona el recurso para afrontarlo. Y solo en ese momento, ni antes ni después, por lo que es completamente absurdo enredarnos en solucionar esos «y si...» que tanto nos condicionan.

¿Te has parado a observar cuánto te limitan tus anticipaciones? ¿Y si no puedo dejar de fumar? ¿Y si luego no puedo ir al gimnasio porque no tengo tiempo? ¿Y si no soporto mi ansiedad por la comida? Nos creamos películas mentales tan tremendas que nos frenan a cumplir nuestras metas.

Recuerdo el primer año que competí. Como no sabía a lo que me enfrentaba y estaba en aquel momento presente con desconocimiento e ignorancia (bendita ignorancia muchas veces), llevé mi preparación bien día a día y no sentí nada de ansiedad en todo el proceso. Sin embargo, el pasado año, desde un mes antes de empezar la preparación, mi mente ya empezaba a recordarme que iba a estar cuatro meses sin poder saltarme la dieta, ni tomar nada de azúcar, ni un capricho... y me entraba una ansiedad tremenda. Tal fue así que decidí conscientemente tomarme una semana de vacaciones total de dieta antes de la preparación y aumenté nada más y nada menos que casi cinco kilos. ¿Era hambre? ¡No, era ansiedad! Era un juego de mi mente, era mi osita que me decía: «Come todo lo que puedas antes de que sea demasiado tarde.»

Sin embargo, una vez que comencé con la preparación, estaba en mi momento presente, motivada con mi objetivo y gestionando adecuadamente todos esos pensamientos anticipatorios del tipo: «¿Y si no aguantas tanto tiempo la dieta? ¿Y si esta vez no lo consigues?» Pero una vez más conseguí llevar la dieta con un sufrimiento más que razonable, de manera que conseguí mi mejor estado físico hasta el momento.

En este apartado voy a enseñarte a gestionar esos pensamientos anticipatorios que tanto nos condicionan. Todas las ideas de tu mente que comienzan por un «y si...» son pensamientos que te limitan y te condicionan de manera negativa. Enredarte en el ¿y si...? o en el ¿y si no...? te creará verdaderos quebraderos de cabeza y te paralizará; no te dejará actuar y luchar por tus objetivos.

EJERCICIO

Crea una lista de los «y si...» que ocupan tu mente. Puedes hacerla de cualquier ámbito de tu vida, cualquier cosa que temas lleva intrínseco un «y si...». Significa que te está limitando.

Una vez que tengas detectados tus «y si...», vas a darle siempre la siguiente respuesta (recuerda lo que hablamos del pensamiento bidireccional en capítulos anteriores):

«Gracias por querer avisarme; sin embargo, aquí y ahora estoy (y di lo que estás haciendo). Ya me ocuparé de eso si realmente me ocurre.»

EJEMPLO:

Pregunta involuntaria: ¿Y si fallo en la dieta y no soy capaz de llegar a competir?
Respuesta voluntaria: Gracias por querer avisarme; sin embargo, aquí y ahora lo estoy haciendo bien, ya me ocuparé de eso si es que realmente ocurre.

Pregunta involuntaria: ¿Y si no soy capaz de cumplir con mis tareas día a día?
Respuesta voluntaria: Gracias por avisarme de que puede ocurrir; sin embargo, aquí y ahora estoy haciendo las cosas lo mejor que sé, ya me ocuparé de eso si es que realmente ocurre.

Si adoptamos como creencia que tenemos la capacidad de afrontar las situaciones de nuestra vida cuando se den (no antes ni después), podemos dar esta respuesta, quedarnos mucho más tranquilas y dejar de sufrir anticipadamente por situaciones que muy probablemente sean mucho peor en nuestra cabeza que en la realidad.

Tenemos estigmatizado el dolor. Nacemos con dolor y morimos con dolor. La muerte no es un fracaso, es parte de la vida; no es injusto morir ni sufrir. Todas las personas sufrimos en nuestra vida y hay personas con situaciones dramáticas que son capaces de encontrar la paz, mientras que otras que tienen circunstancias aparentemente perfectas no son capaces de hacerlo.

La actitud con la que nos enfrentamos a las dificultades determina nuestra capacidad de ser felices, entendiendo que la felicidad es algo momentáneo, un estado que muchas personas anhelan, como si el que llegara a ella se quedara ahí para siempre. No ocurre así; no obstante, acumular momentos de felicidad es lo que nos va a mantener con un estado de ánimo mucho más positivo. Se trata de la felicidad ligada a pequeñas cosas; ni siquiera tienen que ser hechos demasiado importantes, ya que podemos aprender a sentirnos bien con pequeñas cosas y ser totalmente felices cuando conseguimos nuestros retos o tenemos golpes de suerte.

Si no nos ponemos retos, si no tenemos sueños que alcanzar, si no vivimos la alegría de cumplir con objetivos, solo experimentaremos el placer de la alegría cuando la suerte esté de nuestro lado y reduciremos esos momentos a un porcentaje bastante bajo. Por eso las personas que no alcanzan sus metas suelen decir de sí mismas que tienen mala suerte, ya que adjudican a esa mala suerte esos momentos de fallo y les dan mucha más importancia que la que les damos las personas que conseguimos sentirnos dichosas a través de nuestros actos, pues estos nos proporcionan satisfacción, y cuando la suerte no nos acompaña seguimos sintiéndonos satisfechas.

Para conseguir entrar en la zona de satisfacción personal debemos seguir una serie de pequeñas reglas.

- Sé proactivo, no esperes que pase, no delegues en la suerte, haz todo lo posible por que pase.
- Focalízate en los aspectos positivos de tu día. Todos tenemos situaciones que funcionan mejor que otras. Si te centras en lo que va mal, tu mundo se hará negativo, tu estado de ánimo bajará y no valorarás tus cosas buenas. Sin embargo, si te centras en lo positivo y lo valoras, tu ánimo será mejor incluso para afrontar la peor parte.
- Establece objetivos claros y concretos tanto a largo como a corto plazo. Sueños por alcanzar y pequeños pasos que te indiquen al llegar que vas por el buen camino.
- Motívate constantemente, regálate esas palabras de ánimo y apoyo como si fueras tu mejor amiga. Toma notas o hazte fotos desde tu comienzo en esta nueva filosofía de vida y recuerda de dónde partiste cuando tus ánimos decaigan. A mí me encantan las fotos de antes y después; cuando creo

que no avanzo, que mi cuerpo no cambia, cojo una foto de hace tiempo y la comparo con la de ahora, y encuentro una gran motivación. Estoy mejor con 35 años que con 20. ¡Soy como el buen vino!

- Anota tus excusas y rebátelas. Mira cuán absurdas pueden llegar a ser cuando las ves en el papel escritas. Muchas veces te puede dar hasta risa la creatividad que podemos sacar con el fin de no afrontar lo que necesitamos para llegar a nuestro objetivo.
- Comprométete en voz alta. Cuéntaselo a tus amigos, familiares, en tus redes sociales; este tipo de presión suele ser muy efectiva. A veces resulta más fácil no fallar a los demás que responder ante uno mismo.
- Celebra tus éxitos. Por la mañana, al mediodía, por la tarde, por la noche, los lunes, los martes, los miércoles, los jueves, los sábados y los domingos. ¡Celebra, celebra y celebra! Cuando celebramos algo, el cerebro empieza a producir serotonina, dopamina y adrenalina. Es una energía muy positiva que sirve para seguir adecuadamente por tu camino.

Manteniendo nuestra mente de manera positiva, centrándonos en lo que deseamos, poniendo metas y cumpliendo objetivos, encontraremos esa sensación de satisfacción personal, que es la emoción que más se parece a lo que nos han enseñado como felicidad, pero de una manera mucho menos utópica.

Cuando te sientes satisfecha contigo misma, desaparecen miedos y culpas, te sientes poderosa y con gran autoestima, crees en ti y en tus posibilidades, y avanzas en tu vida.

No seas de las que nacen, crecen, se reproducen y mueren. No eres una planta, sino una maravilla de ser humano que desempeña un papel importante en este mundo. Y por eso estás aquí. No defraudes a la vida y mucho menos a ti misma. Tu momento es este, el momento presente. ¡Mucho ánimo, campeona!

Capítulo 20

MENTALIDAD POSITIVA ANTE POSIBLES FRACASOS

El fracaso es el resultado adverso de algo que pensábamos que iba a salirnos de una manera que considerábamos acertada.

No siempre lo que parece un fracaso lo es. Para empezar, tenemos que asumir que no tenemos el control absoluto de nuestra vida. Tenemos planes, pero a veces la vida tiene para nosotros otros planes, distintos de los nuestros, para nuestra propia evolución como seres humanos.

No se trata de buena o mala suerte. Las personas, todas, tenemos momentos buenos y malos, y pasamos por situaciones dolorosas, y eso forma parte de la vida, al igual que nacemos y morimos. No es buena o mala suerte, es la vida.

Si tenemos expectativas utópicas, si creemos que nuestras posibilidades están por encima de lo que realmente podemos alcanzar, porque nos comparamos con otras personas o con ciertos estereotipos, la sensación de fracaso va a ser monumental.

Cada persona tiene sus particularidades, sus puntos fuertes y débiles. Existen las inteligencias múltiples: se puede ser bueno en ciertas cosas y peor en otras, eso de pretender encajar en un molde o etiqueta específica, de querer ser «normal», hace que te sientas fracasada. Si no encuentro pareja soy una fracasada, si no encuentro trabajo soy una fracasada, si no soy madre soy una fracasada, si no tengo buen cuerpo soy una fracasada, si no tengo dinero soy una fracasada, si no tengo mi casa soy una fracasada...

Lo importante es que aprendas a aceptarte a ti misma tal como eres y luchar cada día por mejorar tu propia versión, pero encaminada a ser tú misma. El mejor indicador sobre si lo estás haciendo bien son tus emociones. Ve buscando y dejándote guiar por lo que te hace sentir bien de verdad.

Quizá descubrirás que no te gusta nada la idea de ser madre o que eres muy feliz compartiendo piso con otras personas, que no te identificas con el prototipo de mujer supuestamente perfecta o que necesitas tiempo para ti y quitar un poco a tus hijos. Entiendo que cambiar nuestra vida da muchísimo miedo y a veces tomar decisiones como cambiar de trabajo, separarse, emprender una idea nueva o modificar determinados hábitos resulta demasiado difícil.

Esto me recuerda un estudio realizado por Bronnie Ware, una escritora australiana que trabajó muchos años en cuidados paliativos, con enfermos terminales que estaban muy cerca de morir. A partir de su experiencia, escribió un artículo que más tarde se convirtió en libro, *Los cinco principales remordimientos de los moribundos (The Top Five Regrets of the Dying)*. Del mismo modo que las personas que han pasado por experiencias cercanas a la muerte describen que han tenido las mismas sensaciones, también los enfermos terminales experimentan los mismos sentimientos frente a la inminencia del final.

En el libro dice: «La gente crece mucho cuando se enfrenta a su propia mortalidad. Aprendí a no subestimar la capacidad de nadie para crecer. Algunos cambios fueron fenomenales. Cada uno experimenta una variedad de emociones, como es de suponer, negación, miedo, enojo, remordimiento, más negación y eventualmente aceptación. Cada paciente individual encontró su paz antes de partir.»

Cuando sus pacientes se iban a su casa para morir en su entorno, ella les preguntaba qué hubieran hecho de modo diferente en su vida, y, por lo general, se repetían los mismos temas. Enunció de este modo en su libro los cinco más frecuentes:

1) Ojalá hubiese tenido el coraje de vivir una vida auténtica por mí mismo, no la vida que otros esperaban de mí.

Es el reproche que más ha oído Bronnie Ware. «Cuando la gente se da cuenta de que su vida está casi terminada y mira hacia atrás con lucidez, es fácil ver cuántos sueños quedaron truncados.» La mayoría de las personas no ven realizados ni la mitad, y a eso me refiero al decir que tratamos de encajar en el molde de lo que debemos ser en vez de crearnos un molde adaptado con honradez a nosotros mismos. Lo que ocurre es que hay que ser muy valiente para salir de ese molde. No obstante, con ayuda, determinación y consciencia de que es nuestra vida que se acaba, podemos llegar a alegrarnos de haber vivido una vida realmente nuestra.

2) Ojalá no hubiese trabajado tanto.

Es un remordimiento masculino por excelencia. «Todos los hombres que atendí lamentaron profundamente haber empleado la mayor parte de sus vidas en la rutina laboral [...]. Se perdieron la niñez de sus hijos y la compañía de sus esposas», dice Ware. Hay que tener en cuenta que el estudio se hizo en una época en la que el hombre era quien trabajaba y normalmente la mujer se ocupaba de los hijos.

Hoy en día nos dejamos absorber y damos excesiva importancia a cosas que nos quitan tiempo para disfrutar de nuestros seres queridos. Comparte todo lo que puedas con tus hijos y seres queridos, aunque a veces tengas que renunciar a otras cosas que, al final, quizá no sean tan importantes.

3) Me hubiese gustado tener el coraje para expresar mis sentimientos.

«Mucha gente reprime sus sentimientos para mantenerse en paz con los demás, o por creerse que es más fuerte, o por miedo a que le hagan daño. Como resultado de esto, se instalan en una existencia mediocre y nunca llegan a convertirse en lo que verdaderamente son capaces de ser. Muchos desarrollan enfermedades relacionadas con la amargura y el resentimiento que arrastran por este motivo», explica Bronnie Ware.

Decir un «te quiero» a tiempo, dar abrazos, demostrar los sentimientos, es maravilloso.

4) Lamento no haberme mantenido en contacto con mis amigos.
Frecuentemente se valoran las amistades no suficientemente cultivadas cuando se toma consciencia de que ya no habrá tiempo de hacerlo. Como explica Ware en su libro, «muchos han quedado tan atrapados en sus propias vidas que han dejado amistades de oro perderse a través de los años. [...] Vi un muy profundo remordimiento por no haber brindado a esas amistades el tiempo y el esfuerzo que merecían. Todos extrañan a sus amigos cuando se están muriendo», cuenta.

5) Desearía haberme permitido ser más feliz.
De la observación de sus pacientes la autora saca esta conclusión: «Muchos no se dan cuenta hasta el final de que la felicidad es una elección. Se han quedado trabados en viejos patrones y hábitos [...]. El miedo al cambio los ha llevado a fingir ante los demás, y ante sí mismos, que eran felices. Cuando en su interior ansiaban poder reírse con ganas y tomarse la vida con humor.»

Considero que siempre hay tiempo para reír, gastar bromas, no perder a esa niña que llevamos dentro y hacer el tonto como si fuéramos pequeños. Las personas que me conocen me juzgan muchas veces como loca, porque suelo tomarme la vida con espíritu lúdico; me río y soy bastante traviesa a pesar de tener 35 años.

Por supuesto que hay momentos de seriedad y, es más, me considero una persona muy responsable, pero este toque de locura, que muchas personas de mi entorno juzgan con acritud, a mí me llena de energía y buen rollo para afrontar las partes difíciles de mi vida, que también las hay.

Cuando hemos pasado momentos difíciles a lo largo de nuestra vida, hay que elegir quedarse en la amargura o darle la vuelta a la tortilla y valorar los buenos momentos y tomarse con buen humor las pequeñas cosas.

Los momentos malos llegan solos, los buenos vamos a disfrutarlos a tope.

A mí el libro de Ware me marcó bastante y me llevó a tomarme la vida con más consciencia. También me sirvió para sentirme mejor conmigo misma cuando decidí tomarme en serio cada uno de estos puntos y llevarlos a cabo. Muy posiblemente una persona que se esfuerza en trabajar sobre estos puntos dejará de darle especial atención e importancia a sus fracasos.

Muchas veces creemos haber fracasado cuando las cosas no han salido como planeamos y, sin embargo, detrás de ese fracaso había algo mucho mejor. Cada vez que las cosas no salen como espero, me consuela esta creencia y me digo: «Vane, algo mejor te espera.» Y vuelvo a intentarlo de otra manera.

El fracaso existe para indicarnos que ese no era nuestro camino, que algo debemos cambiar para conseguir ese objetivo, algo que puede ser externo (una dieta), o bien algo interno (mi manera de afrontar una dieta), por ejemplo.

Hacerse amiga del fracaso es muy buena opción, más que nada porque siento decirte que vas a fracasar en tu vida cientos de veces. Si no haces nada, no fracasarás, pero, entonces, no vivirás, solo sobrevivirás.

Y yo quiero ser una vividora y no una superviviente; eso lo tengo claro. Así que si aceptamos el fracaso como una parte natural del proceso, entendemos lo que es banal y lo que realmente es importante. Buscamos nuestro camino escuchándonos a nosotras mismas, afrontamos con valentía (y con ayuda si es necesario) los miedos y evolucionamos. Podemos dar un cambio radical a nuestra manera de vivir y así conseguiremos los éxitos.

Para mí antes era terrible sentirme fracasada. Desde niña aprendí muchas cosas negativas acerca de ese sentimiento: si era una fracasada no era nadie.

Según lo que vamos aprendiendo de nuestro entorno y también según nuestras experiencias, todo tendrá unas connotaciones asociadas. En el caso del fracaso, suele tener muchas connotaciones negativas, puramente educacionales, puesto que fracasar es algo intrínseco al ser humano y es también lo que nos lleva a aprender y evolucionar cuando todavía no estamos intoxicados por juicios de nuestro entorno.

Sin ir más lejos, el otro día observaba a mi sobrino Pablo. Tiene tres días, y se enfurecía mucho cuando trataba de coger el pecho de mi hermana y no lo conseguía. Pude observar claramente su frustración, y gracias a que mi hermana lo apoyó, tranquilizándolo entre sus brazos y dándole ánimos, al cabo de unos minutos consiguió engancharse. Ahora, días más tarde, el bebé ha aprendido y mama perfectamente.

Él no se ha rendido ni mi hermana tampoco, y por eso ha aprendido. Los bebés no se rinden, las mamás, sí, porque piensan que su recién nacido no sabe, que no se les agarra al pecho y pasan a darle biberón. ¿Qué enseñanza les damos a nuestros hijos sobre la frustración desde los primeros días de su vida? Sin duda, mi sobrino Pablo está ya aprendiendo a frustrarse, a vencer esa frustración con ayuda de su madre y llegar al éxito con menos de una semana de vida. Cuando hay alternativas cómodas, como en ese caso el biberón, es más fácil rendirse. En otros asuntos —por ejemplo, aprender a andar—, no tenemos alternativa, con lo que conseguimos el éxito a base de caernos y perseverar en todos los casos.

¿Qué significa para ti la frustración? Mira cómo entendía yo el fracaso hace unos años.

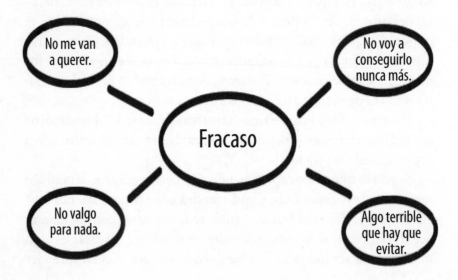

Estas eran mis creencias asociadas a esa palabra; si las tuyas son parecidas, es completamente normal que trates de no accionar hacia nada nuevo que te lleve a esta posibilidad.

Ahora hazlo tú. ¿Qué creencias asocias al fracaso?

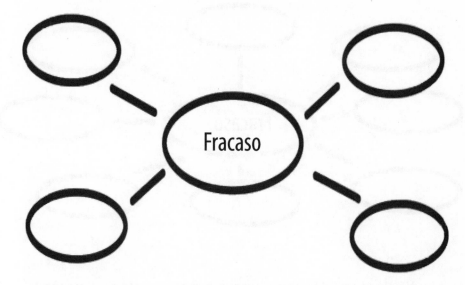

Ahora pongo las mías actuales. ¿Qué necesitaba creerme para conseguir asumir el fracaso como algo positivo en mi vida? Trabajé con estas afirmaciones y acabé por cambiar mis creencias.

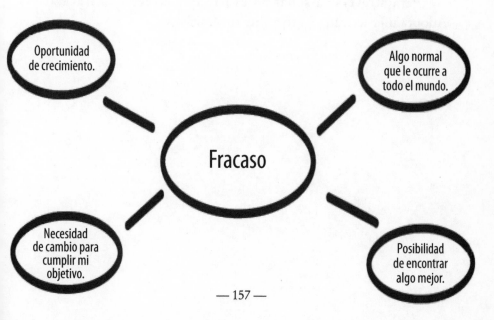

Ahora tú. ¿Qué necesitas creerte para mejorar tu relación con el fracaso? ¿Qué creencias eliges para atreverte a fracasar?

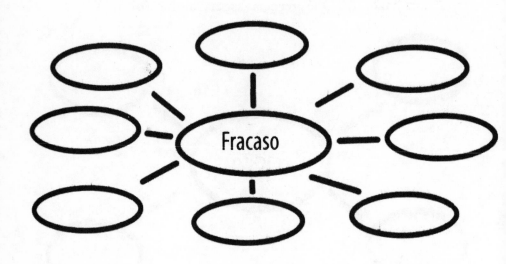

Yo me atrevo a fracasar, porque, si fracaso, esto me dará oportunidad para crecer, porque me acercará a mi objetivo real haciendo cambios o aprendiendo cosas, porque quizás algo mejor esté por llegar.

¡Para atreverse a soñar antes hay que atreverse a fracasar! Adopta una actitud positiva ante tus fracasos.

Capítulo 21

LOS JUICIOS DE LOS DEMÁS

Algo muy importante que te va a suceder cuando decidas cambiar tu vida es que, al salirte de lo que llaman normalidad, vas a toparte con millones de personas que te juzgrán.

Esto ocurre por varios motivos. Por un lado, están las personas que son felices en sus moldes y que son intolerantes con los que no encajan en ellos. Luego están las personas envidiosas, que como no son capaces de conseguir lo que tú haces lo juzgan para convencerse de que no es lo correcto. Además, hay un inconsciente colectivo dominado por los medios de comunicación que dictamina cómo deben ser las cosas, y muchas personas no se atreven a salir de ello.

Cuando en una sociedad es más normal que un niño lleve de merienda un bollo de chocolate que un bol con frutas, significa que hay algo que no funciona bien.

Recuerdo que hace alrededor de un año iba andando con ropa deportiva, después de mi entrenamiento, a recoger a mis hijas al colegio. Yo estaba parada en un semáforo tomándome mi batido de proteínas cuando una mamá a la que suelo encontrarme se me acerca y me dice: «¿Ese es el ejemplo que le das a tus hijas?» Yo me quedé anonadada, sobre todo porque dicha señora me lo decía con un cigarro en la mano.

La falta de información a la que estamos sometidos es brutal, no sé qué se pensaría que estaba tomando, pero, desde luego, un complemento alimenticio después del desgaste de un entrenamiento para ayudar a los músculos a recuperarse es muchísimo más saludable que meterse un cigarro en los pulmones. Sin embargo, se sintió con el derecho a juzgarme, a decirme que estaba obsesionada y, sin embargo, la adicción al tabaco o a la cerveza o al vino se considera normal.

Creo que cualquier persona que se obsesiona con algo productivo puede llegar a conseguir muchas cosas y gracias a estas personas la vida avanza. ¿O es que acaso Edison se despertó con la bombilla en la mano? Seguro que se obsesionó con conseguir crear una bombilla.

Obsesionarse es negativo cuando se hace hacia cosas improductivas; obsesionarse en positivo significa apasionarse, y creo que es positivo apasionarse por algo siempre y cuando no te afecte negativamente en otras parcelas importantes de tu vida.

Siempre se pueden ajustar las escalas de prioridades, lo que es importante para ti en un momento puede que en otro momento no lo sea, y darse permiso para recalcular nuestras necesidades y prioridades constantemente es una magnífica manera de ir creando nuestro propio molde personal, único e intransferible.

Es ese molde en el que nos sentimos cómodos y felices y dentro del cual crecemos.

Yo he sido igualmente feliz con la barriga de siete meses de embarazo que con una tableta de abdominales. Al final lo que te aporta felicidad es que el espejo te devuelva la imagen de lo que quieres ser.

Cuando quería ser mamá era muy feliz con mi barrigón, me encantaba mirarlo, tocarlo y hacerle fotos. Cuando decidí competir era muy feliz viendo mis abdominales en el espejo.

Durante una época mi prioridad era labrarme una carrera profesional y ganar dinero, mientras que ahora mi prioridad es crear proyectos y estar con mis hijas, aunque gane mucho menos.

No hay que ser esclava de las decisiones anteriores. Si algo no funciona, ¡cámbialo!, y si no puedes cambiarlo, adopta cambios en la manera de vivirlo.

¡Crea tu propio molde!

Otra cosa importante: ¡Aprende a decir «no»! Deja de sentirte mal solo por evitar que te juzguen. No te sientas culpable por no ser como los demás. No pasa nada por ir con tu comida a una barbacoa si no te apetece ponerte hasta arriba de chorizo porque te sientes contenta con los resultados de tu nueva dieta.

No pasa nada si no te divierte salir a tomar copas o cañas, o comer tapas, y prefieres leer o hacer deporte, o sacar a tu perra por el campo.

Recuerda siempre que decir «no» al azúcar es decir «no» a una droga. Siento mucho repetirme, pero el azúcar es una droga, y de las malas, que se está asociando a enfermedades graves, como cáncer y trastornos cardiovasculares.

Dirán que estás obsesionada cuando encima de decir «no» te vean estupenda con esos kilos de menos. Intentarán hacer que te sientas mal porque querrán que seas como ellas para sentirse mejor con ellas mismas.

Estás por encima de eso, has decidido darle un giro a tu vida.

No significa que no vayas a probar el azúcar nunca más, ni que tengas que ser radical. Se trata de que no sea tu culpa ni las opiniones de otras personas lo que determine tu decisión. Sé tú misma.

Otra cosa importante en relación con las emociones y la comida es la pena. Las personas engordan por pena, por esas creencias heredadas de quienes han pasado hambre en la guerra, o por eso que nos decían cuando éramos pequeños de «los negritos que pasan hambre». La solución no es comer más, sino cocinar menos. Si tu madre ha cocinado más de la cuenta no es responsabilidad tuya. Aprende a cocinar lo que necesitas: ganarás salud y ahorrarás kilos y dinero.

No hay que tirar comida, estamos de acuerdo, hay que aprender a racionarla mejor.

Hay un refrán que dice que es mejor en la basura que en la cintura. Recuerda que para llegar a tu cintura, antes ha pasado por tu estómago, tus venas, tu hígado, tu sangre y tu corazón. Es absurdo comer por gula y más absurdo todavía hacerlo por pena. Lo que debemos hacer es cocinar lo que vayamos a comernos.

Nos falta aún mucha educación alimentaria, sobre todo porque existe un negocio enorme detrás de toda la industria relacionada. Se conoce la importancia de la relación entre alimentación y salud, y, sin embargo, la nutrición no se reconoce como profesión sanitaria.

Vamos a meternos de lleno muy pronto en todo lo que a alimentación se refiere, porque quiero enseñarte conceptos muy básicos para que aprendas a llevar una alimentación verdaderamente saludable atendiendo a lo que el cuerpo necesita en cada momento. Aparte de los caprichos de placer que también a veces nos daremos, no vayamos a ser extremistas.

No obstante, te aviso de que, una vez que entres en esta filosofía de vida, encontrarás a nuevas personas que la compartirán contigo, que te apoyarán y, por suerte, como lo que es bueno perdura, cada vez son más las mujeres que se suben al carro de la filosofía de vida fitness, atendiendo a una vida saludable con buena alimentación y ejercicio físico.

Parece que hay más consciencia social y menos juicios en lo que se refiere al deporte y que se respeta más a quien lo practica. Está bien visto hacer deporte, así que al menos eso está de nuestra parte; pero ya que lo hacemos, sepamos hacerlo.

CAPÍTULO 22

CELEBRAR

Tenemos la mala costumbre de machacarnos cada vez que las cosas no salen como nos gustaría, nos castigamos y nos juzgamos de manera vil.

Hay cosas que hemos aprendido desde pequeñas que nos inducen a tener una actitud de falsa modestia y, en muchas ocasiones, a sentir que no merecemos algo.

Pienso que el sentimiento de humildad, heredado del catolicismo, se ha podido interpretar negativamente. Es como si algo dentro de nosotros nos dijera que no podemos querernos ni aceptarnos, y menos aún valorarnos. Si lo hacemos, es que somos vanidosas, engreídas, creídas. Es muy diferente amarse a una misma, valorarse, aceptar las propias virtudes y disfrutar de un buen grado de autoestima, que tener un estado exaltado del ego que lleve a sentirse por encima de otras personas.

Una persona con buena autoestima se valora, pero también acepta y asume sus errores y quiere aprender y mejorar. Una persona con falsa modestia puede estar criticándose constantemente con la intención de que los demás le digan lo que vale, para, así, encontrar el reconocimiento que necesita.

Si lo piensas detenidamente, a veces somos enrevesados: sé que valgo, pero no lo digo; es más, me juzgo para que tú me digas lo que yo ya sé.

¿No es más fácil reconocerse como valiosa? Es más, de la otra manera corremos el riesgo de no oír lo que queremos y entonces es cuando aparece la duda: ¿y si no valgo lo suficiente? Eso lleva a convertirnos en mujeres inseguras, que ponen su valor en el juicio y la opinión de los demás.

Creo que un buen ejercicio para contrarrestar esa tendencia es celebrar.

A mí me encanta celebrar cosas. Celebro que estoy viva, que me toca comer mi comida libre, que he terminado de entrenar, que me llega un cobro de dinero, que noto cambios en mi cuerpo, que mis niñas me dan un abrazo...

Vivo con la consciencia que cada día que pasa de mi vida estoy viva, puede ser mejor o peor, pero mientras esté viva todo tiene solución o posibilidad de crecimiento.

Decidí creer que no existían los errores, lo cual libera de muchísima culpa. Cuando tomamos una decisión, no contamos con la experiencia del resultado, sino que tomamos la decisión con la capacidad y la consciencia que tenemos en ese momento, y si el resultado no es el imaginado no hay por qué arrepentirse, sino que se puede adoptar ese resultado inesperado como aprendizaje. Hasta de lo peor se puede sacar una experiencia positiva en la vida.

Sigo por Facebook a un atleta crossfit que tiene cáncer. Ha conseguido que gracias a su iniciativa muchísimas personas se solidaricen en donar médula, pero, sobre todo, manda muchísimos mensajes de celebración constante. Como ha estado tan cercano a la muerte, celebra cada cosa que le ocurre, cada pequeño logro, cada día, cada minuto. Dice que lo triste no es morirse, sino vivir sin disfrutar de la vida; ese chico es un gran maestro.

En psicología se usa el término «resiliencia», que es la capacidad que tiene el ser humano de adaptarse a las circunstancias difíciles de la vida. Somos por naturaleza resilientes; fíjate en los niños, que, sin juzgar, son capaces de adaptarse a las circunstancias más adversas y vuelven a encontrar la sonrisa.

No son las circunstancias las que nos alejan de la felicidad, del buen rollo interno con el que nacemos, sino nuestros pensamientos negativos, nuestras creencias limitantes, esos mensajes que hemos recibido de lo que debemos sentir y hacer.

El fitness emocional te invita a que celebres, cada día, cientos de miles de veces, que tomes consciencia de las cosas buenas de tu vida y de tus pequeños grandes logros. Si has fallado una comida, piensa en todas las que hiciste bien; si has fallado en un entrenamiento, piensa en todas las veces que te has esforzado haciendo ejercicio; si has fallado en hablar mal a tu pareja, valora todas las veces que lo has tratado con cariño.

Somos humanos, unos seres perfectamente imperfectos, y todos cometemos errores. Cuando nos aceptamos con nuestras luces y nuestras sombras podemos centrarnos en mejorar nuestros errores. Si nos juzgamos, criticamos y machacamos, literalmente nos hundimos, y así no podemos avanzar.

Olvídate del qué dirán, lo que piensen los demás de ti no te pertenece. Las personas son libres de tener sus propias opiniones y también son libres de opinar mal de ti, igual que tú eres libre de opinar mal de otra persona. No todos somos compatibles, es maravilloso que seamos diferentes, y eso no nos hace mejores ni peores, simplemente distintos.

Acércate a esas personas que te suman y aléjate de aquellas que te resten. No trates de cambiar a nadie y no permitas que las opiniones ajenas te limiten. Ten claros tus valores. Sabrás que vas por buen camino, cuando sigas los pasos de lo que hace que te sientas bien, aunque eso no sea lo que haga la mayoría de la gente, o quizá lo que aprendiste que debía ser, y libérate de la culpa.

La culpa tiene una función, que es avisarte de la posibilidad de que hay algo que has hecho mal. Tu parte involuntaria (tu parte niña) te dice: «Oye, esto no es lo que has aprendido, quizás estés actuando mal.» Ahora es momento de observar esa emoción y cuestionarte, con tu capacidad lógica, si está mal, a partir de tu capacidad como adulta que ya eres. Si consideras que está mal, rectifica, pide perdón o aprende; y si no lo está, respóndele a tu culpa: «Gracias por avisarme de que podía estar mal, pero decido que no lo está, así que vete», e ignora ese sentimiento entreteniéndote con otra cosa. Así te reeducarás a ti misma sobre cuáles quieres que sean esas nuevas reglas a las que obedecer en una vida creada por ti misma y no condicionada por lo que te hayan enseñado.

Desde luego que requiere un tiempo aprender a conocerse. Reeducarse consiste en desaprender antiguos patrones para adquirir unos nuevos de manera consciente, pero te prometo que funciona, que puedes decidir qué quieres para tu vida y dejar de ser una esclava de tus sentimientos y pensamientos condicionantes.

Cuando celebres algo, date palabras de ánimo y apoyo, defiéndete de ti misma si te das cuenta de que te estás juzgando. Di a ti misma: «Ya está bien, no es para tanto», y resta importancia a las cosas que no la tienen.

Contempla todo con espíritu lúdico. Tener hijos ayuda a eso, pero no necesitas tenerlos para sacar esa pequeña revoltosa que llevas dentro.

Cuando empieces a practicar ejercicio físico y a alimentarte bien, te sentirás más ágil y vital, así que no te sorprendas si acabas montándote en un columpio en un parque o te pones a bailar en la cocina mientras preparas la comida. No estás loca. Significa que estás experimentando el fitness emocional.

EJERCICIOS

¿Qué cosas criticas de ti misma? Haz una lista.
Ejemplo:
- Soy muy desordenada.
- Digo cosas hirientes cuando me enfado.

Ahora vamos a celebrar los aspectos positivos de ti y de tu vida.
Ejemplo:

— Aunque a veces soy desordenada, celebro que soy capaz de llevar muchas cosas para delante.
— Aunque a veces cuando me enfado digo cosas hirientes, celebro que soy una persona que quiere mucho a su gente y lo demuestro.
— Aunque a veces... celebro que...

Capítulo 23

LA PEREZA

La pereza es un estado que se produce cuando nos invade el sentimiento de desgana o apatía que aparece normalmente cuando nuestro cuerpo necesita actividad, pero nosotros no se la damos.

Se tiende a confundir pereza con cansancio, porque el cansancio se somatiza en el cuerpo de forma parecida a la pereza; sin embargo, el cansancio se soluciona descansando, porque se debe al exceso de actividad, ya sea física o mental, y el cuerpo nos pide parar. Por el contrario, la pereza se soluciona activándonos; si tenemos pereza y descansamos, la apatía aumenta y cada vez nos cuesta más recobrar la actividad.

Claro que existen personas más tendentes a la pereza que otras. Ya hemos hablado en varias ocasiones sobre los condicionantes genéticos y los diferentes tipos de personalidad, lo cual no es excusa si realmente queremos convertirnos en personas activas.

Existen dos tipos de personalidad en este aspecto. Las **personas reactivas** son aquellas que se dejan arrastrar fácilmente por las circunstancias, por sus sentimientos o pensamientos. Las **personas proactivas** son aquellas que adoptan la responsabilidad ante sus circunstancias, sentimientos o pensamientos, y toman el poder de qué hacer con ellos.

Las circunstancias, los sentimientos y los pensamientos involuntarios no dependen de nosotros, sino que aparecen condicionados por nuestra genética y lo que hemos ido aprendiendo a lo largo de nuestra vida y nuestras experiencias, las cuales vienen marcadas por nuestro proceso vital; sin embargo, solo nosotros, mediante nuestra capacidad consciente, podemos decidir qué hacer con ellos y cómo afrontarlos.

Si nos sometemos, viviremos arrastrados por una marea y nos sentiremos víctimas de nuestras propias circunstancias; mientras que si los gestionamos, retomaremos el poder y seremos proactivos.

La diferencia entre una persona reactiva y otra proactiva es que normalmente las segundas son las que tienen éxito en la vida, prosperan, sienten satisfacción personal y buena autoestima.

Las reactivas suelen sentirse víctimas, se quejan de su mala suerte o se conforman y pasan por la vida sin ser felices y desarrollando múltiples enfermedades psicosomáticas, como ansiedad, depresión o fibromialgia.

La pereza es un estado que puede aparecer cuando descansamos más de la cuenta o, también, cuando perdemos el tiempo en cosas que no son productivas. Es un estado de apatía, que, a su vez, genera cierta inquietud.

El cansancio, sin embargo, desaparece cuando descansamos, y es muy importante aprender a escuchar a nuestro cuerpo, porque al igual que muchas personas sienten pereza por descansar de más al confundir la sensación de apatía con el cansancio, hay otras que les ocurre todo lo contrario y siguen dando actividad al cuerpo cuando este pide descanso, y al final acaban sucumbiendo.

Aún recuerdo una etapa de mi vida en la que no quise escuchar a mi cuerpo. Estaba pasando por una crisis personal relacionada con mi relación de pareja. Era como si no quisiera mirar hacia el problema y mi solución fue escapar metiéndome de lleno en un montón de responsabilidades, tales como mi preparación de competiciones, trabajo, niñas. Con tal de no escucharme y de evitar el sufrimiento, no me daba permiso para el descanso, puesto que parar a pensar o reflexionar me llevaba a encontrarme con algo que no quería ver en ese momento.

Por eso te invito a la reflexión en este aspecto. Si andas demasiado ocupada o estresada, quizá no te des cuenta, o no quieras dártela, de que estás tratando de no hacer frente a algo que te incomoda.

Finalmente, me rompí, tuve lo que se llama un síndrome de sobreentrenamiento: empecé a sentirme sin ganas de entrenar, tenía dolores musculares, escalofríos, apatía y fatiga constante. Nada que no se solucionara con una semana de vacaciones, sin pensar en dietas, entrenamientos ni horarios. Eso me sirvió, además, para tomar decisiones acerca del problema que me hacía escapar con exceso de actividad y exigencias autoimpuestas desmesuradas y poco saludables.

El descanso es una parte importantísima para que el cuerpo funcione adecuadamente. Hay muchos procesos biológicos que solo se desarrollan mientras estamos dormidos. Muchas hormonas y neurotransmisores solo realizan su trabajo durante el sueño.

A medida que nos hacemos mayores vamos necesitando menos horas de sueño. No obstante, un adulto de entre 25 y 50 años debe dormir una media de siete horas al día para funcionar de manera adecuada.

Muchas profesiones que tienen horario a turnos, o que trabajan de noche, tienen incluso un plus de peligrosidad, ya que la falta de descanso prolongado en el tiempo puede tener consecuencias físicas y emocionales graves.

Adoptar rutinas a la hora de acostarse ayudará a evitar insomnio: acostarse sobre la misma hora y cenar alimentos ligeros, aproximadamente una hora antes de irse a dormir, ya que la digestión favorece el sueño; este es un buen momento para acomodarse en el sofá a disfrutar de una buena serie y tomar una infusión relajante.

No soy la mejor amiga del sofá ni de la televisión. No hay cosa que me parezca más improductiva que pasar horas tirada viendo personas que se juzgan y critican dándose voces. Sin embargo, si el sofá tiene un momento de amor en mi vida es después de cenar, cuando me tumbo a reposar mientras veo una serie, una película o un documental interesante.

Cuando adopto una postura cómoda, entreteniéndome con algo que me gusta, ya sea viendo la televisión o leyendo un libro, con la sensación de que he cumplido con mis tareas durante el día, con una taza de tila alpina, siento un placer tan abrumador como si hubiese corrido un maratón.

Meterse en la cama recién cenada, después de una comida indigesta, y obligándote a dormir con cientos de cosas en la cabeza que no has cumplido y te quedan por hacer es sinónimo de falta asegurada de buen descanso.

Hay también otras cosas que favorecen el insomnio, como hacer ejercicio físico poco antes de acostarte, ya que excita y hace que cueste más conciliar el sueño. El ejercicio físico favorece el sueño, eso es cierto, porque se libera energía y los niveles de serotonina aumentan. Esa serotonina luego se transformará en melatonina, la hormona del sueño, pero su síntesis tarda unas horas. También el uso de aparatos electrónicos, como ordenador, móvil, videojuegos, que te mantengan la mente excitada perjudica si eres de las personas que te cuesta conciliar el sueño.

La televisión, si se ve con el volumen bajo y algo que entretenga y no requiera concentración, puede ayudar a relajarse. Muchas personas se quedan dormidas viendo la televisión, porque les ayuda a alejar la mente de los problemas cotidianos, de los «tengo que hacer mañana», que son, en muchos casos, el principal motivo de insomnio, ya que se trata de pensamientos que aturden de manera recurrente. Por eso es tan importante la buena organización, cumplir con los objetivos diarios y tener claro en la agenda qué hay que hacer al día siguiente. De este modo, cuando los pensamientos aparezcan, podremos responder: «Tranquila, todo está cumplido y organizado, ahora es tiempo de descansar», y disfrutar del descanso.

Quedarse dormido viendo programas ruidosos puede producir pesadillas y un descanso no reparador.

La pereza, a diferencia del cansancio, se potencia cuando adoptamos posiciones de descanso. Si sentimos pereza y nos tiramos en el sofá, nos acostamos, vemos mucho la televisión o pasamos mucho tiempo con actividad mental, ya sea en el ordenador, leyendo o con videojuegos, vamos a conseguir sentirnos cada vez más cansados.

La pereza puede vencerse utilizando diferentes técnicas. Hay una que me gusta mucho; procede de la filosofía oriental y habla sobre el compromiso de un minuto.

Se dice que para vencer la pereza solo es necesario comprometerse un minuto con cualquier actividad; si eres capaz de comprometerte solo un minuto, habrás vencido la pereza.

¿A qué te crees capaz de comprometerte solo durante un minuto? Si después del minuto sigues sin ganas de continuar, entonces vuelve al sofá si quieres. La pereza está en el arranque. Una vez superado, lo más normal es que sientas ganas de continuar.

Yo he llegado a sentir tales dosis de pereza que he dudado de si estaba enferma con un virus o es que realmente estaba perezosa. Esta técnica de un minuto me ha ayudado en esos momentos, incluso cuando iba a la universidad; cierto que en ocasiones hacía el esfuerzo del minuto y al llegar a clase me sentía enferma y con ganas de volver a casa, pero la mayoría de las veces, una vez allí desaparecían los síntomas y ese malestar que me hacía pensar en la posibilidad de estar enferma.

Este recurso también lo utilizo mucho con mis hijas esos días que están a lo mejor un poco constipadas, pero, sobre todo, sin ganas de ir al cole y tratan de convencerme de que están malitas. Entonces les digo: «Vamos al cole un minuto. Si entonces te sigues encontrando mal, mamá te trae a casa. Solo vas a ir un minuto.» El 99 % de los casos una vez allí me dicen que ya se encuentran bien. Lo que tenían era una tremenda pereza de ir a clase.

La pereza es un estado mental, aunque parezca que es muy físico, porque lo somatizamos en el cuerpo con signos de cansancio y desgana. Lo que nos lleva verdaderamente a sentirnos peor es pensar en hacer las cosas y no el hecho de llevarlas a cabo. La película mental que nos montamos anticipando las situaciones que nos esperan y que deberemos afrontar, en un momento en el que estamos sintiendo esa desgana, nos hace interpretar de manera inadecuada que vamos a sentirnos así en el momento de realizarlas, cuando la realidad es que, pasados unos minutos, recobramos la energía y las buenas sensaciones que nos llevan a disfrutar de lo que estamos haciendo. Eso, unido a la sensación de bienestar que sentimos cuando nos hemos superado y hemos ganado la batalla a la pereza, nos lleva a un sentimiento de buen rollo interno que nos hace creer en nosotras mismas y que podemos con todo. Nos hacemos fuertes, nos sentimos poderosas y eso lo extrapolamos a todas las parcelas de nuestra vida.

Otra técnica que a mí me ayuda mucho es contar. Soy de las personas a las que les cuesta muchísimo levantarse por la mañana. Yo era la típica que se ponía el despertador cada cinco minutos desde una hora antes de levantarme y, aun así, al final siempre andaba con prisas porque solo me despertaba cuando ya veía que llegaba tarde. Ahora lo que hago es poner el despertador dos veces; la primera lo apago y me regalo por placer (o por agonía, según se mire) cinco minutos más; cuando suena por segunda vez, con el sonido empiezo a contar a la vez que actúo: uno, mientras me siento; dos, mientras me levanto; tres, mientras me siento en el váter con la luz encendida y leyendo mi móvil... Es cierto que mi mente involuntaria no para de tratar de convencerme de que me quede cinco minutos más, protesta y se queja, pero yo trato de no hacerle caso. Me entretengo contando, mirando el Facebook mientras estoy sentada en el váter y, al final, lo paso menos mal que cuando tardo una hora en el tránsito de levantarme, porque esa agonía no acaba nunca hasta que, finalmente, no me queda más remedio que hacer algo y comenzar el día estresada porque llego tarde. No significa que con esta técnica no me cueste nada levantarme, no voy a mentiros, pero ahora el tránsito es de diez minutos y no de una hora. Además, luego tengo mucha más energía durante la mañana, tengo tiempo de hacerlo todo sin el estrés de que llego tarde, estoy más ágil y voy más rápida que si remoloneo durante una hora; cuando hacía esto último perdía 45 minutos de sueño de calidad, porque una vez que suena el despertador, por más que lo apagues mil veces, ya no descansas bien.

La técnica de contar también me sirve cuando no me apetece ir a entrenar. Me comprometo a ir un minuto, como antes hemos visto, y luego me regalo cinco minutos de pereza consciente; a los cinco minutos, empiezo a contar: uno, me levanto; dos, me voy al baño; tres, me visto... por cada número una acción. No tengo que pensar y justo lo que necesito es separar la mente del cuerpo.

No somos conscientes del diálogo tan desmotivador con el que nos hablamos constantemente. Si tuviéramos al lado a alguien que nos machacara de la manera en que cada una lo hace consigo misma, no habríamos tardado mucho en mandarlo a paseo.

Cuando sentimos pereza nuestro diálogo interno suele ser del tipo: «¡Uf!, qué rollo ir ahora a ese lugar, con lo bien que se está aquí tirada, la verdad es que no tengo nada de fuerza de voluntad, soy una perdedora que no soy capaz de levantar el culo de aquí, no soy capaz de hacer lo que me propongo, ¡uf!, es que de verdad que no puedo.»

De aquí salen dos opciones:

1. Le compro la película a mi mente y me invento justificaciones y excusas para, finalmente, no ir: reactiva.

    «La verdad es que por un día que no vaya no pasa nada, total, también hay que descansar, tengo que hacer muchas cosas hoy en la casa (al final, tampoco se hacen, por supuesto).»

2. Superarnos con algunas de las dos técnicas anteriores apoyadas a un diálogo interno de respuesta mucho más positivo: proactiva.

    «Venga, ¿y lo bien que te vas a encontrar esta noche cuando hayas hecho lo que te habías propuesto? No seas más vaga, campeona, tú puedes con todo lo que te propones, estás por encima de esto y lo vas a lograr, mereces sentirte satisfecha contigo misma, yo confío en ti y en lo fuerte que eres.»

Aquí es muy importante tener claro y visualizar tu objetivo. Cuando estoy en preparación me imagino compitiendo, en la tarima, haciendo un buen papel y sintiéndome satisfecha con el trabajo deseado. Cuando estás en ese momento, te ves al lado de tantas chicas que están tan bien, siempre te queda un remordimiento y piensas que para la próxima vez puedes esforzarte un poco más.

Entonces me digo: «Ahora es el momento de darlo todo, superar estos momentos harán que luego estés satisfecha.»

No importa que no compitas. Seguro que tú también tienes una imagen mental de aquello en lo que quieres convertirte y, si no la tienes, créala. Quizá quiera verte metiéndote de nuevo en tus vaqueros favoritos, esos que tienes guardados en el armario por si acaso un día vuelves a estar tan estupenda, o quizá sea en una situación de reconocimiento en la que todo el mundo te dice el cambio que has dado y lo bien y guapa que estás. Reconócelo, somos mujeres. Nos encanta sentirnos atractivas y guapas. Va en nuestra naturaleza, esto no es culpa de la sociedad, la responsabilidad de esto la tiene el cromosoma XX.

Si te ilusiona identificarte con esa imagen que has creado de ti, te animas y motivas a esforzarte con tu diálogo interno positivo y con estos truquitos consigues ejecutar acciones, ya tienes todos los ingredientes que necesitas para vencer la pereza que te impide cumplir tus metas. Esta manera de actuar es la que marca la diferencia entre las mujeres mediocres y las triunfadoras.

¿No te encantaría ser una de esas mujeres que admiras por su fuerza de voluntad? Esas que ves con energía y con un tipo estupendo, que se ven atractivas y joviales por muchos años que pasen. ¿En serio crees que ellas no sienten pereza? ¿De veras crees que son tan diferentes a ti? El secreto está en el esfuerzo y pese a quien le pese, no es genética, es pura gestión emocional que está al alcance de cualquiera de nosotras.

Es muy importante que aprendamos a tratarnos bien y mejorar la relación con nosotras mismas. Al fin y al cabo, somos las únicas que estamos con nosotras durante 24 horas, 365 días al año durante toda nuestra vida. Hacer caso a los pensamientos negativos, que nos limitan y nos arrastran a alejarnos de nuestro objetivo, es el peor castigo que podemos aplicarnos; es comprar un billete directo a pasar una etapa depresiva en el futuro. A la mayoría de las mujeres que toman antidepresivos lo que les ocurre en realidad es que están sometidas a su monotonía; se ven mal en el espejo, y les faltan dosis de motivación y autoestima.

No os imagináis la cantidad de mujeres con trastornos emocionales que acuden a mi consulta con un problema tremendo de autoestima derivado de la relación con ellas mismas. Mujeres que cuando empiezan a conocerse, a cambiar sus diálogos, a ponerse metas y a motivarse, dan un giro de 180 grados en sus vidas, se recuperan a ellas mismas y a eso lo llamamos «empoderarse».

Si aprendemos a conocernos, a tener una relación de amor, respeto, cariño y motivación con nosotras mismas, habremos dado un gran paso a nuestro nivel de crecimiento. Como personas adultas que ya somos, no podemos estar toda la vida culpando a la sociedad, a nuestros padres, a los profesores o a la gente de los juicios que emitimos y nos condicionan.

Tener pereza no es excusa para dejar de cumplir tus objetivos. Es más, sentir pereza no es lo mismo que ser perezoso; no pasa nada por regalarnos ocasionalmente esos momentos de remoloneo. Está bien la pereza cuando forma parte del disfrute que hemos elegido. Otra cosa muy diferente es ser perezosa, entrar en un cuadro de pereza del que no podemos salir fácilmente. Si conseguimos adaptar a nuestra vida un programa de actividades que nos motiven, una buena organización del tiempo de actividad y de descanso, cumplimos con nuestras tareas y también le damos al cuerpo el descanso que necesitamos, podremos regalarnos esos momentos de placer de perder el tiempo de vez en cuando, si es que eso te gusta. Incluso a veces es necesario este tipo de parada, a modo de poner el contador a cero para comenzar con más ganas al día siguiente.

Espero haber sabido transmitirte que lo importante es encontrar ese equilibrio entre lo que te apetece y lo que te conviene, y te animo a que comiences a poner en práctica en tu día a día estos truquitos que te he propuesto. No me cabe ninguna duda de que si lo haces los cambios a los que vas a enfrentarte te serán muy beneficiosos.

Capítulo 24

NO PAIN, NO GAIN

Ya hemos hablado con anterioridad de que el dolor forma parte de la vida. Esa creencia de que el dolor es injusto nos lleva a adoptar un papel de víctimas ante las posibles adversidades que se nos presenten a lo largo de nuestra existencia.

Cuando sentimos dolor, ya sea físico o emocional, tenemos dos maneras de gestionarlo, solo de nosotras depende qué hacer con él.

- **Opción reactiva:** quejarnos, victimizarnos, buscar culpables, justificarnos con él para no avanzar en nuestra vida.

Si elegimos esta opción, es muy probable que acabemos sintiéndonos desgraciadas, tristes y deprimidas.

- **Opción proactiva:** Aceptarlo, superarnos a nosotras mismas, descubrirnos y conocernos más en ese estado, tener coraje para afrontar las adversidades, mirar lo positivo que nos ofrece la vida.

Si elegimos esta opción, es muy probable que maduremos, nos hagamos mujeres fuertes, sintamos poder y satisfacción con nosotras mismas; o, lo que es lo mismo, seremos más felices.

El lema que mejor caracteriza el fitness es *«no pain no gain»*, que significa «sin dolor, no hay ganancia», y es que experimentar el dolor físico hasta cierta intensidad cuando hacemos ejercicio, adoptar la actitud proactiva, darlo todo con rabia y poner la energía en superarnos un poco más, es un verdadero entrenamiento mental que se puede extrapolar a otras facetas de nuestra vida.

Las chicas fitness somos mujeres fuertes y valientes, nos crecemos antes las adversidades, relativizamos las cosas, restamos importancia y desdramatizamos constantemente.

Nos hacemos fuertes por fuera, porque trabajamos nuestro cuerpo, pero yo siempre digo que un cuerpo fuerte es el puro reflejo de esa fortaleza interna que se trabaja con cada repetición, con lo que, indudablemente, nos hacemos mujeres fuertes por dentro.

A mí me encanta sentirme fuerte. Me he identificado mucho tiempo como una personita frágil, con una hipersensibilidad brutal, a la que todo se le hacía grande. He tenido muchos problemas de ansiedad y cuadros depresivos. No tuve una infancia fácil y eso me hizo creerme víctima de mi mala suerte. Todo cambió cuando opté por crecerme ante el dolor, por aceptar la adversidad como parte de la vida. No se trata de perder el miedo a pasarlo mal, ya que es inevitable sentir miedo al dolor porque a nadie nos gusta sentir daño. Sin embargo, aunque temamos, es importante asumir; esto denota una actitud madura que nos lleva a poder disfrutar de las cosas buenas cuando tocan porque sabemos que las malas llegan solas.

Cuando experimentas tu poder y capacidad de crecerte y superarte al dolor, puedes permitirte disfrutar más de los buenos momentos, porque confías en que, cuando lleguen los malos, vas a saber afrontarlos.

Ya he hablado de este tema un par de veces en este libro, pero es que me parece tan importante que creo que, cuando se asume, hay un chip que cambia dentro de nosotras y nos hace ver la vida de manera diferente para siempre.

Me parece que es uno de los aspectos más importantes de los que trata el concepto de fitness emocional: hacernos amigas del esfuerzo, crecernos ante el dolor, frenar nuestros impulsos si no nos convienen, poner cabeza y lógica, permitirnos tener sueños y, sobre todo, alcanzarlos, disfrutar de los pequeños caprichos con total entrega, porque sentimos que lo hacemos cuando realmente lo merecemos.

Con la práctica del fitness tenemos la oportunidad de aprender todas estas lecciones por el mero hecho de cumplir los entrenamientos, seguir las dietas y gestionar las emociones en nuestro beneficio.

Como podéis comprobar, soy una verdadera enamorada de esta filosofía de vida, porque todo lo que os cuento me lo creo firmemente, pues lo he experimentado en primera persona desde hace ya años. Sinceramente, las pesas, mis comidas, mis nuevos pensamientos y conductas me han cambiado tanto la vida que me sentía muy egoísta por guardar todo esto para mí sola.

Estoy segura de que, si te has interesado por esta lectura, sabrás sacarle todo el jugo que necesites hasta conseguir superarte a ti misma un poco más y hacer una nueva mejor versión de ti tanto a nivel físico como emocional. Todas estas pautas, consejos y trucos son herramientas de coaching y programación neurolingüística que he aplicado durante años a muchas personas que han pasado procesos emocionales graves, siempre con unos resultados sorprendentes. Esos mismos recursos que me ayudaron a mí en un momento dado a salir de la agorafobia, y que luego, extrapolados a otra faceta, me han llevado a ganar copas y medallas.

El límite lo pones tú, porque la realidad es que funciona.

No vale con leerlo, hay que trabajar, estudiar y aplicar todo eso en el día a día. No vale de nada no ponerlo en práctica o rendirse a la primera de cambio. Por más que sepas de técnicas de natación, si no te lanzas a la piscina, nunca sabrás nadar. No se trata de saber qué hacer, se trata de hacerlo; la práctica es la única manera de conseguir cambios. No te preocupes si fallas. Persevera todo lo que necesites.

Aún nos queda mucho que aprender sobre ejercicio físico, alimentación y fitness en general, pero ya puedes empezar a aplicar lo que te he mostrado en páginas anteriores.

Trabaja los ejercicios día a día, ilusiónate con este camino que te acerca a ti y, más pronto que tarde, comenzarás a vislumbrar los resultados.

Capítulo 25

LA PERSEVERANCIA

La perseverancia es un don que tenemos por naturaleza y gracias al cual vamos aprendiendo cosas en nuestra vida. Cuando somos bebés perseveramos constantemente. No nacemos sabiendo ni siquiera agarrarnos al pezón de nuestra madre; tenemos el instinto, pero chupamos dos veces y nos quedamos dormidos. Sin embargo, siempre que mamá nos ayuda a ponernos al pecho, perseveraremos hasta conseguirlo. Antiguamente, cuando no existían las fórmulas de leche artificial, sobrevivíamos exclusivamente gracias a la lactancia materna como animales mamíferos que somos. Hoy en día nos dan facilidades que hacen que seamos menos perseverantes ante cualquier dificultad relacionada con la lactancia. Yo estoy segura de que la falta de información y esas creencias que nos han metido en la cabeza acerca de que no tenemos suficiente leche o de que el bebé se queda con hambre o no coge peso hacen que muchas lactancias sean un fracaso, no porque tengan que serlo, sino porque dejamos de perseverar nosotras, no nuestro hijo, que siempre estará dispuesto a intentarlo todas las veces que le pongamos el pecho delante.

Yo tuve las dos experiencias. Con mi primera hija no tenía información suficiente y me creí que no tenía suficiente leche porque no engordaba lo que en teoría debía engordar. Con el tiempo comprendí que mi hija era una preciosa niña sana y delgadita, que por supuesto con el biberón tampoco ganaba el peso que se pretendía.

A eso se unía el dolor que sentía en los pezones y que en aquel momento no estaba preparada para perseverar lo suficiente. Todo ello hizo que fracasara y no le diera pecho más de 40 días. Con mi segunda hija ya tenía mucha más información, me liberé de esas creencias que me limitaban y entendí que si quería tener éxito debía perseverar muchísimo y no rendirme a pesar del dolor y de la dificultad. Era otro momento de mi vida, en el que estuve dispuesta a la entrega, por lo que no me rendí. Por supuesto, mi hija todavía se rindió menos, porque, como ya os he dicho, la perseverancia es innata y luego a medida que vamos aprendiendo creencias que nos limitan dejamos de perseverar. Conclusión, mi hija se destetó con casi cuatro años y de mutuo acuerdo. Fue un éxito de lactancia que aún hoy (tiene seis años) recordamos ambas con gran alegría.

Cuando somos pequeños, perseveramos a cada momento, aprendemos a caminar a base de caernos y levantarnos mil veces. Aún no tenemos prejuicios. Unos tenemos más habilidades que otros; algunos tardan 9 meses y otros 15, pero la verdad es que todos aprendemos a caminar. Imagina cómo sería la historia si ese bebé de 11 meses que aún no camina entendiera mensajes como «eres un flojo», «se te da fatal», «no vas a salir andando nunca». Probablemente, una gran parte de la sociedad no aprendería a caminar en toda su vida, se rendiría y creería que no sabe andar.

Por suerte, la naturaleza es sabia y no nos da la capacidad de entendimiento antes de que no aprendamos las cosas esenciales para nuestra supervivencia.

Con estos ejemplos pretendo que veas que eres perseverante; te guste o no, lo eres. A veces es más cómodo agarrarse a un «es que yo no sirvo» que emprender acciones y esforzarse en aprender.

La verdad es que, si quieres avanzar en tu vida, debes perseverar, si bien en función de tus habilidades tendrás que perseverar más o menos. Eso sí, quiero comunicarte que puedes conseguir en tu vida todo lo que te propongas si realmente estás dispuesta a perseverar.

Perseverar significa no rendirse y estar dispuesta a equivocarse. De cada equivocación nace una nueva oportunidad de intentarlo una vez más, de otra manera, con otras opciones u, otras veces, con más práctica; así podrás aprender inglés, montar en moto, tocar la guitarra, bailar zumba y, también, ser más paciente, más positiva, más fuerte, más alegre, más vital y tener mejor autoestima.

A partir de los cinco años, vamos incorporando a nuestra vida juicios o creencias que nos limitan. Entonces es cuando la perseverancia empieza a deteriorarse, porque vamos creyéndonos mensajes del tipo «no vales para esto», «a ti lo que se te da bien es esta otra cosa», «no es importante conseguir tal cosa», «para qué te empeñas tanto».

Cuando comenzamos una actividad o nos planteamos empezarla, muy probablemente resuenen estas creencias en nuestro inconsciente. Entonces, hemos de darnos espacio para tratar de pasarlas a la consciencia.

Vamos a trabajar con los mensajes parentales. Son esos mensajes que hemos recibido cuando somos pequeños y que de alguna manera nos limitan a la hora de perseverar en nuestros sueños.

Recuerda qué personas te limitaban en tu infancia para hacer lo que tú querías y qué cosas te decían. A veces no es necesario que te dijeran nada, pero quizás a partir de sus acciones tú llegaste a ciertas conclusiones.

Recuerdo que me apuntaron con mi mejor amiga a clases de cerámica. Fui un par de veces y me gustaba, pero mi amiga lo hacía mucho mejor que yo. Yo llegaba a casa triste porque no me salía tan bien y me quejaba de ello. Mis padres decidieron no llevarme más a cerámica. La verdad es que me gustaba, pero a pesar de que nunca me dijeran directamente que no lo hacía bien, yo llegué a esa conclusión por mí misma. Mi amiga estudió bellas artes y es una verdadera crac de las artes. Yo quizá nunca hubiera llegado a eso, pero estoy segura de que podría haber mejorado mucho. Me estaba comparando con una niña que enseguida se vio que tenía un don especial. Muy probablemente yo no lo estaba haciendo tan mal, pero, sin embargo, creí para siempre que era un desastre con las manos, lo que me llevó a no practicar ni perseverar nunca con las manos y todo lo relacionado con ellas lo descartaba de mi vida. No aprendí a dibujar, ni a coser, ni a hacer manualidades, ni siquiera sé pintarme las uñas yo sola. Hice de mi creencia mi realidad. Esto no sería así si no hubiera adquirido esa creencia, si hubiera practicado hasta conseguir aprender y ahora ahorraría en costureras y manicura.

¿Te das cuenta del poder de nuestras creencias? ¿Cómo puede un simple hecho condicionar toda nuestra vida?

Vamos a trabajar esto ahora de una manera más práctica con algunos ejercicios escritos para detectar cuáles son esos condicionantes negativos que limitan la consecución de tus objetivos.

EJERCICIO 1 SOBRE EL FRACASO:

Piensa en cualquier cosa que quieras aprender y anótala en este espacio:

Ejemplo:
– Quiero aprender a tocar la guitarra.

Luego escribe todas las creencias que has aprendido que te limitan.

Ejemplo:

- Soy muy torpe con las manos.
- No tengo tiempo.
- Es muy difícil.
- La música se me da fatal.

_____
_____
_____
_____
_____
_____
_____
_____
_____
_____
_____
_____
_____
_____
_____

Si de verdad quieres aprender a tocar la guitarra porque te ves disfrutando de ello (damos por hecho que te requerirá esfuerzo), ahora es el momento de conseguirlo. Para ello necesitas cambiar esas creencias que te condicionaban al fracaso por otras más positivas que te acerquen al éxito.

Te pongo algunos ejemplos de afirmaciones positivas que uso para lograr mis metas.

- Soy capaz de aprender todo lo que me propongo.
- Necesito cambiar mis prioridades para encontrar el momento para hacer las clases.

– No sé hacerlo, pero puedo aprenderlo.
– La música me encanta y puedo mejorar mis capacidades para aprender.

Ya sabes que cuando se trata de cambiar creencias, debemos repetirlas, dibujarlas, cantarlas, es decir, como cualquier cosa que queramos aprender, vamos a necesitar perseverar en trabajar con ellas.

La perseverancia se diferencia de la constancia en que la constancia está vinculada a un hecho concreto que sabemos que es beneficioso para nosotros si lo mantenemos durante el tiempo. En cambio, la perseverancia está directamente vinculada al sentimiento de fracaso.

Para perseverar hay que estar dispuesta a fracasar. Por eso también te invito a reflexionar sobre tus creencias limitadoras acerca del fracaso.

La mayoría de las veces dejamos de ser perseverantes como consecuencia de la falta de disposición a fracasar, porque tenemos creencias muy negativas acerca de este sentimiento.

Perseverar significa: fracasar-aprender-volver a intentar, y así una y otra vez hasta conseguir el objetivo.

Existen numerosas creencias negativas vinculadas al sentimiento de fracaso. Por eso muchas personas lo ven como algo negativo y no están dispuestas a intentar y perseverar. Prefieren no intentarlo que sentirse fracasadas.

Ejemplo:
– Fracasar es de débiles.
– Es malo fracasar.
– Fracasar es vergonzoso.
– Si fracaso significa que no valgo nada.
– Fracasar es algo terrible.
– Prefiero no intentarlo que fracasar.
– Si fracaso es porque no valgo para eso.

¿Tienes alguna más que añadir?

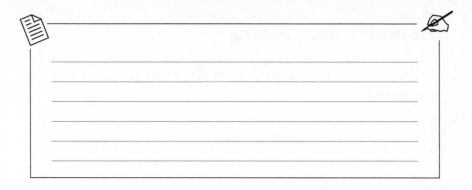

Otras personas estamos dispuestas a fracasar. Entendemos este sentimiento como una oportunidad de aprendizaje y como un indicativo de que debemos cambiar algunos aspectos para alcanzar nuestro objetivo. Son esas piedras que nos encontramos por el camino que nos indican que debemos modificar algunas cosas para llegar a donde queremos.

Estas son creencias positivas que yo he adoptado sobre el fracaso y que me ayudan a conseguir mis objetivos.

Ejemplo:
- Fracaso significa aprendizaje.
- Muchos éxitos están formados por la superación de muchos fracasos.
- Fracaso no tiene nada que ver con mi valor.
- Soy valiente porque soy capaz de aprender de mis errores.
- Más vale fracasar en el intento que no haberlo intentado.

Ahora anota algunas tuyas.

EJERCICIO 2 SOBRE EL FRACASO:

Escribe algunas situaciones de tu vida en las que hayas sentido que fracasabas.

Ahora responde, ¿qué mensajes te decías a ti misma cuando fracasaste?

¿Te impulsaron o te limitaron esos mensajes?

¿Qué aprendizajes pudiste obtener de esa experiencia.

¿Qué puedes cambiar para que la próxima vez que fracases puedas continuar perseverado en tu proyecto?

Romper con todas esas barreras, esas conexiones neuronales que están arraigadas en nuestro cerebro que no nos dejan avanzar, y adoptar nuevas creencias como nuevas verdades, requiere de mucha práctica.

Debes repetirte tus nuevas creencias cuantas veces puedas. Cada vez que tu mente involuntaria te proporcione esas ideas que te limitan tienes que darle una respuesta contundente. ¡Tú decides tus reglas!

¡Toma acciones encaminadas a lo que deseas obtener!

A mí me gusta llenar mi casa de notas adhesivas de colores. Escribo en cada una una afirmación o creencia que quiero adquirir. Así cuando las veo recuerdo que debo repetírmelo muchas veces.

Te garantizo que es completamente posible cambiar nuestras

creencias y, cuando las cambiamos, nuestra percepción de la realidad cambia, nuestros pensamientos cambian, nuestras emociones cambian y, consecuentemente, nuestras acciones cambian; y las respuestas de las demás personas también serán diferentes.

Podemos cambiar nuestro mundo con solo cambiar nuestras creencias. Creemos que existe una realidad cuando eso no es cierto, lo que está bien para algunos está mal para otros. No existe ningún modelo real que seguir, cada uno tiene su propia realidad, su propio mundo, su propia manera de sentir e interpretar las cosas, y también sus exclusivas experiencias y creencias.

El cambio de tu vida va de dentro afuera. Cambiando tu manera de interpretar lo que ves, lo que oyes, lo que sientes, podrás cambiar lo que crees, y tu manera de sentir y actuar ante determinadas circunstancias. Cambiar nuestra vida solo depende de nosotras mismas.

Valores tan importantes como la perseverancia, la fuerza de voluntad y la constancia, que son innatos, nos los vamos cargando por el camino cuando empezamos a creernos cosas que nos limitan. Se trata de un desaprender para aprender; desaprendemos patrones condicionados por la sociedad continuamente, para aprender de nuevo a volver a lo que realmente somos, a nuestras cualidades innatas en muchos casos. A veces la vida resulta paradójica.

Capítulo 26

CONCLUSIONES EMOCIONALES

A lo largo de estas páginas he tratado de mostrarte cómo afectan los pensamientos y las creencias a los sentimientos y a la conducta a la hora de afrontar las circunstancias de nuestras vidas. Con el fitness te invito a que hagas cambios enfocados a sentirte mejor contigo misma, tanto por dentro como por fuera, integrando nuevas maneras de percibir el mundo que te rodea y motivándote en tu día a día con nuevos recursos y herramientas.

Hasta aquí hemos visto la parte más emocional del asunto. Hemos seguido todo un proceso de coaching personal, hemos establecido objetivos, metas a corto y largo plazo, hemos aprendido a organizar y distribuir el tiempo, hemos adoptado actitudes proactivas, hemos descubierto creencias que nos limitaban para vencer perezas y las hemos cambiado para mejorar la constancia, la fuerza de voluntad y la autoestima, así como para tener más confianza en nosotras mismas gracias a un pensamiento más positivo.

Te dejo un espacio para que reflexiones y saques tus propias conclusiones al respecto, antes de continuar:

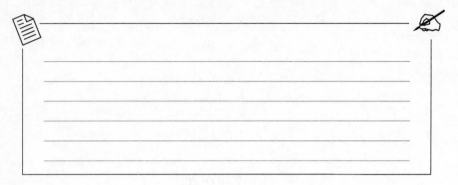

Con esto acabamos la primera parte del triángulo que representa mi filosofía de vida fitness. Es el primer aspecto que hay que trabajar, porque si no tenemos la mentalidad adecuada no podremos avanzar en los otros dos, que son igual de importantes y que veremos a continuación de manera detallada.

BLOQUE 3
CÓMO MEJORAR MI ASPECTO FÍSICO

Capítulo 27

DIFERENCIAS ENTRE EL HOMBRE Y LA MUJER

Son muchas las diferencias entre el hombre y la mujer, a pesar de que haya muchas mujeres que defiendan que somos iguales y que se niegan a verlo.

Que luchemos por tener los mismos derechos no debe ser incompatible con aceptar que somos diferentes, tanto a nivel físico como emocional, lo cual nos lleva a tener ciertas particularidades propias de nuestro género, así como ciertas capacidades o cualidades diferentes. Ya lo decía John Gray en su famosa obra *Los hombres son de Marte y las mujeres de Venus* (si no lo has leído, es un libro que te recomiendo).

Por supuesto que no se puede generalizar y existirán mujeres con cualidades típicas del sexo opuesto, incluso más desarrolladas que en muchos hombres, y viceversa, pero lo cierto es que anatómica y fisiológicamente somos diferentes en muchos aspectos.

Estas diferencias también nos afectan a la hora de practicar ejercicio físico e influyen en los resultados; por eso considero este apartado importante. Por otra parte, tenemos limitaciones mentales a la hora de ejercitar nuestro cuerpo porque tememos masculinizarnos. Pensamos que vamos a responder al ejercicio físico de la misma manera que los hombres y, cuando nos decidimos a entrenar con peso, en el gimnasio, nos ponen un sistema de entrenamiento estándar pasando por alto esas diferencias que son fundamentales a la hora de obtener resultados deseados.

DIFERENCIAS MORFOLÓGICAS

En promedio, el cuerpo de la mujer es en relación con el del hombre:

- un 8 % más pequeño
- un 10 % más ligero
- un 7 % más bajo

El cuerpo de la mujer es de estatura más pequeña que el del hombre debido a unas hormonas que se llaman estrógenos, que producen los ovarios. Los estrógenos frenan el crecimiento del cuerpo más tempranamente y nos hacen acumular más grasa. Por regla general, a mayor peso graso más dificultad tenemos para practicar deporte, así como mayor es la fatiga.

Los hombres producen andrógenos, que fortalecen el cuerpo y aumentan el crecimiento de los músculos y huesos.

El tejido magro del hombre es un 30 % mayor que el de la mujer, con lo que lo hace más fuerte, más rápido y tarda más en fatigarse.

Los hombres tienen también las extremidades más largas y el tren superior más desarrollado que el inferior. Además, tienen los hombros más distanciados, lo que hace que en esa parte del cuerpo tengan dos tercios más de fuerza que las mujeres. Sin embargo, en el tren inferior las mujeres nos parecemos más a los hombres, incluso en proporción, tenemos más masa muscular, aunque también acumulamos más grasa en esta zona; por eso tenemos cierta desventaja mecánica para realizar algunos ejercicios, como las dominadas.

Las dominadas son un ejercicio básico en el fitness y, aunque lo veremos más detenidamente en la parte del libro dedicada al entrenamiento, lo explico aquí para que entiendas a lo que me refiero cuando hablo de diferencias entre los dos sexos.

Se realizan colgándose en una barra con los brazos y subiendo y bajando el cuerpo. Los hombres levantan con la parte del cuerpo que tienen más desarrollada y pesa menos, mientras que la mujer tiene que levantar con la parte de su cuerpo menos fuerte la que acumula más grasa y pesa más.

Por eso en las oposiciones para policía, por ejemplo, a los hombres les piden 17 dominadas mientras que a las mujeres les piden solamente sostener el cuerpo durante un tiempo y no tienen que subir y bajar.

Esto no significa que la mujer no pueda aprender a hacer dominadas (yo misma las hago), pero necesita mucha más práctica, esfuerzo y tiempo para conseguirlo.

No todo es negativo, por regla general las mujeres somos el 10 % más flexibles y tenemos mejor movilidad articular, así como mayor tolerancia al dolor, lo cual nos beneficia en los entrenamientos.

Lo que trato de demostrarte es que una mujer tiene un rendimiento muscular muy inferior al del hombre y por eso es imposible que por mucho que entrene con pesas una mujer se masculinice.

Otra diferencia es que las mujeres tenemos menos hematíes y, por lo tanto, nuestra capacidad de transportar oxígeno es inferior.

También tenemos la caja torácica más pequeña que los hombres y menor tejido pulmonar. Eso significa que para alcanzar una ventilación igual tenemos que aumentar la frecuencia respiratoria, lo que se une a que nuestro corazón es más pequeño, con lo que movemos una cantidad inferior de sangre; como consecuencia de todo ello el trasporte de oxígeno a los músculos es menor. Conclusión: nuestro rendimiento muscular está muy limitado en comparación con el del género masculino.

Si a esto le unimos la falta de testosterona en las mujeres, que es la hormona que ayuda a que crezcan los músculos, ni aunque quisiéramos conseguiríamos aumentar la calidad muscular hasta el punto de perder las líneas femeninas.

Es la típica excusa que usan las mujeres que no quieren entrenar con pesas: «Yo es que enseguida me pongo fuerte»; «yo es que no quiero acabar como un hombre». Ambas creencias son inciertas. Las mujeres que veis con pinta masculinizada es porque han tomado hormonas masculinas (y en cantidad) para conseguir aumentar músculos y rendimiento. Muchas atletas lo hacen porque, si no, no llegan a los resultados que desean de manera natural.

Sin embargo, las mujeres podemos ganar fuerza al mismo ritmo que los hombres, en función del tejido muscular del que dispongamos.

Así que estas diferencias no pueden convertirse en una excusa para dejar de entrenar porque todas podemos mejorar nuestra condición física, sentirnos enérgicas, fuertes y vernos en buen estado de forma. Justo como nos gusta: tonificadas y con curvas.

DIFERENCIAS HORMONALES

La hormona que influye en el desarrollo de la fuerza y de los músculos es la testosterona, la mujer posee del 10 al 20 % menos que el hombre. Con eso queda aclarado que un hombre y una mujer que ejercitan su cuerpo de la misma forma van a obtener diferentes resultados y, consecuentemente, una chica de manera natural (sin tomar hormonas masculinas) no se puede ver masculinizada aunque se mate a entrenar con pesas.

Además, las mujeres tenemos más estrógenos, hormonas femeninas que interfieren en el crecimiento muscular e incrementan la grasa corporal. Por eso las chicas, debido a los estrógenos, terminamos nuestro ciclo de crecimiento dos años antes que los chicos. En términos generales, debido a esta diferencia hormonal, los hombres tienen la mitad de grasa que las mujeres.

DIFERENCIAS MOTORAS

La desigualdad condiciona la diferencia de fuerza muscular en relación con los músculos.

La fuerza máxima que alcanzamos las mujeres se da entre los 18 y los 22 años y es un 40 % inferior a la que alcanza el hombre a lo largo de toda su vida.

Esa es nuestra naturaleza, que tiene desventajas a la hora de realizar cualquier actividad física, lo cual no se puede convertir en una excusa si de verdad queremos ponernos en forma.

También la naturaleza nos dotó a las mujeres de mayor capacidad de esfuerzo, más tolerancia al dolor, más facilidad de organización y mayor fuerza de voluntad para conseguir las metas que nos fijemos. Esto facilita con creces la posibilidad de llegar a tener éxito, en nuestro nivel femenino, en cualquier disciplina deportiva que nos propongamos.

A mí las desventajas no me parecen un obstáculo; más bien son un estímulo, porque soy muy consciente de mis limitaciones como mujer y, sin embargo, me siento muy bien conmigo misma por considerarme una chica que ha conseguido tener un cuerpo atlético y estar en forma; pero buena parte de eso se debe a los hábitos saludables y a esforzarme en conseguir mis objetivos con constancia y dedicación. Ya quisieran muchos hombres tener mi estado físico con la edad que tengo, a pesar de que ellos podrían tenerlo con mucho menos esfuerzo y sacrificio.

Durante muchos años se nos ha catalogado como el sexo débil por esas condiciones naturales, pasando por alto otras muchas cualidades que tenemos más desarrolladas que los hombres y, sin embargo, no se les ha dado el valor que realmente merecen.

Lo que sí que está claro es que ambos sexos, en sinergia, formamos el tándem perfecto para evolucionar como la especie única que somos, maravillosos e imperfectos seres humanos.

Capítulo 28

LA LÍNEA DEL CUERPO FITNESS, ¿HACIA DÓNDE NOS DIRIGIMOS?

Hay una gran diferencia entre estar delgadas o ser fit. Estar delgada no siempre significa estar saludable y tampoco tener buen aspecto físico.

En función de nuestra genética tenemos que adecuar la composición corporal para conseguir un estado óptimo de salud que a la vez nos proporcione una buena apariencia física. Recuerda que se trata de mejorar tu propia versión, aceptarte y quererte como eres, sabiendo sacar lo mejor de ti tanto física como emocionalmente.

Un cuerpo fitness, tal y como yo propongo conseguirlo, es el resultado de llevar a cabo una filosofía de vida saludable, en la que se compaginan ejercicio físico, buenos hábitos alimentarios y una actitud encaminada a cumplir nuestras metas.

No voy a enseñarte un estereotipo de lo que debes ser, de lo que debes perseguir, de lo que es bonito o feo. Mi objetivo es enseñarte a llevar unos hábitos que sean beneficiosos para ti y que, además, comiences a relacionarte con el espejo para que aprendas a mirarte no solo por fuera, sino también por dentro, y que te sirva para valorar día a día si el reflejo de lo que ves te hace sentir bien contigo misma o si hay aspectos que deseas mejorar.

Se trata de ir mejorando tu propia versión, de superarte, de utilizar tu cuerpo como una potente arma de crecimiento personal. Cuidando tu aspecto y llevando a cabo esos cambios de hábitos que te llevarán a tener una imagen mejor, estarás potenciando tus valores, tu fuerza de voluntad y tu disciplina, y vencerás la pereza y los obstáculos mentales, con lo que cada día no solo estarás más fuerte por fuera, sino que también estarás más fuerte por dentro.

Vas a utilizar ese tipo de culto al cuerpo para llegar a tu mundo interior, de manera que mejorarás constantemente por fuera y por dentro de manera simultánea.

Es muy bonito conectar con esa esencia femenina que todas tenemos, con esa coquetería y esa sensualidad que nos caracteriza, con una consciencia más profunda que la simple estética. Vamos a apartar el sentido de la imagen física de algo puramente frívolo, vamos a aprender a conocer y trabajar nuestro cuerpo, para aprender a querernos más y cuidarnos de un modo mucho más profundo y verdadero.

Es importante que comprendas la anatomía de la mujer, porque así podrás pulir tu cuerpo potenciando esas formas femeninas que tanto nos gustan. Para ello debes tener en cuenta que existen tres biotipos, o somatotipos. Son tres tipos de cuerpo en función de su estructura. Aunque es normal que no te identifiques solo con uno, siempre hay uno de los tres que predomina.

No hay un biotipo mejor y otro peor. Son diferentes y conocerlos te ayudará a conocerte un poco más y saber hacia dónde dirigirte a la hora de mejorar tu aspecto físico. No solo te hará saber algo más de ti por tu apariencia física, ya que están muy relacionados con nuestra forma de ser, de actuar y de sentir (psicotipo).

ECTOMORFAS

Las personas ectomorfas son de genética flaca, de huesos finos y extremidades largas. Tienden a acumular poca grasa y les cuesta ganar masa muscular. El metabolismo es rápido. Suelen ser esas mujeres tan envidadas que por más que comen nunca engordan. Eso parece una suerte, pero recuerda que no siempre estar delgada es sinónimo de buena salud. Nuestro objetivo es tener un estado de forma óptimo, con unos valores bioquímicos dentro del intervalo saludable. No sirve de nada estar delgada si acabas teniendo alto el colesterol o los triglicéridos.

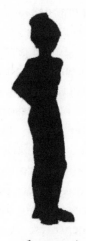

Ectomorfo

La buena alimentación y la mejora de la calidad muscular son muy importantes para tener buena salud a largo plazo.

El objetivo fundamental si tienes este tipo de cuerpo es conseguir aumentar la masa muscular para proteger los huesos, mejorar el metabolismo y nutrir el cuerpo con alimentos saludables para prevenir enfermedades cardiovasculares.

En relación con el psicotipo las personas con este biotipo suelen ser nerviosas, muy exigentes consigo mismas, muy sensibles a las críticas y tímidas en muchas ocasiones. En los momentos de preocupación tienden a la soledad y tratan de controlar conscientemente la expresión de sus emociones.

MESOFORFAS

La apariencia de estas personas es atlética. Tienen facilidad tanto para ganar masa como para perder grasa, un metabolismo bastante eficaz y responden muy bien a cualquier estímulo.

Nuestro objetivo es mantener un nivel adecuado de masa muscular en relación con el porcentaje de grasa mediante el consumo cotidiano de alimentos nutritivos aprovechando las condiciones naturales que en estas personas facilitan la obtención de resultados rápidos.

Según el psicotipo asociado a este mesotipo, emocionalmente son personas llenas de energía, con reacciones fuertes e impulsivas. Suelen ser personas competitivas y les gusta correr riesgos. Si algo les preocupa, actúan; no suelen dejarlo pasar. Son directas, no se andan con rodeos y dicen lo que piensan aunque a veces parezcan descaradas. Suelen tener la mente dispersa, con dificultad para concentrarse. A veces pueden ser egocéntricas y con poca capacidad empática.

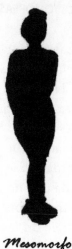

Mesomorfo

ENDOMORFAS

Estas personas tienen formas redondeadas, con facilidad para ganar masa muscular y dificultad para perder grasa. Suelen tener facilidad para el sobrepeso y no deben descuidar su alimentación.

Nuestro objetivo es aprovechar la facilidad para ganar masa muscular para contribuir a mejorar el metabolismo, a partir de una dieta con nutrientes saludables en la que se reduzca al máximo la ingesta de azúcares.

En cuanto al psicotipo, suelen ser personas abiertas y muy amables, necesitan mucha aprobación de los demás, y tienden a ser tranquilas, educadas y comunicativas en cuanto a sentimientos se refiere. Sus reacciones son lentas y tienden a pensar las cosas antes de actuar. Comunican con facilidad sus sentimientos.

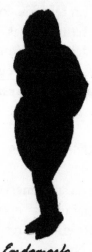

Endomorfo

Además del biotipo, debemos tener en cuenta que cada persona tiene un gasto calórico diario. Si bajas las calorías que ingieres en relación con las que gastas, pierdes peso, claro está, pero si lo que te gustaría es cambiar el aspecto de tu cuerpo, a una forma más tonificada, más dura, con menos celulitis y además más ágil, entonces no tienes que fijarte exclusivamente en las calorías, sino que tienes que encauzar tu alimentación hacia los macronutrientes.

Las dietas de tipo Dukan, sirope, alcachofa, pollo con piña y tantas otras reducen inmensamente las calorías que consumes. Si a eso le sumas algo de ejercicio físico, vas a entrar rápidamente en déficit calórico, por lo que empezarás a perder peso muy rápido y te pondrás muy contenta con el resultado. El problema con ese tipo de dietas es que, además de perder peso, pierdes nutrientes necesarios para el buen funcionamiento del cuerpo y no tardarás mucho en sentirte cansada y débil. La mayor parte del peso que disminuirás será por pérdida no solo de grasa, sino también de líquido y, sobre todo, de masa muscular, lo cual te lleva a adquirir un aspecto más delgado, pero también más blando y flácido.

Tienes que saber también que este tipo de dietas acaban por ralentizar el metabolismo, porque el cuerpo, al notar que le faltan nutrientes, se pone en modo de defensa para garantizar su supervivencia y empieza a quemar calorías cada vez más lentamente por si se queda sin combustible para su buen funcionamiento. Es algo parecido a cuando el coche entra en reserva, se pone en modo ahorro de energía y empieza a consumir combustible más lentamente, además de limitar el buen funcionamiento de algunas de sus funciones.

Este tipo de dietas, además de ser poco saludables, provocan efecto rebote; es el famoso efecto yo-yo. Eso ocurre porque cuando al cuerpo le falta mucho de algo, luego, al dárselo, lo coge con ganas y lo guarda directamente como reserva, por si acaso vuelves a quitárselo.

Por eso en este libro quiero que te olvides de esas dietas milagro, que abandones esa necesidad de encontrar resultados rápidos a precio tan caro. Apuesto por que adoptes un estilo de vida saludable, con una dieta acorde a tus necesidades u objetivos. Que quede claro que llamo dieta a todo lo que sea alimentarse siguiendo una organización previa, eligiendo y controlando los alimentos en función de unos objetivos, no a esos regímenes restrictivos en los que se pasa muchísima hambre y con los que lo único que se consigue es volver a los mismos resultados que antes de empezarlos.

Desde que mi alimentación depende de mí, siempre he seguido una dieta; con diferentes objetivos, pues siempre me gustó controlar mi alimentación, lo cual me ha llevado a tener una apariencia física bastante buena aun teniendo una genética muy normal de tipo ecto-mesomorfo.

Hacer dieta no debe ser sinónimo de pasar hambre ni de tener ansiedad; más bien todo lo contrario. Seguir una buena dieta da la oportunidad de planear qué comer en cada momento, en función de nuestras necesidades y objetivos, organizarlo con tiempo para no comer cualquier cosa que nos pille en un mal momento. También previene la ansiedad de no parar hasta reventar y hace que sepamos lo que tenemos que comer en cada momento. Nos evita tirar fácilmente de azúcares, con todo lo que eso conlleva, y además nos ayuda ahorrar, porque sabemos qué comprar y no tiramos comida, pues muchas veces compramos más de lo que necesitamos, y entonces o bien tiramos comida o bien comemos de más para que no se estropee.

Cómo ves son muchos los beneficios que nos aporta seguir una dieta, vivir a dieta, una dieta flexible basada en el gasto calórico de cada cual y, además, y sobre todo, en un buen reparto de nutrientes.

Si le das al cuerpo lo que necesita en cada momento, tu objetivo no será la pérdida de peso, sino la mejora de tu composición corporal.

Cuando haces un reparto de nutrientes adecuado a tus necesidades, tu cuerpo funciona correctamente, se acelera el metabolismo, tonificas, defines, te ves más durita, tienes mejor rendimiento, aumentas la energía y estás más sana.

Capítulo 29

LA IMPORTANCIA DE LA MASA MUSCULAR

Tener un déficit de musculatura es tremendamente peligroso. Los músculos actúan como armadura del sistema óseo y orgánico, protegen los huesos y los órganos vitales, con lo que si no pueden desempeñar bien su función, los huesos y los órganos acabarán sometidos a un desgaste superior y asumirán funciones que no les corresponden. A largo plazo pueden aparecer problemas, como osteoporosis, artritis, tendinitis, trocanteritis, fibromialgia, que, además, se acentúan con la menopausia, ya que las hormonas no juegan, en este aspecto, precisamente a nuestro favor.

Está demostrado que las mujeres deportistas reducen notablemente esos problemas respecto a las mujeres sedentarias; o sea que conseguir un cuerpo tonificado no es solo un objetivo estético, sino que es lo mejor que puedes hacer para mejorar tu salud como mujer.

La masa muscular está muy relacionada con nuestro metabolismo. Lo único que acelera considerablemente el metabolismo es el aumento de masa muscular, ya que 1 kg de músculo en reposo quema casi el triple de lo que quema 1 kg de grasa corporal también en reposo.

Por eso es muy importante, hacer un buen reparto de nutrientes para conseguir nuestro peso ideal sin perder masa muscular; así, poco a poco, se consigue todo lo contrario que con las dietas que ralentizan el metabolismo. Si se mejora la calidad muscular, el metabolismo será más rápido y, consecuentemente, podremos comer más.

¿COMER MÁS Y ENGORDAR MENOS? YO LO FIRMO

Hace poco participé en un taller de dieta fitness organizado por 1000 Fit Meals. En él hacían un símil que me pareció realmente divertido e interesante. Comparaban los músculos con microondas y decían que los músculos actúan como microondas que queman grasa: cuanta más masa muscular, más microondas posees, con lo que puedes quemar más calorías al mismo tiempo; consecuentemente, el metabolismo se va acelerando, porque vas ganando músculo, vas quemando más calorías y puedes comer más sin que te engorde.

Podemos conseguir con una filosofía de vida fitness un metabolismo eficiente, haciendo ejercicio físico regular y llevando una dieta adecuada habitualmente, en la que también hay cabida para ciertos caprichos cuando nos corresponde.

No hay que fijarse tanto en el peso, sino en la composición corporal. De hecho no te asustes si después de un mes entrenando y haciendo tu dieta fitness no has perdido ni un gramo, porque puede ocurrir que hayas perdido grasa pero hayas ganado masa muscular. Un kilo de masa muscular ocupa la mitad que un kilo de grasa, con lo que puedes perder volumen sin que afecte al peso.

La mayoría de las veces, una persona que quiere perder peso decide seguir una dieta tipo y realizar ejercicio físico cardiovascular (bicicleta, running), que es con el que nos enseñan que se pierde más peso. Efectivamente, la persona en cuestión pierde peso rápidamente, pero, a la vez, y sin saberlo, empieza también a estar carente de nutrientes y, por el proceso que he explicado, el metabolismo comienza a ralentizarse, empieza a perder cada vez menos peso. A la vista de los resultados anteriores, la solución es comer aún menos y aumentar el tiempo de ejercicio cardiovascular; el metabolismo se ralentiza aún más y así sucesivamente hasta llegar a un punto en el que el peso se estanca y por poco que coma y por más que corra, engorda.

¿Cómo podemos solucionar este problema tan común en las mujeres? Pues desarrollando un metabolismo eficiente. Eso se consigue con un buen reparto de nutrientes y un ejercicio físico adecuado, a fin de mejorar la calidad muscular.

Si comes adecuadamente y realizas ejercicio de fuerza combinado con cardiovascular, crearás más masa muscular y, por consiguiente, quemarás más calorías por el efecto microondas. Al tener más masa muscular podrás comer más cantidad, lo que hará que tengas más energía para entrenar mejor y mejorarás más aún tu calidad muscular. Cada vez podrás comer más engordando menos y mejorará día a día tu aspecto físico.

Te será más fácil no tener antojos, puesto que al comer más tendrás menos hambre y eso te llevará a no consumir un exceso de azucares, con lo que reducirás la ansiedad y solo comerás los caprichos que determines, porque no lo harás por necesidad, sino por placer. Tendrás un control mucho mayor sobre lo que decides llevarte a la boca y eso además lo materializarás en resultados.

Nos dirigimos entonces hacia un estilo de vida en el que compaginamos un plan de entrenamiento enfocado a mejorar la calidad muscular, con un estilo de alimentación saludable, con el fin de desarrollar la eficiencia del metabolismo para que nos lleve a tener el control de la comida, así como a obtener resultados de mejora ante el espejo. Al mismo tiempo nos mejorará la salud y aumentará nuestra autoestima. No suena mal, ¿verdad?

Capítulo 30

CÓMO CONSEGUIR UN CUERPO DURO Y TONIFICADO

La mayoría de nosotras cuando nos apuntamos a un gimnasio, vamos con la idea de mejorar la salud y el aspecto físico. El objetivo suele ser siempre el mismo, perder algo de grasa y, sobre todo, ponernos duras.

En este sentido existe una tremenda falta de información. Creemos que si entrenamos con pesas nos pondremos fuertes como los hombres que hacen pesas, cuestión que ya hemos resuelto en el capítulo anterior.

También creemos que el hecho de ponernos duritas es sencillo, porque deducimos que si entrenando con pesas nos ponemos como los hombres, pues para ponernos duras tenemos que esforzarnos menos; y que haciendo unas clases colectivas y un poco de pesas vamos a conseguir el cuerpo de nuestros sueños.

No sé cuántas veces me he encontrado en el gimnasio a alguna chica que me ha visto entrenar y me ha cuestionado, diciéndome que ella no quiere ponerse fuerte, que lo que quiere es ponerse dura, y que por eso entrena con poco peso y muchas repeticiones, lo que demuestra un completo desconocimiento de cómo funciona el fitness.

¿Os habéis planteado alguna vez qué es realmente ponerse dura? ¿Qué es lo que se pone duro?, ¿la piel, los músculos, la grasa?

Vamos a ver unos conceptos básicos para que entiendas cómo mejorar tu aspecto físico de verdad.

El cuerpo está formado por huesos, músculos, grasa y agua. A su vez, los músculos están formados por una parte dura (fibras) y una parte blanda (agua). Si no los trabajamos, la proporción de agua con respecto a la fibra es muy grande, con lo que los músculos serán blanditos. Eso unido a que un cuerpo que no hace deporte retiene hasta tres veces más agua que un cuerpo que practica ejercicio y que el porcentaje de grasa es mucho mayor en las personas sedentarias aunque estén delgadas, hace que una mujer que no practique asiduamente deporte tenga un aspecto blando, con retención de líquidos y celulitis en la mayoría de los casos.

Un cuerpo tonificado y con aspecto de dureza tiene los músculos con mayor proporción de fibra que de agua, poca retención de líquidos y un porcentaje de grasa bajo.

No siempre ir al gimnasio es sinónimo de aspecto tonificado. Si por encima de los músculos tenemos una buena capa de grasa, lo que nos encontramos inmediatamente bajo la piel será esa grasa y los músculos no se apreciarán a simple vista aunque estén duritos. Sin embargo, cuanto más trabajados y duros estén los músculos, cuanto mayor sea el contenido de fibra en proporción al agua y la grasa, menos espacio tendremos para la grasa y la apariencia será mejor. Por eso una chica con un cuerpo trabajado, aun con algún kilo de más, tiene mejor aspecto que una chica muy delgada que no ha hecho ejercicio nunca.

Es muy frustrante no verse bien nunca. Si estás con algún kilo de más te ves mal, si estás con kilos de menos también te ves mal, cuando engordas un poco te sobra de un sitio, y cuando adelgazas y lo pierdes, te falta de otro. Eso es lo que ocurre cuando tenemos un estilo de vida sedentario, cuando los músculos no están trabajados.

Por eso una vez más me reitero en que no debemos obsesionarnos con el peso, y que lo que debemos es centrarnos en mejorar el aspecto a base de un estado físico saludable. Una persona puede pesar lo mismo que otra y tener un aspecto completamente diferente. Lo verdaderamente importante es la composición corporal.

Capítulo 31

ETAPA DE MEJORA Y ETAPA DE RESULTADOS

Lo que necesitamos hacer para obtener un cuerpo tonificado es combinar ejercicios de fuerza, para hacer crecer la fibra de los músculos, con ejercicios cardiovasculares para fomentar la pérdida de grasa que envuelve el músculo.

El problema reside en que hacer ambas cosas a la vez resulta bastante complicado, porque para que el músculo construya fibra necesita estar en un estado de superávit calórico (ingerir más calorías de las que necesitas), mientras que para perder grasa necesita estar en déficit calórico (ingerir menos calorías de las que necesitas).

Esto tiene un porqué, pues para que tu cuerpo construya fibra tiene que estar completamente abastecido de todo lo que necesita para funcionar adecuadamente; después, con los nutrientes que sobran, comienza a construir músculo.

Del mismo modo, como el cuerpo es sabio y vela por tu supervivencia, para perder la grasa que tienes de reserva debe haber consumido antes todos los almacenes de glucógeno (energía), que están en los músculos.

El cuerpo no entiende si estás pasando hambre porque estás en una guerra o porque lo tienes a dieta, sino que te pone en un estado de alerta para reducir al mínimo tu gasto de energía. Por eso cuando está a dieta te sientes cansada, porque tu cerebro le manda orden a tu cuerpo de que te ponga a descansar porque estás consumiendo las reservas.

Ahora entenderás la complejidad de conseguir ese tipo de cuerpo que quizá sea precisamente el que no te guste y el que, erróneamente, has creído que vas a conseguir si entrenas con pesos y sigues una dieta. Un cuerpo en el que se marcan los músculos bajo la piel porque tiene un porcentaje de grasa muy bajo y que a la vez muestra un trabajo muscular moderado.

Incluso nosotras, las competidoras con ese abdomen marcado y musculadas, tal como aparecemos en las fotos, mantenemos ese estado muy poco tiempo, porque no es saludable y no tardaríamos mucho en tener problemas graves de salud. Lo que pasa es que cuando nos vemos así es cuando nos hacemos las fotos. Igual te pasará a ti cuando estés en tu mejor estado de forma: te harás muchas fotos y te gustará identificarte con ese momento de tu vida; pero, por desgracia para las que nos gusta vernos así, la imagen no se puede mantener durante demasiado tiempo.

Por eso, vamos a tratar de ser realistas y entender que con un estilo de vida fitness, aun entrenando fuerza, haciendo cardio y llevando una buena alimentación, lo máximo que vas a conseguir es estar muy contenta con una nueva versión de ti misma, con un aspecto infinitamente mejor del que tienes ahora, con formas más atléticas y, sobre todo y lo más importante, con una línea saludable durante todo el año, sin variaciones drásticas de peso pasando por dietas infernales y rebotes poco saludables.

Para ello, vamos a dividir todo este proceso en dos fases:

1. **Una etapa de mejora**, en la que vas a mantener un índice de grasa alrededor del 20 %, que es un contenido de grasa que permite mejorar la calidad muscular a la vez que te mantienes saludable y estética. Aquí puedes hacer una dieta más variada y abundante, y regalarte algún capricho de más.

2. **Una etapa de resultados**, que será tu operación bikini particular. Vas a reducir la ingesta calórica, para ponerte en un porcentaje graso de alrededor del 15 %. La dieta será más estricta, y te

privarás de más caprichos, pero lo que te motivará a mantener esta etapa durante un tiempo será cómo vas a verte en el espejo y lo bien que estarás en bikini durante el verano.

El método de alimentación que te mostraré más adelante pretende que integres hábitos dietéticos saludables que puedas mantener durante todo el año de manera cómoda, y que, a la vez, trates de evitar a toda costa esos cambios drásticos de invierno a verano. En invierno comemos mal y engordamos mucho, y en verano hacemos una dieta superdura y perdemos mucho peso en poco tiempo; un peso de una dieta poco saludable que hace que no solo pierdas la grasa que te sobra, sino que se lleva también toda la fibra muscular y todo tu esfuerzo de gimnasio del año, además de repercutir negativamente en el aspecto de tu piel, que se llena de estrías y celulitis, al tiempo que pierde brillo y gana flacidez.

No podemos comparar un índice de grasa saludable entre personas sedentarias y personas que practican deporte, ya que con el fin de proteger los órganos y los huesos, cuando no tenemos una musculatura que hace bien su función, es necesario acumular más grasa. Eso es un arma de doble filo, pues, por un lado, esa grasa nos protege internamente, pero, por otro lado y simultáneamente, nos contamina, y da lugar a valores altos de colesterol, triglicéridos, lo que puede derivar en problemas cardiovasculares.

Por eso una mujer deportista necesita un máximo del 20 % de grasa para estar saludable, mientras que una mujer sedentaria necesita entre el 20 y el 22 % como mínimo. La deportista puede estar sana hasta con el 10 % de grasa, mientras que con ese porcentaje graso tan bajo la sedentaria estaría prácticamente desnutrida.

En la fase de mejora, se trata de ir encontrando el equilibrio entre ingerir los nutrientes necesarios para alimentar adecuadamente el cuerpo y abastecer todas sus necesidades, e incluso con algunas calorías extras para construir fibras musculares, aprovechando que nos sentimos enérgicas ya que en esta fase comemos muy bien y de manera abundante. Este es el momento adecuado para trabajar duro con pesas, aunque no debemos olvidarnos del ejercicio cardiovascular para no acumular demasiada grasa, ya que en esta fase comemos un poco más de lo que nuestro cuerpo necesita y ese excedente se acumulará en forma de grasa en los michelines.

Esta fase la llamamos de mejora, porque en ella mejoraremos la calidad de los músculos, mejoraremos la forma, aunque no veremos los resultados del trabajo hasta la siguiente fase. En el mundo de la competición llamamos a esta fase etapa de «volumen».

En la fase de resultados se trata de ir encontrando el equilibrio entre ingerir los nutrientes necesarios para abastecer las necesidades básicas del cuerpo, manteniendo la calidad muscular a través del ejercicio de fuerza, en combinación con más ejercicio cardiovascular para quemar la grasa sobrante, que ira destapando los músculos que hemos trabajado en la etapa anterior; así llegaremos a lucir un tipo con aspecto fino y duro.

En esta etapa no comerás tanto como en la anterior, pero como no tendrás que perder mucho peso, si lo haces bien todo el año, tampoco habrá tantísima diferencia respecto a la fase anterior. Quizá las primeras dos tres semanas notarás un poco el cambio, pero luego tu cuerpo se adaptará a la nueva forma de comer y no pasarás hambre, te lo aseguro; además todo quedará compensando cuando te veas en el espejo y te pongas tu bikini con tu estupenda nueva forma.

Para que te familiarices un poco más con la terminología del mundillo fitness, esta etapa se llama «definición». Tienes que saber que no es lo mismo adelgazar que definir, o secar, puesto que adelgazar conlleva la pérdida de grasa y, también, la pérdida de masa muscular. Lo que realmente pretendemos para tener un cuerpo fitness es quitar el excedente de grasa y líquido para que se aprecie la dureza y buen tono de los músculos que has trabajado.

BLOQUE 4

ALIMENTACIÓN FITNESS

Capítulo 32

ALIMENTACIÓN FITNESS

Creo que la mayor parte de nuestros problemas relacionados con la alimentación se derivan de que no tenemos suficiente información. No existe una verdadera educación alimentaria y la poca que hay se ve solapada e influenciada negativamente por la publicidad, engañosa en muchos casos, procedente de la industria alimentaria en su único afán de vender sus productos.

Es esta la única razón que encuentro para comprender que, aun a sabiendas de la importancia y la incidencia directa de la alimentación en nuestra salud, la nutrición no está considerada materia sanitaria. La seguridad social gasta muchísimo dinero en tratamientos para la diabetes, la obesidad, el colesterol y un largo etcétera de enfermedades directamente relacionadas con la alimentación; sin embargo, no invierte dinero en educación y nutrición para poder evitarlas.

Intereses de la industria farmacéutica y alimentaria que una vez más van por encima del valor de la salud del ser humano.

En este apartado no pretendo que conozcas los detalles profundos de la nutrición, pues ni yo misma los conozco, pero sí considero que conociendo la información básica de algunos conceptos de nutrición y entendiendo un poco cómo reacciona nuestro cuerpo con los alimentos, podemos llegar a entendernos mejor a nosotras mismas y podremos llevar una alimentación saludable y lógica por encima de cualquier dieta o método que nos vendan como algo novedoso y milagroso, y que, por desgracia, acabe sin resultados a largo plazo y maltratando nuestra salud.

La propia OMS defiende que prácticamente toda nuestra salud depende de lo que comemos. Cuando comemos, la mayoría de los nutrientes se depositan en las paredes intestinales y la sangre los recoge para transportarlos a todas las células. Estamos construidos de millones de células que deben nutrirse adecuadamente para sobrevivir y desempeñar su función.

Cuando no nos alimentamos adecuadamente, por la sangre viajan sustancias tóxicas que ingerimos, las células no reciben lo que necesitan para realizar bien su trabajo o bien se intoxican y dan lugar a enfermedades tanto físicas como emocionales.

Capítulo 33

CONCEPTOS BÁSICOS DE NUTRICIÓN

Aunque cada persona es un mundo y no todos los alimentos reaccionan de la misma manera en cada cuerpo (hay que recordar que existen muchas intolerancias), sí es cierto que, de manera general, los alimentos aportan nutrientes que, en función de su composición, participan de una manera u otra en procesos de todo el cuerpo.

Nuestro organismo funciona de manera parecida a un coche. Por un lado, necesitamos combustible que transformaremos en energía para cumplir con nuestras necesidades funcionales y, por otro lado, vamos consumiendo, gastando o quemando esa energía a medida que realizamos las diferentes actividades de nuestra vida cotidiana.

Para entender cómo funcionamos, vamos a ver los tipos de combustible que podemos utilizar para convertirlos en energía. Entenderemos cómo medimos ese gasto y cómo vamos desarrollando un depósito de reserva para asegurarnos su abastecimiento.

A modo de combustible, existen principalmente tres nutrientes principales, o macronutrientes, que obtenemos de los alimentos. Son nuestra gasolina: las proteínas, las grasas y los carbohidratos. Por otro lado, también son de suma importancia las vitaminas y los minerales, que son micronutrientes y que también recibimos de lo que comemos.

El gasto de combustible lo mediremos mediante una unidad que ya conocemos: las famosas calorías.

Nuestro organismo necesita energía para cubrir los requerimientos funcionales de la actividad habitual y deportiva. Esa energía la medimos a partir de una unidad llamada «caloría». Dado que las medidas en alimentación humana son muy pequeñas, se utiliza siempre como expresión de energía la kilocaloría (kcal).

La energía que obtenemos de los alimentos se obtiene a partir de los tres macronutrientes principales. En función de lo que comemos vamos sumando calorías, que nos aportan energía y que se van contrarrestando con las calorías que gastamos con las actividades cotidianas.

Tenemos un gasto calórico basal. Es decir, consumimos calorías aunque estemos en reposo, por el mero hecho de estar vivos, por las funciones del cuerpo necesarias para la supervivencia.

Entonces, ¿qué alimentos engordan?

No sé cuántas veces he oído que la fruta no engorda, que el chocolate sí que engorda, que la verdura no engorda y el chorizo sí. Cada vez que oigo ese tipo de cosas siempre gasto la misma broma: la comida no engorda, ¡la que engorda eres tú!

La verdad es que no existen alimentos que engorden y alimentos que no engorden. Cada alimento aporta unos nutrientes con unas kilocalorías. Si comemos más kilocalorías de las que gastamos, engordamos; si lo que comemos y lo que gastamos es igual, nos mantenemos; y si comemos menos de lo que gastamos, adelgazamos. Es así de simple.

Lo que sí es cierto es que hay alimentos que aportan más calorías que otros, pero eso no significa que muchos de ellos no sean necesarios para el buen funcionamiento de nuestro cuerpo. Lo que no puede ser es que cubramos el gasto calórico con alimentos que no son saludables y luego decidamos no comer un plátano o unas nueces porque engordan.

Voy a explicarte esto más detenidamente porque quiero que aprendas cómo funciona el cuerpo para que aprendas a alimentarte de manera inteligente; así tus células van a recibir los nutrientes que necesitan para su buen funcionamiento. No pretendo que pierdas peso por perderlo, pues ya he dicho que estar delgada no siempre es sinónimo de buena salud. Sin embargo, si aprendes a conocer lo que necesita tu cuerpo y se lo aportas, además de mejorar tu salud, vas a conseguir estar en tu peso perfecto.

Voy a empezar hablando de los macronutrientes, que son los nutrientes principales que aportan los alimentos; es decir, la gasolina que necesita tu organismo para vivir.

Capítulo 34

MACRONUTRIENTES

Los carbohidratos

Los carbohidratos son la fuente de energía preferida por tu organismo. Aportan 4 kilocalorías por gramo. Cuando los consumes se acumulan como reserva de glucógeno en los músculos, para luego utilizarlos como energía. El cerebro y los demás tejidos precisan un aporte continuado de carbohidratos para satisfacer sus demandas energéticas tanto inmediatas como a largo plazo.

Se tiende a tener especial miedo a estos alimentos y son los primeros que quitan en las dietas tipo Dukan porque los carbohidratos son los azúcares, pero no me refiero solo al azúcar de mesa, que llega a ser nocivo y tóxico por su altísimo contenido en glucosa, sino que hay una gran variedad de azúcares simples y complejos que son esenciales para el buen funcionamiento de nuestro organismo, pero que por no saber usarlos de manera adecuada pueden convertirse muy rápido en reservas e irse a modo de grasas a lugares no deseados.

En las dietas de ese tipo reducen al máximo los carbohidratos e, incluso, los quitan, pues el objetivo es la pérdida de peso sin valorar otros aspectos de salud. En la dieta flexible fitness que te propongo te enseño a usarlos, para que, además de aportarte nutrientes muy necesarios para el buen funcionamiento de tu organismo, puedas disfrutar de comerlos, pues la verdad es que, por regla general, nos gustan mucho este tipo de alimentos.

En función de lo que tardan los carbohidratos en convertirse en energía, hay dos tipos: los de combustión rápida (fruta, leche, miel, azúcar de caña), que aportan energía rápidamente, y los de combustión lenta (arroz, pasta, legumbres, cereales), que van liberando energía poco a poco durante más tiempo. A todo eso hay que sumarle que cada carbohidrato tiene un índice glucémico (IG) determinado, que es un valor que se les da a los carbohidratos en función del aporte de glucosa en sangre.

Para convertir esta glucosa en energía el organismo produce la hormona insulina; cuanto mayor sea el IG del alimento más insulina tendrá que crear el organismo para transformarlo en energía, con lo que si esta energía no se consume rápidamente, el cuerpo lo almacenará directamente a modo de reserva, o lo que es lo mismo, irá directo a tu michelín.

Lo que pasa con el azúcar de mesa, la bollería y todo lo que comúnmente conocemos como azúcar es que tiene un IG tan alto que prácticamente no existe esfuerzo físico que pueda compensarlo, con lo que automáticamente va de la boca al michelín. Además, a partir de cierta cantidad la glucosa se convierte en tóxica y muy adictiva; esa cantidad se supera fácilmente con este tipo de comida, que por eso está directamente relacionada con problemas tan serios como la diabetes y la ansiedad crónica. Por otra parte, este tipo de comida no aporta ningún valor nutricional, con lo que debes eliminarla de tu dieta y dejarla como comida de placer para momentos esporádicos o como premio semanal después de haber cumplido tus buenos hábitos durante siete días seguidos.

Pero no siempre los carbohidratos te convierten en gorda. La falta de carbohidratos en la dieta puede alterar el metabolismo de manera negativa; además de disminuir el aporte de energía y dañar moléculas cerebrales muy relacionadas con los estados emocionales.

Esa es la razón de que debamos ser inteligentes a la hora de escoger qué carbohidratos consumir y de qué manera hacerlo; así, en función de cómo sea nuestro día a día, podemos ingerir la cantidad y el tipo de carbohidratos que vayamos a necesitar.

Yo recomiendo elegir siempre carbohidratos con el mínimo IG y a lo largo del día comenzar con los de combustión más lenta, que van liberando energía a lo largo del día, para ir reduciéndolos a medida que se vaya acercando la noche, cuando vamos necesitando descansar.

Hay azúcares de combustión rápida, como algunas frutas, hortalizas y lácteos; aunque tienen el IG un poco alto, compensa tomarlos porque aportan una cantidad de vitaminas y minerales muy importantes para el organismo.

Otro momento de tomar carbohidratos de combustión rápida independientemente de su IG es después de entrenar o de una actividad física moderada, ya que en esos momentos se necesita recuperar energía de manera inmediata; por eso un buen momento para tomar azúcares es después de entrenar.

A continuación, presento una tabla con el IG de los principales alimentos para que puedas añadirlos a tu dieta.

Un truco que nos ayudará es consumir la versión light y la versión integral de los alimentos, ya que ambos tienen menor IG que la forma normal. También es importante que sepas que la cocción de los alimentos aumenta el IG, con lo que las verduras, mejor crudas, y la pasta y los arroces, siempre al dente.

- Índice glucémico bajo: 55 o menos (consumo recomendado)
- Índice glucémico medio: 56-69 (consumo limitado)
- Índice glucémico alto: 70 o más (evitar consumo)

IG ALTO	IG MEDIO	IG BAJO
Melón: 95	Helados: 60-65	Uvas: 43
Pan Blanco: 95	Pizza: 60	Pasta integral: 40-42
Arroz: 88	Melocón en	Avena: 40
Patatas: 65-95	almíbar: 58	Tomate: 38
Harina de trigo: 85	Pasta: 55-70	Pera: 36
Copos de maíz: 84	Plátano: 53	Manzana: 36
Bollería: 76	Arroz integral: 50	Arroz salvaje: 35-40
Calabaza: 75	Judías: 48	Yogur: 35
Arroz con leche: 75		Leche: 35
Miel: 73		Leche de soja y avena: 30
Zanahoria: 71		Lentejas, garbanzos: 30
Sandía: 72		Melocotón: 28
Frutos secos: 70		Pomelo: 25
Chocolate con leche: 70		Cerezas: 22
Refrescos: 70		Chocolate negro: 20
Sacarosa: 65		Soja: 18
Cuscús: 65 (integral: 45)		Lechuga: 15
		Cebolla: 15
		Legumbres germinadas: 15
		Hortalizas verdes: 15
		Yogur desnatado: 14

Insisto una vez más en que haciendo un buen reparto de nutrientes y calorías en la dieta podemos beneficiarnos de muchas vitaminas y minerales aportados por algunos alimentos con IG alto, como el melón, la sandía, la calabaza o la patata. Así que no hagas caso de esas dietas que privan de alimentos importantes para la salud a cambio de perder algunos kilos de manera rápida, que, por otra parte, no tardarás en recuperar.

Los carbohidratos desempeñan un papel fundamental en cuanto al reparto de energía e inciden directamente en el sistema nervioso central. Por eso hay que ser inteligentes a la hora de repartir su ingesta en función de la dinámica del día: tomar más carbohidratos por la mañana y reducirlos por la noche; en mi caso por la noche directamente los limito a tomarlos en crudo, en forma de ensalada, ya que contienen muy bajo IG y proporcionan muchas vitaminas y minerales, que se asimilan mejor durante el sueño.

Las personas que consumen muchos carbohidratos de alto IG, y sobre todo por la noche, es muy común que tengan problemas para dormir. El azúcar refinado, la bollería, el pan blanco, etc., además de no aportar nutrientes estimulan muchísimo el sistema nervioso y generan ansiedad, pues al bajar el pico de glucosa, aparecen síntomas de abstinencia y depresión (ahí es cuando vienen las culpas). Estos desniveles de glucosa causan síntomas ansioso-depresivos que te afectarán además en otros ámbitos de tu vida. No llegamos a ser realmente conscientes de cómo incide la alimentación en el estado emocional.

Hay personas adictas al azúcar que contrarrestan esa ansiedad y esa depresión volviendo a tomar azúcar y entran en un círculo vicioso que las lleva a perder el control tanto de lo que comen como de su estado emocional general.

Hay estudios científicos que aseguran que en las personas que abusan de los carbohidratos siempre hay asociados trastornos relacionados con depresión y ansiedad. También hay estudios que aseguran que la falta de carbohidratos incide negativamente en la memoria, la concentración e, incluso, la pérdida de cabello.

LA FIBRA DIETÉTICA

Por todos es conocida la importancia de la fibra. En muchos anuncios de productos alimentarios recalcan una y otra vez que tiene un alto contenido en fibra, pero ¿qué es la fibra?, ¿para qué sirve?, ¿por qué es beneficiosa?

Tanto las personas con vida sedentaria como los atletas necesitamos fibra para el buen funcionamiento del organismo. La fibra es un tipo de carbohidrato de origen vegetal cuya particularidad es que no es asimilado por las enzimas digestivas, pero que tiene una importante función: promover los movimientos intestinales y, así, facilitar la evacuación de las heces. Las funciones beneficiosas de la fibra son las siguientes:

- Ayuda a reducir la absorción de otros nutrientes y aumenta la pérdida de grasa a través de las heces, además de producir un efecto de saciedad.
- Ayuda a combatir el estreñimiento.
- Ayuda a prevenir enfermedades graves como diverticulitis, diverticulosis y, muy especialmente, el cáncer de colon.
- Reduce el colesterol.
- Reduce la elevación de los niveles de glucosa: es decir, previene y mejora la diabetes.

No obstante, debo advertir que un exceso de fibra entraña riesgos, porque puede retardar la absorción de vitaminas y minerales necesarios para el buen funcionamiento de nuestro organismo, y en el caso de ingerir cantidades muy elevadas, puede producir problemas en la mucosa intestinal.

Existen dos tipos de fibra: fibra soluble y fibra insoluble. Cada una tiene características diferentes, pero se recomienda tomar una mezcla adecuada de ambas.

FIBRA INSOLUBLE	**FIBRA SOLUBLE**
Sustancias: Las celulosas, la mayoría de las hemicelulosas y la lignina.	**Sustancias:** Las pectinas, gomas y mucílagos.
Propiedades: Efecto laxante y regulador intestinal.	**Propiedades:** Aumenta el volumen fecal.
Dónde se encuentra: Cereales integrales, legumbres, alcachofas, espinacas, acelgas, lechuga, zanahoria y tomate crudo.	**Dónde se encuentra:** Legumbres, frutos secos, hojuelas de salvado y avena, y en los cítricos (naranja, limón, pomelo).

Se recomienda una cantidad de fibra de 15 a 20 gramos al día. La ingesta ideal sería una mezcla al 50 % de salvado de avena y de trigo. Para aumentar el aporte de fibra en la dieta elige siempre la versión integral de pan, cereales, pasta, arroz, así como hortalizas con piel y fruta entera en vez de zumos.

Finalmente, es muy importante incrementar el aporte de líquidos al tiempo que se aumenta el consumo de fibra para que realice bien su función.

PROTEÍNAS

Desde la antigüedad se sabe que las proteínas son los nutrientes responsables de la fuerza y del bienestar en general. Las proteínas son esenciales para el buen rendimiento del organismo, ya que la mayor parte del peso corporal deriva de las proteínas, independientemente del trabajo muscular que tengamos.

Pero ¿qué son las proteínas? Las proteínas son macronutrientes, como los carbohidratos y las grasas. Están formadas por la agrupación de aminoácidos. Algunos aminoácidos son producidos por nuestro organismo y otros, sin embargo, solo podemos recibirlos a través de los alimentos que ingerimos (a estos se los llama aminoácidos esenciales).

Las proteínas aportan 4 kilocalorías por gramo, igual que los carbohidratos; de ahí es fácil deducir que eso de que las proteínas no engordan y los carbohidratos sí que engordan es completamente incierto.

Las proteínas son importantes para desarrollar los músculos y reparar las fibras musculares. Además, desempeñan miles de funciones muy importantes dentro de nuestro organismo. Algunas de ellas son las siguientes:

- Producen anticuerpos para el sistema inmunitario, que lucha contra infecciones.
- Son las responsables de la síntesis de muchas hormonas y neurotransmisores.

- Fabrican hormonas y enzimas para la mayoría de las funciones de nuestro organismo.
- Ayudan a la digestión y absorción de los alimentos.
- Sirven de fuente de energía cuando se han agotado todas las reservas del organismo.
- Maximizan el transporte de oxígeno a los tejidos.
- Forman los músculos, tendones, ligamentos, órganos, huesos, pelo, piel y todos los demás tejidos.

Los aminoácidos, a diferencia de los carbohidratos que se almacenan en forma de glucógeno, no se pueden almacenar en el cuerpo de ninguna forma; por eso es muy importante consumir cada día las proteínas que se necesitan.

Cuando comemos alimentos que tienen proteínas, estos se descomponen en la boca y cuando llegan al intestino delgado se separan en aminoácidos, que se liberarán a la sangre para ser utilizados como energía o convertidos en hormonas, neurotransmisores y enzimas.

Las proteínas son tan importantes que, como no pueden almacenarse, cuando no se comen las suficientes, los músculos se descomponen para cubrir las necesidades proteicas. Es decir que los músculos, que están formados mayoritariamente por proteínas, se descomponen para que todo siga funcionando de la manera adecuada; eso se llama «catabolizar». Por eso cuando queremos perder peso rápido y hacemos una dieta con una ingesta muy por debajo de nuestras necesidades calóricas perdemos peso y ganamos flacidez; es decir, nos quedamos blanditas. El déficit de proteínas debilita el sistema inmunitario y provoca síntomas de malnutrición.

Por el contrario, cuando comemos más proteínas de la cuenta, el exceso de aminoácidos se descompone en nitrógeno, amoníaco, ácido úrico y creatinina, que son expulsados por la orina y pueden perjudicar a los riñones. Por eso las dietas hiperproteicas, como la Dukan, son peligrosas.

Pero, entonces, ¿qué cantidad de proteínas debo ingerir? Se recomienda tomar de 1 a 2 gramos diarios por kilogramo de peso corporal en personas activas; 46 gramos de proteínas para mujeres y 56 gramos de proteínas para hombres sedentarios. Esto corresponde al 20-30 % del total calórico diario.

Las personas deportistas requieren más proteínas, ya que durante el ejercicio se rompen fibras musculares que deben ser compensadas, por eso yo siempre recomiendo tomar un batido de proteínas al finalizar el entrenamiento; esto lo veremos más detenidamente cuando hablemos de la suplementación.

Existen proteínas de origen animal y otras de origen vegetal, aunque las primeras son más completas que las segundas, se pueden combinar dos o más proteínas de estas últimas para que el cuerpo reciba todos los aminoácidos esenciales que tendría una proteína completa animal.

Si se toman las calorías adecuadas y alimentos variados de origen vegetal, el cuerpo podrá elaborar las suficientes proteínas completas a partir de los aminoácidos que reciba para cumplir bien todas sus funciones.

ALIMENTOS Y CANTIDAD	GRAMOS DE PROTEÍNA
Pescado, pollo, pavo, carne magra, cocida (100 g)	20 a 30 g
Tofu (300 g)	20 g
Requesón bajo en grasa (30 g)	15 g
Yogur desnatado (180 a 240 g)	10 a 12 g
Lentejas cocidas (30 g)	9 g
Leche desnatada (250 ml)	8 g
Queso (30 g)	7 g
Cacahuetes (30 g o 28 unidades)	7 g
Huevos (1 unidad)	6 g
Patata asada (1 unidad)	5 g
Patata cocida (1 unidad)	5 g
Verduras cocidas (30 g)	2 g

¿Y qué pasa con los vegetarianos?

Hay varios tipos de vegetarianos, los lactoovovegetarianos, que comen productos lácteos y huevos, y los vegetarianos estrictos, que se abstienen de comer cualquier producto de origen animal.

Las dietas vegetarianas pueden ser saludables y aportar todos los nutrientes necesarios, pero, si es tu caso, debes elegir muy bien lo que comes para ingerir todos los nutrientes necesarios para un rendimiento óptimo y cubrir todas las necesidades de proteínas de tu organismo.

Si eres vegetariana te ofrezco estos consejos:

- Elige carne hecha de soja y productos lácteos alternativos a las proteínas de origen animal.
- Incluye en la dieta muchas legumbres, semillas y nueces, que son más completas que las proteínas de las verduras y el arroz.
- Consume las calorías adecuadas. Si tu cuerpo quema más calorías de las que consume, las necesidades de proteínas se incrementan para compensar el catabolismo muscular y tu aspecto se verá descuidado.
- Toma cereales reforzados para el desayuno que sean ricos en proteínas.
- Toma una buena suplementación de las que veremos más adelante.

EL ANTIDEPRESIVO NATURAL: EL TRIPTÓFANO

El triptófano es un aminoácido no esencial. Eso significa que tu cuerpo lo necesita pero no lo produce, con lo que necesitamos ingerirlo a través de la alimentación. A partir de ese aminoácido, se produce la serotonina, un neurotransmisor directamente relacionado con el placer y el bienestar emocional.

La falta de **serotonina**, ocasiona muchos trastornos, entre ellos *depresión*, *ansiedad*, *angustia* e *irritabilidad*. De tal modo, el triptófano funciona como *antidepresivo natural*, y te ayuda a mejorar tu estado de ánimo sin necesidad de recurrir a psicofármacos.

Hay estudios científicos que han demostrado que el aumento de serotonina se relaciona con la sensación de bienestar, la relajación, la mayor autoestima y la concentración. Además, la serotonina establece un equilibrio con otros neurotransmisores, como la dopamina y la noradrenalina, relacionados con el miedo, la angustia, la ansiedad, la irritabilidad y los trastornos de la alimentación. Por otra parte, es necesaria para la formación de melatonina, relacionada con la regulación del sueño. También la falta de serotonina se asocia con los comportamientos compulsivos de las adicciones.

Todo esto significa que debemos introducir triptófano en la dieta, ya que muchos problemas emocionales están asociados a la carencia de este aminoácido. Podemos introducirlo a través de alimentos que lo contengan o también mediante suplementos; lo veremos en un apartado que desarrollaré más adelante.

Alimentos ricos en triptófano recomendados en la dieta

Pavo, pollo, jamón, leche, queso, pescado, huevos, tofu, soja, semillas de sésamo y de calabaza, nueces, cacahuetes y mantequilla de cacahuete, anchoas saladas, plátano, piña, aguacate, quesos suizos, parmesanos, almendras y cereales integrales.

Alimentos antidepresivos naturales

Plátano, lentejas, pan integral, arroz, nueces, ajos, naranjas, fresas, cebollas, aceite de oliva, frambuesas, cúrcuma, jengibre, limones, pimientos.

LAS GRASAS

Las grasas son el tercer macronutriente fundamental para el buen funcionamiento del organismo. Están compuestas de manera similar a las proteínas y a los carbohidratos.

Las grasas de los alimentos son un nutriente esencial, ya que son la fuente de energía más concentrada de todos los macronutrientes. Una molécula de grasa proporciona cuatro veces más energía que una molécula de glucosa, con lo que podemos decir que engordan más que los carbohidratos y las proteínas.

Existen varios tipos de grasas. Algunas de ellas aportan ácidos grasos esenciales, como el ácido linoleico y el linolénico, que ayudan a mantener el sistema inmunitario, así como las uñas y el pelo fuertes y la piel brillante.

Los ácidos grasos producen hormonas que afectan a todas las funciones, desde el hambre hasta el estímulo sexual y el buen humor. También son necesarios para digerir y absorber las vitaminas A, D, E y K.

Las funciones principales de las grasas son las siguientes:

- Aportan energía.
- Protegen los órganos vitales.
- Papel fundamental en el sistema hormonal.
- Aumentan las defensas.
- Las células nerviosas y sus hormonas están compuestas de grasas en gran proporción, con lo que la salud mental se puede ver afectada negativamente cuando son insuficientes, hasta el punto de dar lugar a depresiones.
- Transportan vitaminas liposolubles (A, E, K, D).
- Aportan ácidos grasos esenciales.
- Mantienen la temperatura corporal.
- Ayudan a reparar las células.
- Aseguran el buen funcionamiento de las articulaciones.
- Previenen la tendinitis.

¿Entonces por qué todo el mundo habla mal de las grasas?

El exceso de grasas se relaciona con enfermedades muy graves, como obesidad, hipercolesterolemia (colesterol malo, LDL, alto), enfermedades cardiovasculares, inflamación de las arterias, elevación de triglicéridos e, incluso, algunos tipos de cáncer.

Por el contrario, las dietas muy pobres en grasas pueden llegar a dar problemas relacionados con la disminución de hormonas sexuales (testosterona, estrógenos) y malnutrición por defecto de vitaminas liposolubles, que son muy importantes para en buen funcionamiento del organismo.

No obstante, no todas las grasas son iguales y es muy importante saber que existen «grasas buenas» y «grasas malas». Las llamadas grasas buenas son las grasas monoinsaturadas o poliinsaturadas, que se encuentran en el aceite de oliva, así como el omega-3 y el omega-6, procedentes del pescado, la soja y el aceite de maíz. Las grasas malas son las grasas saturadas o de tipo trans, procedentes de las carnes grasas y algunos aceites vegetales, como el de coco o el de palma.

Algunas grasas buenas pueden ser manipuladas químicamente y convertirse en más dañinas incluso que las grasas malas. Eso ocurre, por ejemplo, con el aceite de oliva que en restaurantes y bares se reutiliza una y otra vez. El aceite al someterlo a altas temperaturas se convierte en tóxico. Por eso los alimentos fritos no son recomendables; por un lado, porque se bañan en tanto aceite que albergan una cantidad de calorías que te harán ganar muchos kilos rápidamente; por otro lado, porque cuando se somete el aceite a altas temperaturas sufre este proceso que lo convierte en algo verdaderamente dañino para la salud.

Sin embargo, cuando las grasas buenas sustituyen en las adecuadas proporciones a las grasas malas, baja la concentración total en la sangre de colesterol y de triglicéridos y sube la de colesterol bueno, que se llama HDL. También mejoran la sensibilidad a la insulina y se regula la tensión arterial.

Pero ten siempre en cuenta que las grasas aportan más del doble de kilocalorías por gramo de alimento que los carbohidratos y las proteínas, un total de 9 kilocalorías por gramo, por lo que se recomienda no tomar más de 0,5 g por cada medio kilo de peso corporal, o lo que es lo mismo, del 10 al 15 % del total calórico diario.

Cómo funcionan las grasas en el organismo

Las grasas se descomponen en ácidos grasos y, más tarde, se metabolizan y se almacenan en forma de triglicéridos en el hígado, en los músculos y en el tejido graso como reserva de energía para ser usados más delante.

La grasa dietética se convierte fácilmente en grasa corporal. Si no se gasta su energía, se almacena y engordamos. El cuerpo puede almacenar cantidades ilimitadas de grasa; por eso no hay límite al engordar.

Para que te hagas una idea, en la mayoría de las personas que tienen un peso normal, la energía almacenada en los depósitos de grasa es, por lo menos, cien veces superior a la reserva de carbohidratos.

Sin embargo, las personas que entrenan cinco veces a la semana y consumen las calorías procedentes de la grasa no tienen por qué engordar.

Toda la grasa almacenada es utilizada como fuente de energía y cuando queremos adelgazar recurrimos a hacer ejercicio para quemarla. Es cierto que esa grasa se puede usar durante el ejercicio. Sin embargo, pese a lo que se suele creer, no siempre que haces ejercicio quemas grasas. Esto depende de su duración e intensidad.

Cuando se hace ejercicio de baja intensidad, la energía sí que procede principalmente de las grasas. Sin embargo, cuando la respiración comienza a acelerarse, disminuye la capacidad del cuerpo para quemar la grasa y se empieza a gastar energía de los almacenes de glucógeno (carbohidratos); por eso si queremos perder grasa, debemos realizar entrenamientos primeramente con pesas y luego darle intensidad, para no quedarnos en mejorar la calidad muscular y hacer que se acelere el metabolismo; entonces se vaciarán los depósitos de glucógeno y, luego, al finalizar este tipo de entrenamiento, se quemarán las grasas cuando hagamos el ejercicio cardiovascular, siempre de intensidad suave a moderada.

También los entrenamientos de intervalos tipo HIIT, ya sea con pesas, de tipo funcional, crossfit, o incluso del propio ejercicio cardiovascular, que juegan con períodos de alta intensidad, en los que se consume el glucógeno, y períodos de descanso, que usan las grasas, tienen un estupendo resultado para quemar esos kilos de más, pero ya veremos esto más detenidamente cuando hablemos de los tipos de entrenamientos para llevar en esta filosofía de vida fitness.

Aprender a usar bien las grasas

Como ya hemos dicho, el organismo necesita grasas buenas para su funcionamiento. Estas grasas son esenciales, lo que significa que necesitamos adquirirlas a través de la alimentación, ya que el organismo no puede producirlas por sí mismo.

La única manera de obtener las grasas es a través de la dieta. Elije siempre alimentos con una cantidad de grasas saturadas (malas) inferior al 2 % por dosis, como, por ejemplo, el aceite de oliva. La mejor forma de saber si un alimento es rico en grasas malas es observándolo. Si tiene aspecto grasiento o aceitoso y su sabor te deja sensación de pesadez, es porque es rico en dichas grasas.

Evita comer todos los alimentos que se solidifican a temperatura ambiente, como la mantequilla o las grasas de ciertas carnes.

Para tu comodidad, aquí va una lista de los alimentos que puedes consumir como fuente de grasas buenas y de alimentos que debes evitar porque contienen grasas malas.

FUENTES DE ÁCIDOS GRASOS BUENOS		FUENTES DE ÁCIDOS GRASOS MALOS
Monoinsaturados ricos en omega-6	Poliinsaturaturados ricos en omega-3	Evita siempre que puedas estos alimentos que contienen grasas saturadas
• aceite de almendras • aguacate • aceite de maíz • aceite de oliva • aceite de girasol • aceite de pepita de uva • nueces • mayonesa hecha con aceite de oliva o girasol • aceite o manteca de cacahuete • aceite de sésamo • pipas de girasol • semillas de sésamo • aceite de soja	• aceite de hígado de bacalao • aceite de linaza • arenques • boquerones • sardinas • salmón • atún • aceite de sésamo • nueces	• manteca de cerdo • grasa de la carne • aceite de coco • aceite de palma • yemas de huevos • leche entera y derivados no desnatados • carnes grasas • manteca vegetal • embutidos

Hoy en día existe una especie de grasafobia que hace que mucha gente no ingiera la suficiente cantidad de grasa necesaria para el buen funcionamiento de partes importantes del organismo.

¿Cuál es el resultado de comer pocas grasas?

- Piel y cabello secos y sin brillo.
- Uñas quebradizas.
- Falta de menstruación.
- Bajada de defensas.
- Problemas de regulación de temperatura corporal.
- Sensación de agotamiento.
- La grasa también ayuda a sentir sensación de saciedad, con lo que una dieta baja en grasa puede potenciar la ansiedad por la comida.
- Problemas del sistema nervioso como fobias y depresiones.

El peligro de las grasas trans

Está demostrado que este tipo de grasas dañan gravemente las arterias, disminuyen el colesterol HDL (colesterol bueno) y, a la vez, aumentan el colesterol LDL (colesterol malo).

La legislación no exige que aparezca en las etiquetas de los alimentos el contenido de grasas trans, por eso es difícil saber qué alimentos las contienen y en qué cantidad. No obstante, con un poco de sentido común podemos averiguar qué alimentos son fuente de este tipo de grasas tan poco saludables: las patatas fritas, los aperitivos, los aceites recalentados y, en general, todas las comidas procesadas y procedentes de fast food.

Capítulo 35

LOS MICRONUTRIENTES

Los micronutrientes son las vitaminas y los minerales. Participan en procesos de todo el cuerpo y tienen un efecto directo sobre la salud.

Esto no significa que tengamos que tomar grandes dosis de vitaminas y minerales. Solo significa que tenemos que prestar atención a lo que comemos con la intención de satisfacer toda la demanda de dichos nutrientes.

La deficiencia de alguna vitamina o de algún mineral puede provocar que algún proceso biológico no funcione como es debido.

Los malos hábitos alimentarios, el estrés, el tabaco, el alcohol, vivir en zonas con mucha contaminación son, entre otros, factores que pueden provocar que necesitemos «ayuda», mediante suplementación, para cubrir la cantidad diaria recomendada (CDR).

Muchos expertos en nutrición advierten que no hay que superar el 200 % de las CDR. Ahora bien, alcanzar esa cantidad es muy difícil incluso tomando un extra a través de suplementos multivitamínicos.

Recordad siempre que no hay ninguna píldora que pueda sustituir una dieta adecuada. Siempre vamos a optimizar la dieta, pero nunca tomaremos suplementos como método sustitutivo.

PRINCIPALES MICRONUTRIENTES

- MINERALES. No aportan energía. Son elementos inorgánicos que aprovecha el organismo para muchas funciones, como la formación de huesos y dientes. También intervienen en el metabolismo.

MINERALES	PRINCIPALES ALIMENTOS QUE LOS CONTIENEN
Hierro	Carnes rojas, hígado, pescado. Los cereales y las hortalizas contienen hierro, pero también inhibidores de la absorción del mismo. Entre las sustancias que favorecen su absorción se encuentran las proteínas de origen animal (carnes), el ácido ascórbico (frutas cítricas), la vitamina A (hígado, yema de huevo, pescado, leche entera, mantequilla y queso) y el betacaroteno (zanahorias, espinacas, brócoli, auyama y melón).
Calcio	Leche y sus derivados. El calcio se absorbe poco en aquellos alimentos ricos en ácido oxálico, tales como la espinaca y el ruibarbo o en filatos, como el pan ázimo, las semillas, las nueces y los cereales.
Yodo	Moluscos y pescados. Sal enriquecida.
Zinc	Proteínas de origen animal (carnes, pescados y aves), granos y cereales.
Selenio	Huevos, leches y carnes.
Cobre	Ostras y moluscos, cereales, semillas y leguminosas.
Magnesio	Espinacas, garbanzos, hongos frescos, nuez de Brasil, semillas de merey y tomates.

• VITAMINAS. Tampoco aportan energía. Sin embargo, al igual que los minerales, son imprescindibles para que el organismo funcione adecuadamente.

VITAMINAS	FUNCIÓN	ALIMENTOS
A (retinol, betacaroteno)	Formación de nuevas células.	Pescado, lácteos, yema de huevo, frutas rojas y amarillas, hortalizas rojas y verdes.
B1 (tiamina)	Las vitaminas B1, B2, B3, B6 y B12 ayudan a transformar los alimentos en energía y forman nuevas células.	Cereales, pan integral, guisantes, caraotas, levadura y huevo.
B2 (rivoflavina)		Leche, pan, cereales, yema de huevo, queso y hortalizas verdes.
B3 (miacina)		Pan integral, cereales, guisantes, caraotas, carnes, pescados y frutos secos.
B6 (piridoxina)		Carnes, huevos, pan y cereales.
B12 (cobalamina)		Carne, pescado, leche, queso y huevos.
Ácido fólico / folatos	De gran importancia antes de la concepción y el primer trimestre del embarazo, en la producción de glóbulos rojos y formación del tubo neural. Disminuye el riesgo de malformaciones como espina bífida.	Pan, cereales, hortalizas verdes, plátanos, jugo de naranja, fresas, frambuesas, moras, guisantes y caraotas.
C (ácido ascórbico)	Favorece la absorción del hierro necesario para el feto, evita la anemia.	Jugos y frutos cítricos, kiwi, cerezas, fresas, lactosa, coliflor, hortalizas verdes, papas y pimentones.
D (calciferol)	Necesaria para mantener niveles normales de calcio para la formación de hueso, contracción muscular y conducción nerviosa, tiene propiedades inmunodilatadores.	Pescados, huevos, margarina y mantequilla.

Si los macronutrientes son la gasolina del coche, como si fueran un combustible que aporta energía al cuerpo, los micronutrientes desempeñarían la función del aceite. No aportan combustible ni energía; sin embargo, son necesarios para su buen funcionamiento. Un coche sin aceite se estropea, del mismo modo que un organismo sin vitaminas o sin minerales no puede funcionar.

Capítulo 36

EL AGUA

El agua no se considera ni micronutriente ni macronutriente. Aun así, debido a su importancia fundamental cabe dedicarle este apartado.

El agua está involucrada en absolutamente todas las funciones del organismo. Es más, somos agua en, aproximadamente, el 70 %.

No consumir agua es tremendamente perjudicial. Ayuda a transportar los nutrientes, facilita la digestión, actúa como lubricante de las articulaciones y regula la temperatura corporal en sus fundamentales funciones.

Te recomiendo que bebas un mínimo de dos litros de agua los días que no entrenes y añadas 100 ml por cada 15 minutos de ejercicio durante el entrenamiento, y dos vasos de agua más tras acabar el ejercicio.

Los beneficios de la buena dieta se verán potenciados en sinergia con una buena hidratación. Muchas veces no conseguimos los resultados deseados porque no nos tomamos en serio esta parte del asunto.

La sed no es siempre un buen indicador del grado de hidratación. Voy a explicarte cómo funciona el mecanismo de la sed para que lo comprendas mejor.

El cerebro controla constantemente la concentración de la sangre. Cuando el nivel de agua corporal se ha reducido en el 1 o el 2 %, se activa el mecanismo de la sed y, entonces, generalmente, decidimos beber algo. Sin embargo, es frecuente que las personas cuando beben agua no beban lo suficiente como para compensar ese porcentaje perdido, con lo que mayoritariamente vivimos en lo que se llama una deshidratación involuntaria.

Muchas veces confundimos el hambre con la sed y saciamos esa sed con comida, lo que nos lleva a sentir más sed y de nuevo creemos que tenemos hambre. Sentimos esa sensación de que nunca se llena el estómago. Si, además, lo llenamos con azúcares, incrementamos los picos de glucosa, que nos generan ansiedad y parece que no nos satisfacemos jamás. Es muy típico que eso ocurra cuando estamos con la menstruación, ya que necesitamos beber más agua porque aumenta la perdida de agua a través de la sudoración hormonal; por eso muchas mujeres se sienten con esa hambre incontrolable durante esos días.

Cuando te ocurra, procura beber dos vasos de agua y espera cinco minutos antes de empezar a comer. Te sorprenderá el resultado.

Capítulo 37

ALCOHOL Y VIDA FITNESS

El tema del alcohol genera mucha polémica cuando tratamos de asociarlo a un estilo de vida saludable. Por un lado, están los médicos diciendo que el vino es bueno para el corazón; por otro lado, se dice que el alcohol engorda muchísimo y es peligroso para la salud, razón por la cual es lo primero que se retira en una dieta.

En este apartado voy a tratar de ser lo más objetiva posible. Cabe mencionar que, por suerte o por desgracia, nunca me ha gustado el sabor de la cerveza y muy pocos vinos son los que mi paladar consigue soportar, con lo que no he tenido ninguna dificultad a la hora de no integrar esas bebidas en mi día a día.

Sin embargo, antes de mi vida fit he sido muy bebedora de fin de semana. Mi juventud fue la del botellón: para mí diversión y emborracharse ha tenido una asociación directa durante muchos años.

El alcohol puede ocasionar mucho daño en tu cuerpo y no solo en el estado físico. Tomar alcohol daña los órganos internos, sobre todo el páncreas, el hígado y el estómago.

Por otra parte, la buena noticia es que un consumo ocasional de alcohol y con mucha moderación no llega a ser tan perjudicial como muchas personas creen.

Con esto no quiero ni mucho menos promover el consumo de

alcohol. Lo que quiero es darte la información necesaria para que si decides tomarlo minimices el daño que pueda producir en tu organismo, así como en tu estado de forma.

Como habrás oído muchas veces, una copa de vino puede tener beneficios sobre el sistema cardiovascular, ya que reduce la coagulación de la sangre y disminuye la formación de trombos. Hay algunos tipos de bebidas alcohólicas que contienen polifenoles, que actúan como potentes antioxidantes, es decir, que reducen los efectos de los radicales libres que están ligados al envejecimiento. No obstante, eso solo ocurre con dosis muy pequeñas, y la realidad es que, por regla general, cuando decidimos tomar la primera copa acabamos tomando la botella entera y la teoría se viene abajo.

El alcohol aporta muchísimas calorías: 7 calorías por gramo, casi igual que las grasas. Sin embargo, al contrario que estas, el alcohol no aporta ningún nutriente al cuerpo; son calorías vacías.

Al contrario de lo que muchas personas piensan, el alcohol no se procesa en el cuerpo como un carbohidrato, con lo que no genera picos altos de insulina. Sin embargo, el cuerpo lo usa como fuente de energía inmediata, lo cual obstaculiza la pérdida de grasa, ya que el cuerpo elige procesar las calorías procedentes del alcohol antes que las de la reserva de glucógeno o de grasas. Por lo tanto, el consumo de alcohol, además de aportar calorías, dificulta la pérdida de grasas.

Hay bebidas alcohólicas que además de alcohol pueden contener otros ingredientes que sí que pueden contener carbohidratos e, incluso, azúcares de los mismos que hay en la bollería.

Por todas estas razones lo más recomendable es eliminar el alcohol de tu dieta y así lo hacen los nutricionistas.

Entonces, si quiero ser fit, ¿tengo que renunciar al alcohol para siempre?

Con el estilo de vida fitness que te propongo, en momentos de celebración, incluida tu *cheat meal*, o comida libre semanal, que veremos más adelante, podrás permitirte un consumo de alcohol con mucha moderación sin que te desvíe de sentirte una chica fit.

Otra cosa es que tu objetivo sea el de competir, que estés en pleno proceso de pérdida de peso con la necesidad imperiosa de perder muchos kilos en poco tiempo, que tengas una enfermedad contraindicada con el consumo de alcohol o que simplemente no te guste o decidas no incluir el alcohol en tu vida porque no tengas la capacidad de frenar a tiempo.

Lo que te digo es que el hecho de que te guste tomar una copa de vino ocasionalmente o celebrar con una copa un acontecimiento importante no es incompatible con ser una mujer fit.

Después de estudiar los diferentes tipos de bebidas alcohólicas, he hecho una especie de ranking según mi preferencia de las bebidas menos nocivas y en función de tipo de alcohol, que puede ser destilado o fermentado; de estos, el fermentado es menos perjudicial para la salud por su contenido en antioxidantes.

1. Para mí el ganador es el vino tinto. Es el menos perjudicial para la salud. Es una bebida fermentada procedente de la uva, que contiene pocos carbohidratos (3-5 gramos por copa), pocos aditivos y muchos antioxidantes (flavonoides). Al elegir el vino importa el origen: elije especialmente vinos de origen orgánico.

2. El vino blanco contiene más o menos los mismos carbohidratos que el tinto; sin embargo, tiene menos propiedades antioxidantes, por lo que, puestos a elegir, a menos que no seas fanática del vino blanco, lo mejor es que optes por el tinto.

3. La cerveza también es una bebida fermentada y compuesta, en parte, por antioxidantes. Sin embargo, aporta muchos carbohidratos procedentes de la cebada; por eso tiene el triple de calorías que el vino. Además, también contiene gluten, lo que la hace, a mí parecer, una opción menos saludable.

Ahora entraríamos ya en otro tipo de bebidas con más riesgos. Son bebidas que yo recomiendo eliminar de la dieta, pero puestos a no ser extremistas, no vamos a echarnos las manos a la cabeza por tomarlas en alguna ocasión, siempre y cuando sea con moderación.

4. Whisky, brandi, coñac. Dentro de lo malo, se puede decir que son las menos malas.

A pesar de ser bebidas destiladas, si son de calidad y han sido envejecidas en barricas de madera, tienen importantes cantidades de un antioxidante que es el ácido elágico, el cual tiene propiedades que, según algunos estudios, previenen ciertos tipos de cáncer.

No obstante, estas bebidas tienen muy alta graduación; es decir que tienen un porcentaje de alcohol muy elevado, con lo que deben consumirse en muy pequeñas dosis y, por supuesto, no mezclarlas con bebidas azucaradas.

5. La categoría de las bebidas prohibidas comprende aquellas que, sin duda, debes evitar y son las preparadas con azúcar. Así que nada de mojitos, ni caipiriñas, ni otro tipo de cóctel que se les parezca.

Si ya tenemos suficiente con meter calorías vacías en el alcohol, lo que nos faltaba era añadir las calorías vacías del azúcar.

Añadir bebidas azucaradas al alcohol, como refrescos y bebidas energéticas, duplican las calorías además de añadirle todos los efectos nocivos que llevan este tipo de bebidas, que no por no llevar alcohol son más beneficiosas.

En conclusión, una o dos copas de vino, especialmente tinto, una vez por semana, un par de cervezas a lo sumo o, en ocasiones muy especiales, una copa de otro tipo de alcohol en poca cantidad y solo con agua o refresco sin calorías (tipo gaseosa o cola zero) es compatible con lo que yo considero una filosofía de vida fitness, excluyendo las circunstancias que he mencionado.

Capítulo 38

CREANDO MI DIETA

Cómo calcular mi gasto calórico

Después de todo lo que hemos visto me imagino que te preguntarás: «Entonces, ¿cuánto es lo que debo comer? ¿Cuántas kilocalorías son adecuadas para mí? Tendrás curiosidad por saber cuál es tu gasto calórico y qué cantidades puedes comer para adelgazar, mantenerte o ganar masa muscular.

¡Tranquila!, voy a explicártelo todo muy detenidamente y de manera sencilla para que nunca más tengas que hacer uso de esas terroríficas dietas y así puedas aprender a alimentarte de manera eficiente en función de tus objetivos, manteniendo un estilo de alimentación saludable y sensato de por vida.

Otra cosa muy distinta es que partas de un estado de obesidad, o que tengas un objetivo muy específico, como competir o ganar masa muscular después de una enfermedad, o que partas de una analítica que necesites cambiar. Si alguno de estos casos es el tuyo, te recomiendo que acudas a un profesional. No es lo mismo querer llevar una vida sana o mantenerse en forma que tener un objetivo muy específico que alcanzar.

Yo misma tengo mi preparador, porque soy atleta, y para alcanzar mis objetivos no basta con tener nociones básicas de cómo funciona el cuerpo. Llevar el cuerpo al límite, que es lo que hacemos los atletas, o perder muchos kilos, o regularizar una analítica con niveles incorrectos es algo que hay que hacer poniéndose en manos de un profesional especializado.

Yo siempre estaré agradecida a mi preparador, Carlos Moral Barbarian, y confío plenamente en su profesionalidad. Elegir un buen profesional en función de tus necesidades es primordial, porque cuando llevas tu cuerpo al límite le confías lo más importante, que siempre debe ser la salud.

Ya conoces los principales combustibles que necesita tu organismo para funcionar adecuadamente. Ahora necesitas saber qué cantidad de combustible requieres para satisfacer tus necesidades funcionales. Para ello hay que conocer otros conceptos básicos importantes.

—*Tasa metabólica basal (TMB)*. Nuestro cuerpo gasta calorías para todo, incluso cuando dormimos o estamos en absoluto reposo. La tasa metabólica basal es el gasto que hace el organismo para mantener las funciones vitales.

—*Consumo calórico diario*. Es el gasto real de calorías, sumándole a la TMB las calorías que quemas en tu actividad diaria. Evidentemente no todos los días tienes el mismo gasto calórico, pero sí que se puede estimar una media que da datos lo suficientemente precisos como para poder crear una dieta que funcione sea cual sea tu objetivo.

El cuerpo en este aspecto funciona de una manera sencilla y aquí es donde desmitificamos para siempre que un alimento engorda o que otro no engorda. Cada alimento ya hemos visto que aporta en función de una cantidad unas determinadas calorías, pues:

- Si gastas al día 2.000 kcal e ingieres menos, adelgazas.
- Si gastas al día 2.000 kcal e ingieres más, engordas.
- Si gastas al día 2.000 kcal e ingieres la misma cantidad, te mantienes.

¿Cómo puedes calcular cuántas calorías gastas?

Para empezar tienes que calcular tu TMB. Para ello vamos a utilizar una fórmula creada por Mifflin y St. Jeor.

CALCULA TU TMB:

- Hombres: $(99,9 \times kg) + (6,25 \times cm) - (4,92 \times edad) + 5$
- Mujeres: $(9,99 \times kg) + (6,25 \times cm) - (4,92 \times edad) - 161$

Ejemplo en mi caso:

Mujer de 35 años, 1,56 m de estatura, 52,5 kg de peso

$(9,99 \times 52,5) + (6,25 \times 156) - (4,92 \times 35) - 161$

$(524,475) + (975) + (172,2) - 161 = 1.510,676 \, kcal$

Redondeando, mi organismo utiliza 1.511 kcal en las funciones vitales en reposo.

A eso hay que añadirle el factor de actividad, que es un número por el que se multiplica en función de cómo valores que es tu actividad diaria.

$\times$ 1,2 sedentaria (no haces nada de ejercicio o trabajo de oficina)

$\times$ 1,4 ligeramente activa (trabajo poco activo y ejercicio ligero 1-3 veces por semana)

$\times$ 1,55 moderadamente activa (trabajo y ejercicio moderados 3-5 veces por semana)

$\times$ 1,75 muy activa (estilo de vida físicamente exigente y ejercicio intenso 6-7 veces por semana)

$\times$ 1,9 extremadamente activa (trabajo físico muy duro y ejercicio intenso diario)

Ejemplo: a pesar de que entreno muy duro, lo hago cinco días a la semana y mi trabajo es bastante sedentario, con lo que valoro que mi factor de actividad es MODERADAMENTE ACTIVO.

$1.511 \times 1,55 = 2.342,05 \, kcal.$

Es decir, mi gasto calórico diario es de 2.342 kcal.

Eso significa que si ingiero 2.342 kcal mantendré mi peso. Si quisiera adelgazar, debería comer menos de esas kilocalorías, y si quiero ganar masa, tendré que comer por encima de esa cantidad.

Pero ¿cómo saber cuántas kilocalorías necesito incrementar o disminuir en función de mi objetivo?

- Si quieres ganar masa muscular incrementa el 15 % de calorías en tu dieta; o, lo que es lo mismo, multiplica tus kilocalorías por 1,15.

En mi caso, si quiero ganar masa, tendría que hacer una dieta de $2.342 \times 1,15 = 2.694$ kcal, redondeando.

- Si quieres seguir como estás, mantén tu consumo calórico diario.

En mi caso, tendría que hacer una dieta de 2.342 kcal.

- Si quieres perder grasa sin perder masa muscular reduce en el 15 % las calorías de tu dieta o, lo que es lo mismo, multiplica tus kilocalorías por 0,85.

En mi caso, si quisiera perder grasa, manteniendo mi masa muscular, tendría que hacer una dieta de $2.342 \times 0,85 = 1.990$ kcal.

¿Cuánto como de cada cosa?

Ya sabes qué cantidad de calorías tienes que consumir según tu objetivo. Lo siguiente que necesitas saber para configurar tu dieta es qué proporción de macronutrientes tienes que consumir en función de tu objetivo o, lo que es lo mismo, qué proporción de proteínas, de carbohidratos y de grasas debe haber en tu dieta.

Para ello hacemos ahora referencia a los tipos que vimos en el capítulo anterior. En función de cuál sea tu biotipo y de tu objetivo, necesitarás una combinación concreta de macronutrientes:

Esto significa que si soy ectomorfa, tengo un gasto calórico de 1.500 kcal y mi objetivo es ganar masa, tengo que comer al día 1.500 × 1,15 = 1.725 kcal. De ellas, el 50 %, es decir, 862 kcal, serán de carbohidratos; 345 kcal, de grasas buenas (20%), y 517 kcal de proteínas (30 %).

Diseña tu dieta

Ya conoces los principales macronutrientes que requiere tu organismo para funcionar adecuadamente, así como las kilocalorías que necesitas de cada uno de ellos para introducirlos en tu dieta.

Para organizar tu dieta a medida contabilizando las calorías y los macronutrientes, te recomiendo varias ayudas.

Por un lado tienes la aplicación móvil MY FITNESS APP, una aplicación sencilla que calcula el gasto calórico. Puedes ir añadiendo alimentos y los va contabilizando tanto en kilocalorías como en macronutrientes. También puedes introducir tus rutinas de entrenamiento y la aplicación va descontando las kilocalorías que quemas. En función de tus objetivos, ya sea perder grasa, ganar masa o mantenerte, indica las kilocalorías y los macronutrientes que necesitas cubrir, con un montón de opciones de los alimentos más frecuentes, todo muy detallado.

Otra aplicación muy parecida es FAT SECRET, que también está muy bien.

Hay una página web más básica en la que puedes crear tu dieta con las kilocalorías y los macronutrientes. Es <http://www.dieta-san.com>.

No obstante, debo decirte que para llevar un estilo de vida fitness y saludable no es necesario organizar una dieta tan sumamente estricta ni en cuanto a macronutrientes ni en cuanto a cantidades.

Si no quieres complicarte mucho, a partir de un objetivo específico y pensando en organizarte una dieta personalizada, lo mejor es que acudas a un profesional que cree contigo un plan y te haga un seguimiento semanal. La nutrición no es una ciencia exacta y no todas las personas responden igual ni tienen el mismo metabolismo; por eso muchas veces, aun siguiendo unos parámetros estándar, hay que ir realizando modificaciones en función de la persona y del objetivo.

Lo que pretendo mostrarte son las opciones que tienes en diferentes niveles. Si quieres mantener una vida saludable y mejorar tu forma física, con los conceptos generales y la dieta tipo que te presento a continuación tienes de sobra.

Si eres más «picadilla» y te gusta controlar lo que comes, saber más sobre tu cuerpo y seguir la dieta con mayor precisión, pesando la comida y ajustando las cantidades, con lo que te he explicado y los soportes que te he mencionado vas a lograrlo muy bien.

Si lo que quieres es un plan específico, pero sin complicaciones, busca la ayuda de un profesional. Ahora bien, partiendo de unos conocimientos básicos te será mucho más fácil entenderte con él.

Ahora voy a mostrarte una manera de alimentarte fitness, flexible, saludable, que te va a llevar a un estado de forma positivo, combinado con tu ejercicio físico.

Es fácil poner un poco de lógica a nuestra alimentación. Sabiendo lo que nos aportan los alimentos y reflexionando sobre cómo es tu día a día, podrás ajustar los macros en función de tus necesidades. En el caso de los carbohidratos, por ejemplo, como aportan energía, es más lógico tomar más proporción por las mañanas e ir reduciendo su consumo hacia la noche, porque mientras dormimos no vamos a quemarlos.

Un estilo de vida fitness debe ir de la mano de un plan de alimentación saludable, con alimentos de calidad y consumidos en el momento adecuado.

Una dieta fitness siempre se compondrá de seis comidas. Hacer tantas comidas es positivo por varias razones. La primera es que te permite ir ajustando los nutrientes y las calorías en función de tus necesidades de manera casi inmediata. Además, evitará un desnivel grande en los picos de glucosa, con lo que evitarás tener ansiedad y llegar a la hora de comer con tanta hambre que hace que comas más de lo que necesitas y sin control ninguno.

En todas las comidas vas a tener una porción de los macronutrientes necesarios. Tu dieta va a ser completa y no va a presentar déficit de ningún nutriente. Te va a permitir comer de manera abundante y llegar a tu peso ideal de forma gradual.

Comida 1: Desayuno

El desayuno es la primera comida del día. En ella vamos a poner un buen aporte de carbohidratos de asimilación lenta, para que vayan aportándote energía durante la mañana, una porción de proteínas y otra de grasas buenas.

Mis fuentes de carbohidratos favoritas para el desayuno son:
- Pan integral
- Harina de avena de sabores (para hacer tortitas)
- Cereales integrales

Mis fuentes de proteínas favoritas para el desayuno son:
- Pechuga de pavo
- Claras de huevo
- Jamón serrano

Mis fuentes de grasas favoritas son:
- Aceite de oliva
- Nueces
- Manteca de cacahuete

Con estos ingredientes fundamentales puedes desayunar media tostada de pan integral con 4 o 5 lonchas de pechuga de pavo o jamón serrano y un poco de aceite de oliva. Puedes untar ajo y tomate en la tostada.

O bien el típico desayuno fitness, que son las tortitas de avena (más adelante te pongo la receta), con un puñadito de nueces o manteca de cacahuete untada (no más de 15 g de grasas).

Yo consumo harina de avena de sabores que compro en tiendas de suplementos deportivos. Las hay buenísimas, de dulce de leche, brownie o galleta. Me las hago en tortitas con claras de huevo y te aseguro que no tiene nada que envidiar a cualquier otro tipo de bollería.

COMIDA 2: ALMUERZO

Llamo almuerzo a la comida dos, que es la que se hace a media mañana. En ella vamos a poner otro aporte de carbohidratos, pero esta vez vamos a tomar frutas, y luego el correspondiente aporte de proteínas y grasas buenas.

Sería un buen almuerzo un yogur desnatado edulcorado, con una manzana y 4 o 5 almendras crudas.

COMIDA 3: COMIDA

Comida es la tercera comida, que es la que corresponde a la comida del mediodía. Volvemos a poner una fuente de carbohidratos, una de proteínas y una de grasas. Aquí, además, vamos a tomar verduras para aportar vitaminas y minerales.

Una guarnición de arroz basmati (bajo IG), más o menos un puñado de arroz crudo por persona; también podemos comer patata cocida, asada o al vapor, incluso pasta (si es integral mejor). Una porción de pechuga de pollo, pavo, ternera o pescado blanco, y una buena porción de verduras en forma de ensalada o a la plancha o hervidas (berenjenas, calabacín, espinacas).

COMIDA 4: MERIENDA

En esta comida se empiezan a reducir los carbohidratos de asimilación lenta porque se va acabando el día.

Puedes tomar un té acompañado de un quesito de burgos o un

yogur desnatado edulcorado y una pieza de fruta de IG bajo (manzana, pera, fresas, mandarinas), y unas nueces o almendras.

Si te gusta lo salado, puedes tomar un par de tortitas de arroz con una lata de atún al natural y un chorrito de aceite de oliva.

COMIDA 5: CENA

Es la última comida del día, así que hay que eliminar por completo los carbohidratos de combustión lenta, pero podemos incluir verduras, sobre todo en forma de brotes, ensaladas y crudos. También a la plancha o cocidas siempre y cuando el punto de cocción sea el mínimo para que no suba mucho el IG de las verduras.

Puedes tomar un pescado azul (salmón, atún) como fuente de proteínas y grasas saludables. O bien ternera o pollo (puedes ponerle un poco de aceite de oliva).

Como aderezos puedes usar también en tus comidas vinagre de manzana o limón. No debes usar vino porque tiene alcohol y, además, cuando lo calientas sube mucho su IG. Si usas muy muy poca cantidad, tampoco te va a pasar nada. Según lo estricta que quieras ser.

COMIDA 6: POSENTRENO

La sexta comida es la que tienes que hacer inmediatamente después de entrenar. Será un batido de proteínas (te lo explico mejor cuando lleguemos a la suplementación) y un aporte de carbohidratos de asimilación rápida con un IG alto para recuperarte bien: plátano, por ejemplo.

Te recomiendo que sigas esta dieta hasta que estés tres semanas sin una variación significativa de peso. Si con esta dieta pierdes mucho peso, significa que estabas comiendo muchas más calorías de las que debías y mal repartidas. Si, por el contrario, no varía mucho tu peso pero empiezas a verte en mejor forma, más durita y con menos retención de líquidos, o bien si aumentas de peso, eso significa que ibas en camino de la desnutrición.

En función de lo que te haya ocurrido puedes valorar qué hacer según tu objetivo: si quieres aumentar masa, aumenta el 15 % las cantidades; si quieres mantenerte, continúa la misma dieta, y si quieres perder, reduce las cantidades el 15 %.

Capítulo 39

¿EN QUÉ SE DIFERENCIA LA COCINA NORMAL DE LA COCINA FITNESS?

Cuando decides cambiar tus hábitos alimentarios, muchas veces no sabes por dónde empezar. Realmente hay muchas diferencias entre cocinar normal o cocinar fitness. La cocina normal busca, sobre todo, el placer a través de la comida, sin importar la salud, por eso se cocina usando muchos ingredientes que suman muchas calorías, como azúcar, harinas, rebozados y salsas.

A esta manera de comer por el mero hecho de sentir placer se le llama también «apetito hedonista», un tipo de apetito que potencia la gula.

Un estudio dirigido por el Departamento de Psiquiatría de la Universidad de Nápoles descubrió que este tipo de práctica aumenta la presencia en el organismo de dos sustancias que hacen que ignoremos por completo otras señales que indican que ya hemos comido lo suficiente. Una es la grelina, una hormona que se sintetiza fundamentalmente en el estómago y estimula el apetito. La otra es un cannabinoide androgénico que también influye en la regulación de la ingestión de alimentos: el 2AG. Estas dos sustancias estimulan fuertemente los sistemas neuronales de placer hasta dos horas después de comer cualquier alimento apetitoso, de manera que, aunque nos sintamos llenos, podemos seguir disfrutando de comer sin sentir saciedad. Por eso es importante tratar de evitar comprar y tener a nuestro alcance muchos productos o aperitivos que potencien ese apetito hedonista.

El arte de la cocina fitness trata de compaginar el placer de la comida con la intención de ingerir alimentos saludables, a fin de aportar al organismo lo que necesita para funcionar adecuadamente. Prevalece la salud sobre el placer, aunque te repito que la creatividad culinaria en la alimentación fitness está en auge y se pueden elaborar platos muy sabrosos y nutritivos.

Comer limpio significa tratar de comer platos cocinados a la plancha, hervidos, al vapor o al horno, sin usar condimentos grasos ni refinados. Asimismo, se pueden usar todo tipo de especias para aderezar los platos, pero evitando salsas, fritos, rebozados y guisos.

Incluso si eres golosa vas a ver más adelante cómo preparar dulces tremendamente sabrosos y sin azúcares, para que no te prives de ese capricho que mereces y que tanto nos gusta, sobre todo *esos días rojos de las mujeres.*

REGLAS PARA CAMBIAR TU COCINA NORMAL POR COCINA FITNESS

- Cocina a la plancha, horno o vapor.

- Elige productos en este orden: 1) naturales, 2) congelados, 3) envasados (estos tienen muchos ingredientes añadidos de los que no queremos tomar).

- Reduce el consumo de sal y hazte amiga de las especias (pimienta, orégano, tomillo, albahaca...).

- Compra los *caprichos* en el momento que decidas comerlos. No tengas los armarios llenos de comida que potencie tu apetito hedonista.

- Cambia el azúcar por edulcorante. A pesar de la mala fama de los edulcorantes, está demostrado que la toxicidad y los peligros del azúcar de mesa son mucho peores que los de los edulcorantes. Para que el edulcorante sea tóxico, hay que ingerir unas cantidades desorbitadas que el paladar no sería capaz de soportar.

- Evita refrescos y, cuando los tomes, cambia la versión azucarada por la versión ligth o zero. Hoy en día tenemos la posibilidad de disfrutar de un montón de refrescos sin azúcares cuya diferencia de sabor es prácticamente inapreciable.

- Toma los lácteos desnatados en vez de enteros.

- Pásate a la forma integral en todo lo que puedas (pasta, arroz, pan, cereales).

- Evita los productos fritos y rebozados.

- Sustituye la harina de trigo por harina de avena o maíz.

- Date una comida libre, o *cheat meal*, una o dos veces máximo por semana.

- Toma el aceite de oliva siempre crudo, ya que cuando se calienta pierde todas sus propiedades, se vuelve tóxico y aporta muchas más calorías.

Es normal que al principio encuentres la comida insípida y poco motivadora, pero te aseguro que es cuestión de un mes, como mucho, que tu paladar cambie por completo. Cuando has acostumbrado tu cuerpo a comer fit, el día que comes normal disfrutas los primeros bocados, pero enseguida parece que todo se hace pesado y empalagoso. Es muy curioso como se acostumbra el paladar muy rápido a los nuevos hábitos.

En relación con el azúcar, más de lo mismo: tenemos necesidad de comer sabores dulces, algunas personas más que otras, ya que es muy placentero y los tenemos asociados en nuestra mente como recompensa. Es normal que cuando pases al edulcorante todo te sepa raro al principio, pero una vez que te acostumbres, el sabor acabará por proporcionarte el mismo placer que los productos azucarados, pero con infinitamente menos calorías.

Capítulo 40

LA *CHEAT MEAL* O COMIDA TRAMPA

En inglés *cheat* significa «trampa» y *meal*, «comida».

Llevar una filosofía de vida cuidando la alimentación constantemente no significa que tengamos que olvidar de manera radical ese placer que proporciona comer algo por el mero hecho de disfrutarlo a pesar de que nutricionalmente no sea todo lo beneficioso que querríamos.

Las grasas, el azúcar y los carbohidratos «malos» son un verdadero placer para el paladar, no vamos a engañarnos.

Una cosa es llevar una vida en la que la fuente de motivación principal se base en el placer de comer (apetito hedonista), y otra muy distinta es no poder comer algo por el mero hecho de disfrutarlo y no saltarse la dieta nunca.

Lo que lleva al conflicto y a la culpa es perder el control. Yo hago un símil de este tema con el sexo. Se puede practicar sexo para procrear o se puede practicar el sexo por placer. Cuando eliges tener una pareja y serle fiel, tu capacidad lógica y tu fuerza de voluntad está por encima de ese instinto hormonal que todas tenemos.

Puedes aprender a disfrutar del sexo por placer y podrás disfrutar de ello mientras mantengas el control de tu elección. Sin embargo, si lo pierdes y cada vez que ves a un chico que te atrae tienes una relación con él, pues entonces te sentirás tremendamente culpable.

Si eres capaz de elegir ser fiel porque amas a alguien, lo quieres y, sobre todo, has decidido hacerlo, entonces, ¿por qué no puedes elegir serle fiel a tu alimentación por amor a ti misma?

Comer por placer puede también ser beneficioso para tu salud física y mental cuando tienes control sobre ello. El salto de dieta es obligatorio para llevar a cabo la filosofía de fitness emocional.

Beneficios de la *cheat meal*:

BENEFICIOS PSICOLÓGICOS

- Sin duda este es tu gran momento. Cuando sigues una dieta en tu día a día, esta comida puede ser lo que esperes toda la semana. Planear este día, lo que vas a comer, cuándo, cómo, dónde y con quién te ayudará a saber que ese momento se acerca, lo cual te motivará a cumplir con la dieta. Es el premio por el esfuerzo realizado y sabrás que, llegado el momento, no hay culpa que valga.

- No somos conscientes de la cantidad de cosas que comemos sin disfrutarlas por el sentimiento de culpa. De esta manera vas a conseguir disfrutar del placer de comer sin ningún sentimiento negativo que lo entorpezca.

BENEFICIOS FISIOLÓGICOS

- Acelera el metabolismo. Cuando le das una comida inesperada a tu cuerpo, este recoge mejor los nutrientes e implica mayor rapidez a la hora de asimilarlos y de quemar calorías.

- Aumenta los niveles de leptina. Es una hormona que se libera del tejido adiposo e informa del estado de las reservas de energía del cuerpo; cuando aumenta la sensación de hambre, esta hormona disminuye. Por eso si se mantiene una dieta mucho tiempo, la concentración de leptina cae bruscamente y empezamos a tener más hambre. Es muy típico: empezamos muy bien y al final nos entra un hambre atroz, perdemos el control y terminamos comiendo más que cuando empezamos la dieta. Con la *cheat meal* elevamos esta hormona, que proporciona la saciedad necesaria para afrontar la nueva semana comiendo justo lo que precisamos.

- Cuando baja la leptina también sentimos que disminuye la energía. Por eso si no hacemos *cheat meal* nos sentimos tan cansadas aunque estemos alimentándonos más saludablemente que cuando comemos alimentos que no son tan sanos ni nutritivos.

- Recarga los depósitos de glucógeno. Si seguimos una dieta regulada en carbohidratos mucho tiempo, los depósitos de glucógeno pueden verse afectados. Eso se traduce en cansancio y falta de energía. La *cheat meal* es muy importante para reponer estos depósitos y afrontar la semana con más energía.

¿Cuántas *cheat meals* puedo hacer a la semana?

En etapa de mejora puedes hacer dos a la semana como máximo.

En etapa de resultados puedes hacer solo una a la semana.

Si quieres definir tu cuerpo hasta el punto de marcar abdominales o, incluso, competir, no puedes hacer ninguna *cheat meal* durante un largo período.

En etapas de preparación de competición he llegado a estar tres meses y medio sin comida libre. Claro que, en esas fases, la motivación de querer ganar y sacar tu mejor versión, pese a que es duro, puede con el cansancio, el hambre y con todo.

¿Cuántas comidas es una *cheat meal*?

Una sola comida; una *cheat meal* no se puede convertir en un *cheat day* si no queremos tirar por tierra todo el esfuerzo de la semana. Si hacemos las cosas bien durante la semana, la *cheat meal* no tiene por qué interferir negativamente en la salud ni en el estado de forma. Es una sola comida, pero puedes comer lo que quieras, salado, dulce, tapas, postres, comida basura... Es tu momento y no puedes desaprovecharlo.

Yo el día de la *cheat meal*, la hago por la noche, porque si elijo otra hora, ya no sigo mi plan de comidas y me estropea el día al completo. La noche de la *cheat meal* no tomo carbohidratos en una o dos comidas anteriores. Así no me perjudica tanto a la hora de consumir tantas calorías de golpe, porque para mí disfrutar con mis hijas de ese momento de comer porquerías por el mero hecho de disfrutar mientras vemos una peli juntas, por ejemplo, es muy importante.

Esa comida libre me lleva a coger con muchísimas ganas de nuevo la dieta los siguientes días y cuando de nuevo me entran ganas de comer un capricho ya está muy cerca el momento de la siguiente *cheat meal*, con lo que me es fácil aguantar.

En etapa de precompetición es otro cantar. Quizá por eso valore tanto esos momentos cuando puedo disfrutarlos, porque sé lo que es hacer dietas muy restrictivas sin tener durante meses la recompensa de saltarse la dieta.

Si no es tu caso, porque ni vas a competir ni tienes como objetivo llegar a un índice de grasa muy bajo, ni alguna enfermedad que te lo impida, no puedes perderte la *cheat meal* semanal. Es tu momento y toca disfrutar, ¡no hay culpa que valga!

Capítulo 41

LA LISTA DE LA COMPRA FITNESS

Vamos a dividir la lista en dos. Por un lado, los alimentos básicos indispensables en la alimentación fitness, y, por otro, los alimentos que puedes incluir en la dieta a tu elección.

Alimentos básicos

- Claras de huevo. Estupenda fuente de proteínas, que además puedes utilizar para elaborar tortitas de avena, pasteles, bizcochos.

  Las claras deben consumirse siempre cocinadas por varios motivos. Para comenzar, si no están cocinadas nuestro organismo no asimila sus nutrientes. Además, en crudo hay riesgo de que tengan salmonela. Por otra parte, la clara de huevo contiene ovomucoides y ovoinhibidores, que son un tipo de antinutrientes (veremos esto más adelante) que bloquean las enzimas encargadas de digerir las proteínas que ingerimos.

- Huevos. Los huevos son muy nutritivos; las claras son ricas en proteínas, y las yemas, en grasa buena. Es un mito que comer huevos eleve el colesterol. Es cierto que la yema contiene mucho, pero no es colesterol malo, del tipo trans. Además, el huevo contiene muchas vitaminas y antioxidantes beneficiosos para la salud, con lo que lo consideramos uno de los básicos de la alimentación fitness.

- AVENA. Es un cereal muy nutritivo, ya que aporta un alto contenido en carbohidratos y también proteínas. En total la avena contiene ocho aminoácidos esenciales, que la convierten en una fuente de proteínas de gran valor biológico.

  Por su alto contenido en fibra, también ayuda a mejorar la digestión, reduce los ácidos biliares y facilita el tránsito intestinal, lo cual evita el estreñimiento.

  Al ser un hidrato de carbono de absorción lenta, también aporta energía y sensación de saciedad durante horas y ayuda a controlar esos picos de glucosa que generan ansiedad.

- ARROZ BASMATI. Este tipo de arroz destaca por tener un buen contenido nutricional y ser una estupenda fuente de energía, ya que es rico en hidratos de carbono de combustión lenta con un bajo IG. También aporta ocho aminoácidos esenciales, así como vitaminas (sobre todo del grupo B, muy importantes para el sistema nervioso, y vitamina K), minerales (manganeso, magnesio, selenio, hierro, calcio, potasio, cobre y zinc) y alto contenido en fibra.

- PATATA. Es otra de las fuentes principales de carbohidratos, importante para proporcionar energía controlando el azúcar en la sangre. También tiene un importante contenido en vitamina C, y ayuda a aumentar las defensas y a controlar la hipertensión. Es conveniente comerla cocida, asada al horno o al vapor, o, incluso, con unos minutos de microondas. Por supuesto, fritas no.

- TORTAS DE ARROZ Y MAÍZ. Este aperitivo se ha convertido en un básico del fitness. Por su alto contenido en hidratos de carbono (arroz y maíz) aportan altas dosis de energía y son cómodas de comer en cualquier momento. Hay tortas aderezadas con chocolate, yogur o miel, que tienen más sabor, pero también muchas calorías.

Sin duda es un *snack* que aporta pocas calorías en comparación con otro tipo de dulces. No obstante, no pierdas de vista que para personas sedentarias, los carbohidratos que no se consumen van directos a las cartucheras.

Puedes tomar tortitas como base de un *snack* con pavo, atún, tortilla de claras y un poco de aceite de oliva aderezado con especias: una estupenda merienda, nutritiva y deliciosa.

- ATÚN AL NATURAL. Aunque hay que evitar las conservas, porque la mayoría de las veces tienen muchos aditivos y están sumergidos en aceites y grasas de baja calidad, cabe destacar que el atún al natural es un alimento muy beneficioso.

  Es una magnífica fuente de proteínas, libre de grasas y contiene muchos minerales y vitaminas sobre todo del grupo B.

- POLLO. Los beneficios del pollo para la salud son innumerables. Además es un alimento muy adecuado para añadir a nuestra dieta porque es un ave baja en grasa y en calorías, lo cual nos permite comer cantidades abundantes. Tiene muchas proteínas, por no hablar de que el pollo está lleno de nutrientes y vitaminas esenciales.

  Uno de los principales aminoácidos del pollo es el triptófano, precursor de la serotonina, con lo que una dieta rica en pollo ayuda a aumentar dicho aminoácido y puede fomentar el efecto antidepresivo.

- PAVO. Es una carne muy similar a la del pollo y últimamente la preferida por muchas personas porque es aún más baja en grasa que aquel, tiene menos calorías y más proteínas, menos sodio y más calcio. Sin embargo, para muchas personas el sabor del pavo es insípido y como la diferencia en los valores nutricionales, dada la cantidad que se come, tiene un efecto prácticamente inapreciable, opino que ambas elecciones son aceptables.

Una manera cómoda y muy típica de comer pavo es en fiambre, pero hay que tener cuidado porque la mayoría de las veces es un producto de baja calidad y contienen muy poca cantidad de esta fuente de proteína, lo que se compensa con almidones y productos químicos que interfieren en nuestra dieta sin saberlo.

Normalmente las marcas más famosas producen fiambre de pechuga de pavo de peor calidad. Para que un fiambre de pechuga de pavo sea de buena calidad debe contener al menos el 75 % de pechuga de pavo. En algunos supermercados se encuentran fiambres de pavo de hasta el 99 %; estos son los recomendables para tu dieta. De otras famosas marcas, mejor pasamos, porque para pagar anuncios de televisión y envases bonitos a cambio de calidad de producto, siempre hay tiempo.

- JAMÓN SERRANO. Un producto muy típico de nuestro país que es sumamente sano y saludable. Es una fuente de proteínas, carbohidratos y grasas saludables, y además aporta una cantidad diversa de importantes vitaminas y minerales. Es cierto que tiene mucha sal, por lo que no es recomendable en personas hipertensas.

    Como ocurre con el fiambre de pechuga de pavo, con el jamón serrano volvemos a ser víctimas de la industria alimentaria en muchos casos. Hay que tener especial cuidado con el fiambre de jamón serrano envasado, ya que la mayoría están aderezados con azúcar y para fabricar 100 gramos de jamón utilizan menos porcentaje de producto básico y más de otro tipo de carnes y grasas poco saludables.

- PESCADO BLANCO. Destaca por ser una importante fuente de nutrientes fácilmente digeribles que además aporta pocas calorías. Las proteínas que aporta son de buena calidad y, además, están enriquecidas con vitaminas del grupo B y minerales tales como fósforo, calcio, hierro, yodo y cobre.

- SALMÓN. Este pescado azul está catalogado en el mundo como uno de los alimentos más saludables por ser rico en proteínas y ácidos grasos esenciales para la salud.

  El salmón, además, es una gran fuente de vitaminas, como B12, B6 y niacina, y minerales como selenio, magnesio y gran cantidad de calcio.

- ATÚN FRESCO. El atún fresco también es un pescado azul y se convierte en una de las fuentes más excelentes en ácidos grasos omega-3, por lo que es sumamente rico en grasas buenas. Como ya hemos visto, estas grasas previenen las enfermedades cardiovasculares y ayudan a mantener sano el corazón, además de cuidar el cerebro.

  También destaca su alto contenido en proteínas, indispensables para el correcto funcionamiento del organismo, así como en vitamina E (un potente antioxidante) y vitaminas del grupo B (importantes para el sistema nervioso y la circulación).

- TERNERA. La carne de ternera magra es una excelente fuente de proteínas. Además aporta minerales: potasio, hierro, calcio, magnesio y zinc. Tiene un bajo contenido en grasas y es fácilmente digerible, gracias en especial a su alto contenido en agua y por tener una carne generalmente tierna.

- ACEITE DE OLIVA. Si puede ser virgen extra (VE) mucho mejor. Tiene un alto contenido en grasas saludables. Úsalo para aliñar los platos, siempre en crudo, ya que al calentarlo pierde sus propiedades y se convierte en tóxico.

- VINAGRE DE MANZANA. No solo se convierte en un sabroso aliño para tus comidas, sino que sus beneficios se deben, ante todo, a una bacteria capaz de cuidar de nuestro organismo, de depurarnos y mejorar nuestras digestiones. Además, el vinagre de manzana es rico en oligoelementos, como el calcio, el potasio, el magnesio, el cobre y el hierro.

Todo un tesoro de propiedades que hacen de él un recurso natural usado desde la antigüedad para tratar innumerables dolencias.

- LIMÓN. Otro de los mejores aderezos sabrosos y no aporta prácticamente calorías. Además es un potente antioxidante, rico en vitamina C, fibra y flavonoides, necesarios para el buen funcionamiento del organismo y de la actividad celular. Se le atribuyen propiedades diuréticas, adelgazantes y antidepresivas, e, incluso, de prevención contra el cáncer.

TOMA NOTA DE LO QUE UN VASO DE AGUA CON UNA CUCHARADA DE VINAGRE DE MANZANA O UN LIMÓN EXPRIMIDO PUEDE HACER EN TU CUERPO

- Desintoxicará el colon y los intestinos, de modo que harás mejor la digestión. Es un tónico natural que te ayudará a absorber adecuadamente los nutrientes de los alimentos, sin sentir los clásicos gases o esa pesadez al hacer la digestión.
- Purifica el organismo eliminando toxinas.
- Mejora el funcionamiento del sistema linfático y consigue que la sangre fluya adecuadamente eliminando todo aquello que no necesitamos.
- Estupendo para reducir la hipertensión y bajar el nivel de triglicéridos.
- Equilibra la alcalinidad.

- NUECES. Son ricas en grasas saludables de origen vegetal y omega-3. También contienen grandes cantidades de cobre, manganeso, molibdeno y biotina. Son estupendas antioxidantes y tienen beneficios directos sobre la salud cardiovascular. Hay que tener especial cuidado con su mantenimiento, porque son muy perecederas y rápidamente pierden nutrientes, por eso no es ninguna tontería guardarlas en la nevera en un recipiente hermético.

- ALMENDRAS CRUDAS. Fuente de grasas saludables como cualquier fruto seco; sin embargo, destacan porque son uno de los más nutritivos, además de tener un delicioso sabor.

  Son muy beneficiosas para la salud, ya que ayudan a prevenir muchas enfermedades. Las almendras ayudan a fortalecer los huesos, permiten que la piel y el cabello se vean saludables e hidratados.

  Además, gracias al consumo de almendras podemos reducir el riesgo de padecer enfermedades degenerativas como el alzhéimer, ya que promueven la actividad cerebral a la vez que le proporcionan nutrientes al sistema nervioso.

  ¡Atención!: las almendras amargas son venenosas. No pasa nada si entre las almendras que comemos aparece alguna amarga, ya que rápidamente la sacaremos de la boca porque no soportaremos el sabor. Esas almendras, cuando se juntan con nuestra saliva, se convierten en cianuro, uno de los venenos más potentes que existen. Está demostrado que 20 almendras amargas pueden causar la muerte de un adulto y 10 a un niño. Aunque no hay que preocuparse porque comerse 20 almendras amargas es asqueroso y se convertiría en una tortura.

- VERDURAS Y FRUTAS. Las verduras y las frutas son una estupenda fuente de azúcares, carbohidratos de combustión rápida que proporcionan rápidamente energía, pero que por su alto contenido en agua suelen aportar muy pocas calorías. Además de su alto contenido en vitaminas y minerales, se convierten en alimentos que contienen innumerables propiedades y beneficios para la salud.

  Las verduras son ricas sobre todo en vitamina C. Contienen mucha fibra y antioxidantes que ayudan a prevenir algunas enfermedades cardiovasculares y neurodegenerativas, así como otras tantas relacionadas con trastornos digestivos e incluso cáncer.

  El color de las verduras tiene mucho que decir en cuanto a los beneficios que reportan. Por ejemplo, las hortalizas de color naranja y amarillento contienen gran cantidad de vitamina A, un antioxidante que protege la piel de los rayos ultravioletas. La naranja, el melocotón, la calabaza y la zanahoria son algunos de los representantes de este primer grupo de pigmentación.

Los vegetales de color blanco son un excelente productor de glóbulos blancos, lo que los convierte en un extraordinario antioxidante y en un gran aliado a la hora de combatir cierto tipo de infecciones. El fortalecimiento de las defensas del organismo y la multiplicación de enzimas protectoras que pueden ayudar a reducir la presión arterial o el colesterol, entre otros. Peras, manzanas, coliflor, pepino, cebolla y ajo forman parte de este grupo.

Para terminar de dibujar este esquema nos centramos en los productos de color rojizo y morado, que centran su cometido en la reducción de problemas cardiovasculares y acrecientan la circulación sanguínea. También repercuten favorablemente en la memoria, el funcionamiento del tracto urinario y un adecuado mantenimiento del sistema inmunitario. Tomates, cerezas, arándanos, pomelo, granada, remolacha y col lombarda deberían tener un hueco en la nevera de casa.

OTROS

Estos alimentos no son indispensables en tu dieta, pero sí forman parte de los que considero compatibles con la vida fit.

- LOS LÁCTEOS. Son un tema controvertido. Hay muchas personas a favor y muchas otras en contra de los lácteos. Además, de repente parece que hay un *boom* de intolerancia a la lactosa, en muchos casos promovido por la industria alimentaria que necesita vender alternativas a estos productos.

   Los lácteos son una buena fuente de nutrientes y aportan beneficios, siempre y cuando se tomen con moderación. Sí es cierto que las personas verdaderamente intolerantes, diagnosticadas, deben excluirlos de su dieta.

Los lácteos tienen antinutrientes, que hacen las digestiones pesadas, pero el ser humano tiene la capacidad de neutralizarlos si realmente no existe una intolerancia a dichos antinutrientes, de modo que su consumo es beneficioso y no produce malestar.

Cada uno que valore si quiere introducirlos en su dieta. Yo dejé de tomarlos durante mucho tiempo porque me sentaban mal. Luego decidí reintroducirlos, convencida por estudios que probaban que son una estupenda fuente de proteínas y carbohidratos, además de aportar calcio y otros minerales y vitaminas. Fui tomándolos hasta acostumbrar mi estómago nuevamente a ellos. Ahora ya no me siento intolerante a la lactosa, cuando durante mucho tiempo he creído serlo.

- LÁCTEOS DESNATADOS. Dependiendo de cómo te sienten pueden ser una buena fuente de proteínas y carbohidratos. Cuando son enteros y sin azúcares añadidos aportan una buena fuente de grasas, aunque aumentan mucho las calorías.

- QUESO BATIDO 0 %. Estupenda fuente de proteínas, carbohidratos y sin grasas.

- QUESO LIGHT EN LONCHAS. Aporta solo 20 calorías por loncha. Si tomas una, para aderezar un plato en concreto, el aporte de calorías es insignificante.

- EDULCORANTE. La mejor manera de endulzar tus platos es con edulcorante. Últimamente está muy de moda la estevia, pero ten cuidado de no caer en las redes de la industria alimentaria, que, directamente, nos engaña.

La estevia procede de una planta que no se encuentra fácilmente y mucho menos en supermercados. Fíjate que el producto que se compra contiene poco más del 1 % de esa planta mezclada con muchos edulcorantes que son más tóxicos (polialcoholes) que la típica sacarina de mesa, el aspartamo o la sucralosa, presentes en la mayoría de los edulcorantes. Además, es el típico ejemplo de que el paladar se acostumbra a todo, porque la estevia da un dulzor amargo que es mucho más desagradable que cualquier otro edulcorante con peor fama y que, finalmente, son mucho más aconsejables.

- CAFÉ Y TÉ: Son bebidas estimulantes que aportan energía y sin calorías. No es recomendable abusar de ellas por su alto contenido en cafeína, que afecta directamente a la presión arterial. También tienen propiedades psicoactivas, por lo que son contraproducentes si padeces de ansiedad, obsesiones, fobias e insomnio. Sin embargo, actúan como potentes antioxidantes, tienen propiedades diuréticas, ayudan a quemar las grasas y mejoran el rendimiento.

- CHOCOLATE NEGRO SIN AZÚCAR. Tiene un alto contenido en grasas buenas y carbohidratos. El chocolate tiene numerosos beneficios antioxidantes; por eso ahora están de moda en los spas las envolturas de chocolate y los tratamientos faciales con este ingrediente. También contiene feniletilamina, que, como el triptófano, es precursor de la serotonina; por eso siempre se ha asociado el chocolate con propiedades antidepresivas. También tiene efectos euforizantes y afrodisíacos.

- CHOCOLATE DESGRASADO. Tiene los mismos efectos positivos que el chocolate negro, pero sin grasas.

- GELATINA NEUTRA. Es una fuente de proteínas que más que por sus valores nutricionales nos interesa porque puede dar juego a la hora de elaborar platos con una textura diferente. Las venden saborizadas en envases que parecen flanes. Sirve a modo de aperitivo para un día de capricho loco en el que no nos interese desviarnos mucho de la dieta.

- BEBIDAS DE AVENA, SOJA, ETC. Son una alternativa a la leche. Suelen ser saludables, pero hay que tener en cuenta su alto contenido calórico. Si es posible, mejor tomarlas en su versión light.

- MERMELADA LIGHT. A modo de aderezo, la versión light de las mermeladas puede aportar ricos sabores con pocas calorías, siempre que se controle la cantidad ingerida.

- EL KONJAC. Este es uno de mis grandes descubrimientos culinarios. Lo encontré buscando un producto de consistencia que engañara a mi mente y me diera la sensación de saciar el hambre cuando me preparo para la competición. Es una planta que se puede encontrar en forma de espaguetis, tallarines, *noodles*, arroz o lasaña. Es de origen vegetal, rico en fibra soluble y casi no aporta calorías (solo el 7 %). Procede de una planta de origen asiático y del sudeste africano, cuyas propiedades medicinales se conocen hace más de dos mil años.

- SALSAS 0% DE TIENDAS DE SUPLEMENTOS. Sirope de chocolate, fresa, salsa barbacoa, de mostaza y miel, así como la salsa césar son aliños estupendos para tus platos sin calorías.

Capítulo 42

LOS ANTINUTRIENTES

Hay un montón de opiniones acerca de qué alimentos son buenos o malos para la salud. Cuántas veces hemos escuchado que tal alimento es bueno para una cosa y malo para otra, y no falta razón.

Cada alimento está formado por cierta cantidad de nutrientes, que le proporcionan al organismo beneficios para su buen funcionamiento. No obstante, cada alimento también está formado por tóxicos, o antinutrientes, que pueden producir alteraciones negativas en el organismo.

Es similar a cuando tomas un medicamento: te aporta beneficios en algunos aspectos, pero luego puede haber efectos secundarios.

Mayoritariamente tomamos medicamentos a pesar de sus efectos secundarios porque los beneficios que obtenemos son mayores que los perjuicios de tomarlos. Pues con los alimentos ocurre algo parecido. Normalmente los nutrientes que aportan los alimentos son mayores que las propiedades negativas que puedan presentar.

Los riesgos de los antinutrientes se potencian cuando la dieta es muy restrictiva, es decir, cuando comemos mucha cantidad, pero de poca variedad de alimentos. Porque si comemos siempre lo mismo, vamos a estar carentes de un montón de nutrientes que podrían aportar los alimentos excluidos; además, se concentrará más la cantidad de un antinutriente determinado.

Estos antinutrientes, o tóxicos, pueden ser añadidos por el ser humano para proteger los alimentos de las bacterias, pero también puede generarlos la propia naturaleza; en el caso de los cereales, los granos y legumbres, los crean como modo de defensa para su propia supervivencia, para evitar ser comidos por depredadores o para evitar su destrucción una vez sean comidos.

Ningún alimento es absolutamente bueno ni absolutamente malo. Debemos conocer la parte positiva y negativa de los alimentos para saber cómo y cuándo consumirlos.

Hay algunos antinutrientes que inhiben la asimilación de vitaminas, minerales y enzimas, e, incluso, pueden afectar a la tiroides.

Por otra parte, existen combinaciones de alimentos que hacen que pierdan calidad nutricional o se vuelvan tóxicos.

Los animales han creado la capacidad de neutralizar muchos de esos antinutrientes para poder alimentarse de otros animales y plantas.

Pero la cuestión es a qué tipo de vegetales y animales está adaptado el sistema digestivo del hombre para poder consumirlos neutralizando sus antinutrientes.

Es importante que sepas que no es un asunto con el que realmente haya que obsesionarse. Es verdaderamente complicado verse afectado por un problema relacionado con estos antinutrientes cuando hacemos una dieta medio variada, incluso cuando hacemos dietas restrictivas durante un determinado tiempo, ya que la cantidad de antinutrientes que te puede proporcionar un alimento es mucho menor que sus beneficios. Otra cosa es el uso terapéutico que se puede dar a estos tóxicos. A niveles muy concentrados, muchos de ellos se usan como remedios naturopáticos para tratar dolencias, y tienen sus correspondientes «efectos secundarios» como cualquier «medicamento».

Los herbolarios están llenos de estos antinutrientes, que han sido aislados y concentrados en forma de «medicamentos» para su uso terapéutico. Sin embargo, en la caja está claramente especificado que son complementos alimenticios. Eso no significa que no tengan efectos terapéuticos. Lo que pasa es que en España, por desgracia, la naturopatía no está considerada una ciencia terapéutica, por eso muchas veces las dosis que se recomiendan en los herbolarios no llegan a ser lo suficientemente fuertes como para que se consiga el efecto deseado.

Yo he estudiado mucha naturopatía y puedo garantizaros que los antinutrientes de ciertos concentrados y aislados de la naturaleza pueden llegar a sustituir numerosos medicamentos químicos procedentes de la industria farmacéutica y que son mucho menos dañinos para la salud.

Por eso considero que está bien que conozcas la existencia de estas sustancias y no desprestigies la naturopatía como técnica terapéutica a pesar de que en nuestro país no se reconozca. Es más, quiero proporcionarte esta información porque me gustaría contagiarte un poco de mi pasión por esta ciencia. Y te animo a que, en la medida de lo posible, procures utilizar estos remedios que nos regala la naturaleza antes que hacer uso de sustancias químicas de la industria farmacéutica.

Es evidente que los medicamentos químicos tienen como aporte extra la maravillosa capacidad del ser humano de progresar en sus descubrimientos y que su efectividad está más que demostrada; es más, muchos de los ingredientes que se usan para hacer medicamentos incluyen antinutrientes.

Tampoco yo me considero para nada una antiquímica y soy muy consciente de la relevancia y los avances de todo gracias a ella.

Sin embargo, recuerda que la prevención de muchas enfermedades comienza en los alimentos, y hacer uso de la naturopatía es una buena alternativa para la salud en muchos casos; por eso te pido que no la descartes.

De alguna manera, con los antinutrientes pretendo ver el lado positivo y quedarme con lo bueno que pueden aportar estas sustancias que también componen los alimentos que consumimos, y no ver solo lo negativo que pueden aportarnos.

Han de tener especial cuidado las personas vegetarianas cuya dieta prácticamente se limita a legumbres, vegetales y granos, ya que son los más afectados por este tipo de sustancias.

Voy a destacar los antinutrientes más importantes para que puedas tener información detallada sobre ellos, conocer en qué alimentos se encuentran y de qué modo pueden perjudicarte, así como, también, qué beneficios pueden aportarte.

Algunos antinutrientes te sonarán mucho. ¿Quién no sabe que el marisco contiene ácido úrico y que abusar de tomar marisco puede provocar gota? ¿O que las legumbres dan gases? Otros, sin embargo, tienen un nombre complejo y nos suenan a chino; claro que no necesitas aprenderlo de memoria para llevar un estilo de vida fit. Aun así, te los menciono por si te interesa profundizar un poco más en el tema o por tu simple curiosidad.

- **Ácido úrico.** Se encuentran en los animales, en el marisco, los lácteos y algunos vegetales. Forma parte de la composición química de los genes, tiene cualidades antioxidantes y ayuda a la regeneración capilar. El abuso puede producir gota y enfermedades cardiovasculares.
- **Azufre.** Se encuentra en algunos animales, huevos, soja, algunos frutos secos y semillas, así como en algunas verduras. Es también un antioxidante e interviene en muchos procesos químicos del cuerpo, sobre todo los relacionados con el cerebro, pero el exceso puede producir osteoporosis, ya que afecta negativamente al calcio.
- **Ácido fítico.** Se encuentra, sobre todo, en el salvado y las patatas. Es beneficioso para reducir la diabetes y reduce también enfermedades cardiovasculares. Ahora bien, se une a los minerales de los alimentos en el intestino con lo que puede provocar deficiencia de hierro, zinc, calcio y otros minerales. Además, su consumo hace las digestiones pesadas.
- **Lectinas.** Se encuentran en huevos, lácteos, trigo, soja, cacahuetes y legumbres secas. Muchos estudios demuestran que tienen propiedades anticancerígenas. Sin embargo, abusar de ellas puede producir el síndrome del intestino agujereado, enfermedades inflamatorias, neurovegetativas, autoinmunes y coagulación de la sangre.

- **Saponinas.** Están presentes en el vino tinto, las legumbres y las patatas. Tienen propiedades anticancerígenas y disminuyen el colesterol. Sin embargo, en cantidades concentradas pueden producir el síndrome del intestino agujereado y perturban las enzimas digestivas.

- **Oligosacáridos.** Se encuentran en las legumbres y son prebióticos, pero son los causantes de que estos alimentos causen tantos gases.

- **Avidina.** Se encuentra en la clara de huevo. Tiene propiedades antibióticas, pero produce déficit de vitamina B8.

- **Oxalatos.** Se encuentran en alimentos como el salvado de cereales, frutos secos, soja, espinacas, ruibarbo, acelga, chocolate, te negro, algunas frutas y verduras. No aportan beneficios y, sin embargo, dan muchos problemas, sobre todo si se unen al calcio; entonces pueden originar deficiencia de ese mineral y de magnesio, y perturbar las enzimas digestivas. Hay estudios que demuestran la asociación con problemas depresivos, fibromialgia, artritis y cistitis.

- **Cianuro.** Habas, tapioca, huesos de frutas (como albaricoque y manzana), almendras amargas. Es anticancerígeno, pero en dosis elevadas puede ocasionar daño cerebral e incluso la muerte.

- **Goitrógenos.** Están presentes en la soja, los cacahuetes y las plantas crucíferas. Tienen propiedades anticancerígenas consumiendo el alimento completo, pero pueden causar hipotiroidismo.

- **Taninos.** Presentes en algunas legumbres, algunas frutas y verduras, té, chocolate, vino, café y vinagre, tienen propiedades anticancerígenas, antibióticas y antioxidantes. Si se toman en exceso pueden provocar deficiencia de zinc y hierro, descenso del crecimiento y del aumento de peso, perturbación de la absorción de minerales, inhibición de enzimas digestivas, aceleración de la coagulación de la sangre y necrosis de hígado.

- **Inhibidores de la tripsina.** Están presentes en cereales y legumbres. Tienen propiedades anticancerígenas, pero en grandes cantidades pueden originar pancreatitis e inhibir el crecimiento en niños porque afectan a la asimilación de nutrientes en el organismo.

- **Inhibidor de la alfa-amilasa.** Ahora están muy de moda las pastillas para tomar antes de las comidas copiosas, que reducen el aporte calórico. Suenan a timo, pero no lo son. Es un hecho que ¡funcionan! Gracias a este antinutriente se reduce la absorción de carbohidratos. Además, tienen propiedades antidiabéticas, ya que, al fin y al cabo, los carbohidratos son azúcares. Se encuentra en cereales, legumbres, piel de frutos secos y hojas de estevia. Eso sí, si se abusa, puede producir candidiasis.
- **Alicina o aceite de mostaza.** Presente en la cebolla, cebollino, puerro y ajo. Reducen el colesterol, buen tratamiento para la hipertensión y arterioesclerosis. Pueden producir mal aliento, mal olor corporal, reflujo, diarrea, dolor de estómago, gases, anemia, mala cicatrización de heridas y relaciones alérgicas. A los bebés les perjudica en el reflejo de succión.
- **Salicilatos (la aspirina procede del ácido acetilsalicílico).** Presentes en las bayas de Goji y en los frutos secos, alfalfa, alcachofa, pepino, brócoli, coliflor, maíz, rábano, batata e hinojo, y en frutas como albaricoque, aguacate, tomate, piña, ciruela, uva, fresa, mora y arándano. Pueden prevenir el cáncer de colon. Son anticoagulantes, por lo que pueden producir sangrado de estómago y del tracto intestinal. Tienen los mismos efectos secundarios que la aspirina: reacciones cutáneas, toxicidad en el hígado, función renal dañada, mareos, confusión mental, reacciones alérgicas, irritabilidad, perturbación del sueño, TDAH, hiperactividad y agresividad.
- **Calcitriol, solanina, nicotina.** Se encuentran en las patatas verdes, las berenjenas, los pimientos, los tomates y las bayas de Goji. Reducen el colesterol y son antidiabéticos, antialérgicos, antiinflamatorios, antibióticos (contra bacterias, hongos, parásitos y virus) y anticancerígenos. Pueden producir dolor muscular, rigidez matinal, artritis, insomnio y problemas de la vesícula.

Desde el punto de vista dietético, podemos tener en cuenta algunos truquitos que sirven para mejorar la calidad nutricional de los alimentos, ya que neutralizan en mayor o menor medida los efectos negativos de estos antinutrientes.

- Muchos antinutrientes pueden disminuir su cantidad al cocinar o procesar el alimento que los contiene.

- Es bueno remojar las legumbres en agua toda la noche, así podemos reducir la mayoría de los antinutrientes que lleven.

- También es bueno remojar los vegetales, porque así se reducen los oxalatos que contengan.

- Hervir los vegetales también ayuda a eliminar dichos antinutrientes, aunque a veces afecta negativamente al valor nutricional.

- La masa fermentada elimina completamente los antinutrientes de los granos, por eso podemos comer pan con seguridad.

- Cocina siempre la clara de huevo, pues la cocción inactiva la avidina, que es su antinutriente.

- No bebas té o café hasta pasada dos horas de haber comido alimentos ricos en hierro, como son los garbanzos, las lentejas, la carne, el pescado u otros.

- Intenta no mezclar los oxalatos con alimentos ricos en calcio, como la sardina, que es rica en calcio, con la remolacha.

- La naranja, ya sea pelada o en zumo, consúmela cuanto antes una vez manipulada, porque contiene ascorbasa, un antinutriente que destruye la vitamina C en cuanto se manipula el alimento.

- Evita consumir espinacas con salsas a base de leche, como bechamel o nata, porque el calcio de la leche puede limitarse a causa de los oxalatos de las espinacas.

- Si no consumes absolutamente nada de lácteos, no abuses del salvado de trigo, porque reducirá la absorción del poco calcio que consumes de otros alimentos.

- El café o té con leche dificulta la absorción del calcio. Aunque no es necesario que renuncies a ellos si a lo largo del día tu consumo de lácteos y alimentos ricos en calcio es el adecuado.

En resumen, una dieta rica y variada puede aportar los beneficios de todos los nutrientes que necesita el organismo sin que los antinutrientes causen ningún tipo de problemas.

Los antinutrientes aislados y concentrados pueden usarse como remedios terapéuticos o ingredientes de medicamentos con sus respectivos efectos secundarios.

Capítulo 43

ALGUNAS RECETAS FITNESS

El arte de la cocina fitness está en encontrar el equilibrio entre alimentarse de comida nutritiva y, a la vez, conquistar el paladar. Cada vez está más demostrado que esto es realmente posible.

Por las redes navegan bloggers de mucho éxito que siguen esta filosofía de vida fitness y que nos muestran sus creaciones culinarias.

Aprender a cocinar fit te abre paso a una nueva dimensión. Imagina el sueño de cualquier mujer: comer rico, sabroso, nutritivo y con pocas calorías.

Yo tengo la suerte de que una de mis mejores amigas se dedica a ello profesionalmente. María es una chica muy deportista desde siempre y tuvo una lesión que le impidió estar durante un tiempo en activo. A ella también le gusta mucho comer, todo hay que decirlo, con lo que su preocupación por perder la forma y empezar a comer de manera no saludable, movida por la desmotivación de su mal momento, la llevó a investigar y aprender sobre alimentación fitness.

Finalmente, abrió un blog y ahora imparte junto con su pareja, Diego, talleres de cocina fit por toda España y con tremendo éxito.

Como es muy buena amiga mía y yo soy muy fan de sus recetas

he tenido la suerte de que me ha prestado algunas para presentarlas aquí. Ha sido un acto muy generoso por su parte, por el cual tengo que decirle: «¡Gracias, amiga!» Y a ti: «Este aporte, sin duda, te va a sorprender.»

Nunca habrás podido imaginar comer tan rico y tan sano, y disfrutar incluso de postres, tartas y pasteles que no tienen nada que envidiar a muchos que contienen kilos de azúcar y son super-malos para la salud.

Si te gustan (y no dudo que así será), ella tiene dos recetarios fit que puedes adquirir. Además te recomiendo que si tienes la posibilidad y te apetece participes en alguno de sus fabulosos talleres.

LAS 10 MEJORES RECETAS FITNESS

Muslitos de pollo al micro

Tiempo de preparación: 25 minutos

Ingredientes
- 4 muslos de pollo frescos
- 1 cucharadita de pimentón dulce
- 2 cucharadas de ajo en polvo
- Perejil picado
- Pimienta molida
- Ralladura de medio limón
- Zumo de un limón
- ½ vaso de vino blanco
- 1 cucharadita pequeña de aceite de oliva
- Sal

Preparación
Preparamos en el mortero una majada bien mezclada con el ajo, el perejil, el pimentón, la ralladura de limón, un poquito de pi-mienta, sal, el aceite y el zumo de medio limón.

Cuando ya estén bien mezclados e integrados los sabores (esta es la clave) añadimos el resto de zumo de limón y el vino.

Sazonamos con sal y pimienta los muslitos y los ponemos en una fuente de cristal, ensaladera o bol. Vertemos por encima todo el aliño para que se empapen bien. Tapamos con un plato y metemos al microondas durante 10 minutos a 800 W.

Sacamos, removemos todo para remezclar mejor los sabores, tapamos y volvemos a meter otros 10 minutos.

Cuando acabe, la salsa ya estará reducida, espesita y deliciosa. Servimos los muslitos y a disfrutar.

Pechugas serranas rellenas

Tiempo de preparación: 40 minutos

Ingredientes (ajustar a los comensales)
- Pechugas de pollo fileteadas
- Jamón serrano en lonchas
- Quesitos light
- Pimienta
- Sal rosa del Himalaya
- Vino blanco

Preparación
Ponemos el horno a precalentar a 200 °C.
Extendemos los filetes de pechuga y los salpimentamos.
Quitamos la grasa a las lonchas de jamón y las reservamos.
Untamos medio o un quesito en cada filete de pechuga y colocamos la loncha de jamón encima.
Enrollamos cada filete de pechuga ya con el queso y la loncha de jamón y los disponemos en la bandeja del horno. Los rociamos con un chorrito de vino blanco y al horno.
En más o menos 25 minutos tendremos listas unas pechugas rellenas riquísimas.
(Vigílalas para que no se hagan demasiado y queden secas, tendrás que cogerle el truquillo y el tiempo perfecto a tu horno.)

Pollo con salsa de almendras y curri

Tiempo de preparación: 25 minutos

Ingredientes (para 3 raciones, más o menos)
- 500 g de pollo
- 1 cebolla mediana
- 1 vaso grande de leche de almendras con su pulpa
- 3 cucharadas de curri
- Pimienta negra
- 1 cucharadita de edulcorante líquido
- Una pizca de sal
- Algunas almendras crudas, o tostadas un poquito en la sartén
- Algunas uvas pasas

Preparación
Lo primero es que debes tener preparada la leche de almendras (ver más abajo) o prepararla en el momento, pero deberás tener las almendras en remojo desde el día anterior.

Yo usé 250 ml de la leche de almendras recién batida, sin colarla, con la pulpa y todo. O bien se separa la leche y la pulpa, y se echa más o menos pulpa en la leche en función de lo espesa que se quiera la salsa.

En una sartén grande con una gotita de aceite de oliva pocharemos la cebolla picada con la cucharadita de edulcorante (mejor si se tapa la sartén). Si suelta mucha agua, intentaremos quitarla un poco antes de echar el pollo. Cuando la cebolla empiece a ponerse blanda, echamos el pollo troceado y le damos un fogonazo para que quede dorado por fuera y coja el sabor de la cebolla.

Separamos la cebolla y la echamos a la batidora junto con la leche de almendras y la pulpa, el curri, la pimienta y la sal. Lo batimos todo bien (es el momento de corregir, echar más curri, o edulcorante, o pimienta, o leche para que quede más líquida, o pulpa para que quede más espesa) y ya tenemos la salsa.

La echamos en la sartén a fuego bajo con el pollo. Añadimos algunas almendras y pasas, y dejamos que se haga 5 minutos para que coja el sabor.

Leche de almendras

Tiempo de preparación: 10 minutos

Ingredientes
- 200 g de almendras crudas
- 700 ml a 1 l de agua

Preparación
Lo primero que tenemos que hacer es dejar las almendras en remojo, en cualquier bote, bien cubiertas de agua, durante un día entero.

Al día siguiente, tiraremos esa agua, y trituraremos bien las almendras añadiéndoles entre 700 ml y 1 litro de agua (depende de lo densa que os apetezca la leche, eso ya es a gustos).

Una vez bien batida, la colamos por un colador muy muy fino, o incluso de tela. Y listo, nos quedará por un lado la leche y por otro la pulpa de la almendra, que podéis guardar en un bote, en el frigorífico, para comerla tal cual, con edulcorante, añadirla a algún postre... o incluso a algún plato principal.

Croquetas Gourmet

Tiempo de preparación: 1 hora

Ingredientes
- Media cebolla
- 1 puñado de champiñones
- 50 g de lomo de pavo
- 50 g de pavo
- 1 vaso pequeño de leche desnatada

- 4 quesitos de Burgos desnatados (200-220 g)
- 2 claras de huevo
- 1 huevo
- Almendra molida
- Ajo en polvo
- Pimienta negra
- Sal (yo la uso sin sodio)
- Goma xantana (opcional)

Preparación

En una sartén a fuego muy bajito y con una gota de aceite ponemos a pochar la cebolla tapando la sartén. Cuando ya está blandita y transparente, añadimos los champiñones cortados y un poco de pimienta y de ajo en polvo. A los 3 minutos incorporamos el lomo de pavo y la pechuga de pavo, todo picado (si no encontramos lomo de pavo, se puede hacer solo con fiambre de pechuga). Removemos durante un par de minutos. Luego echamos un chorrito de leche y seguimos removiendo hasta que se reduzca.

En la batidora ponemos los quesitos, las claras y el resto de la leche (unos 100 ml para que no quede muy líquido) y batimos hasta obtener una crema, que añadiremos a la sartén con el resto de los ingredientes. Con el fuego muy bajo dejamos que se integren los sabores, unos 8-10 minutos. Se prueba y si hace falta se echa más sal o pimienta.

Devolvemos toda la mezcla a la batidora. Si tenemos, echamos una cucharadita de goma xantana. Si no vamos a echar xantana, en el paso anterior, al incorporar la leche en la batidora, vamos agregando poco a poco y batiendo, sin echar demasiada; debe quedar textura de natillas espesas. Si vamos a usar xantana no hay tanto problema, porque espesa mucho. Batimos, echamos la masa en una fuente o recipiente grande, tapamos y dejamos reposar 4 horas como mínimo, y mejor si se deja de un día para otro.

Cuando ya tengamos la masa compacta, preparamos un plato con un huevo batido y otro con una mezcla de almendra molida, ajo en polvo y sal baja en sodio.

Vamos cogiendo trocitos de masa del tamaño de una croqueta

(mejor pequeñitas, que no tienen muchísima consistencia). Los pasamos por el huevo y después por la almendra molida. Este paso se puede repetir una vez más, para que tengan más rebozado y se mantengan más compactas al pasarlas por la paella.

Con las croquetas formadas, ponemos una sartén antiadherente con una gotita de aceite a fuego fuerte y las hacemos a la plancha. A mí así me quedaron buenísimas; eso sí, no son muy consistentes, así que hay que tratarlas con mimo.

CONSEJO: Podéis congelarlas y así es más fácil hacerlas sin que se rompan.

Lasaña con bechamel de calabacín

Tiempo de reparación: 30 minutos

Ingredientes
(A mí me dio para dos de mis porciones de comida/cena)

PARA EL RELLENO
- Medio pimiento rojo
- Medio pimiento verde
- Una cebolleta
- Un diente de ajo
- 250 g de carne magra de ternera picada
- 6 cucharadas de tomate frito 1000 Fit Meals
- Pimienta
- Sal
- Orégano

PARA LA BECHAMEL
- Medio calabacín
- Media cebolleta
- Medio diente de ajo
- 3 quesitos light

– Un poquito de queso grana padano

Preparación

Picamos el calabacín, los pimientos, los ajos y las cebolletas, todo muy chiquitito.

En una sartén preparamos el sofrito de pimientos, cebolleta y ajo. En otra, el de calabacín, cebolleta y ajo. Ambos con un poquito de sal baja en sodio. Yo siempre echo primero el ajo y cuando empieza a dorarse echo lo demás; es decir, que no diferencio entre pimiento y cebolla, pues al estar tan picados, se hacen a la vez.

Se pueden preparar los sofritos sin aceite. Si tenéis una buena sartén antiadherente, a fuego bajo y tapando la sartén, se puede perfectamente. Si no, echad una gotita, nada más.

Cuando el sofrito con calabacín esté ya pochado lo retiramos. En el otro, el de pimientos, echamos la carne picada, previamente sazonada con pimienta y un poco de sal.

Cuando la carne ya está hecha es el momento de añadir el tomate frito y el orégano. A fuego lento lo dejamos 4-5 minutos para que se integren los sabores.

Es la hora de precalentar el horno a 220 °C.

Con el sofrito de calabacín haremos la bechamel.

Lo echamos en el vaso de la batidora y añadimos los quesitos, una pizca de pimienta y una pizca de nuez moscada. Batimos bien.

Albóndigas en salsa

Ingredientes (para 4 raciones)
Para las albóndigas
– 600 g de carne picada de pollo
– 1 cebolla mediana
– 1 diente de ajo
– Sal baja en sodio o especias (pimienta, perejil, ajo y cebolla en polvo...)

- 250 g de pimientos del piquillo asados (pueden ser de bote, pero que no tengan azúcar)
- 2 tarrinas pequeñitas de queso de Burgos 0 % (no del batido, del normal)
- 1 cucharadita de edulcorante líquido
- Pimienta
- Medio vasito de agua
- 1 cucharada de salsa barbacoa sin calorías (opcional, se compra por Internet)

Preparación
Precalentamos el horno a 180 °C.

Picamos la cebollita y el ajo. Los pochamos con una gotita de aceite y a fuego lento. Luego los mezclamos bien con la carne picada, especiamos al gusto y hacemos bolitas.

Colocamos las bolitas en la bandeja del horno y dejamos 10 minutos, no más; solo tienen que asarse un poco. Así se pueden pasar por la plancha casi sin aceite y que se compacten.

La salsa la haremos echando en el vaso de la batidora todos los ingredientes y batiendo bien hasta que quede una crema suave.

En una olla pondremos a fuego bajo la salsa con las albóndigas (ya pasadas a la plancha) durante 15 minutos para que cojan sabor.

Pastel de verduras y atún

Tiempo de preparación: 15 minutos

Ingredientes (para 1 ración para mí)
- 1 cebolla pequeña
- ½ calabacín pequeño
- 1 trozo de puerro
- 1 lata de atún al natural
- 3 claras de huevo

- 2 quesitos light o 50 g de queso de untar light
- 2 cucharadas de tomate 100 % natural
- Ajo en polvo
- Una pizca de sal baja en sodio
- Una pizca de pimienta negra

Preparación

Picamos muy chiquititas las verduras, les echamos sal y las ponemos a fuego bajo en una sartén que tapamos. No hace falta ni aceite si la sartén es buena.

Vamos mirando y removiendo bien para que no se peguen. Cuando empiezan a ablandarse, podemos subir un poco el fuego. Cuando comiencen a dorarse, apagamos.

En un vaso de batidora batimos bien las claras (hasta que doblen su tamaño). Añadimos los quesitos, el tomate, la lata de atún y las especias, y removemos bien con un tenedor, sin batir.

Echamos la mezcla en un molde de silicona y lo metemos en el microondas. Yo lo pongo a una intensidad entre 550 y 750 (no a la máxima) y tarda unos 10 minutos. No obstante, es mejor darle 6-7 minutos y mirar cómo va. Luego se le dan 3 más y se vuelve a mirar, y así hasta que esté listo, porque cada micro es un mundo.

Pimientos rellenos

Tiempo de preparación: 60 minutos

Ingredientes
- 3 pimientos rojos (bien chatos)
- 3 latas de atún natural
- 6 champiñones
- 1 cebolla mediana
- 1 huevo campero
- 2 latas de pimientos asados en conserva (sin azúcar)
- ½ vaso de leche de avena

- Ajo en polvo
- Pimienta negra
- Albahaca
- Orégano
- Edulcorante líquido

Preparación

Precalentamos el horno a 200 °C.

Quitamos la tapa a los pimientos y los limpiamos por dentro. Mojamos una servilleta en aceite virgen extra y la pasamos por la piel de los pimientillos.

Metemos los pimientos y sus tapas (destapados) en el horno durante 45 minutos.

Mientras se asan los pimientos, vamos preparando el relleno. Picamos la cebolla y la ponemos en una sartén con una gotita de aceite, a fuego lento. Cuando ya está haciéndose, echamos los champiñones también picaditos y añadimos abundante ajo en polvo, albahaca, orégano y un poco de pimienta negra. A mí me encanta esta intensa mezcla de especias, pero si no sois muy de especias, echad menos.

En el vaso de la batidora echamos los pimientos de lata, la leche de avena, una pizca de pimienta y 4-5 gotitas de edulcorante líquido. Batimos bien y reservamos. Cuando ya veamos la cebolla y los champiñones hechos, añadimos el atún (escurrido) y dejamos que se hagan unos minutos, hasta que se evapore toda el agua. Entonces añadimos la salsa de pimientos. Lo dejamos cocer a fuego lento durante 10-12 minutos.

Cuando hayan pasado los 45 minutos de horno, sacamos la bandeja, rellenamos los pimientos con la mezcla que hemos preparado y volvemos a meterlos, esta vez tapados con sus rabos. Los dejamos asando durante 15 minutos más.

Yo pico un huevo duro y lo espolvoreo por encima de los 3 pimientos para servirlos.

Tortillita de gambas crujientes

Tiempo de preparación: 45 minutos

Ingredientes
- 300 g de gambas o langostinos cocidos y pelados
- 3 claras de huevo
- 2 dientes de ajo
- Ajo en polvo, pimienta y perejil (opcional)
- Proteína de suero sin sabor (opcional)

Preparación
Ponemos el horno a precalentar a 200 °C.

Cortamos los ajos por la mitad, quitamos el centro para que no repitan y los doramos en una sartén con una gotita de aceite virgen. Añadimos las gambas y, a fuego lento, dejamos que cojan el saborcillo y suelten agua (unos 5 minutos).

Echamos todo a la batidora, batimos bien, y con la masa resultante hacemos 4 bolitas que colocamos sobre papel de horno. Con otro papel encima, aplastamos dando formas de tortillitas, finitas. Metemos al horno durante 30 minutos.

Ahora las sacamos, y llega la opción: mezclar medio cacito de proteínas con las especias y un poco de clara de huevo hasta conseguir textura natillas. Y con una brocha de cocina, pintamos las tortitas. Las proteínas le dan una dureza extra, más crujiente.

Volvemos a meter las tortillitas al horno, esta vez a 240 °C, durante 7 minutos.

Lentejas con arroz iraní

Tiempo de preparación: 40 minutos

Ingredientes (para 2 de mis raciones)
- 60 g de arroz integral vaporizado largo
- 200 g de lentejas pardinas ya cocidas

- 125 g de pechuga de pollo picada
- ½ zanahoria
- 1 rama de canela
- Un trozo de piel de naranja
- 1 cucharada de tomate frito 1000 Fit
- Un chorrito de leche de almendras (o la que tengáis en casa)
- Uvas pasas
- Curri
- Canela molida
- Pimienta negra
- Sal
- Edulcorante

Preparación

Cocemos el arroz y las zanahorias, pero ya con un toque especial. Ponemos 1 litro de agua a hervir. Pelamos las zanahorias y las cortamos en rodajitas.

Echamos una rama de canela y un trozo de piel de naranja además de un poquito de sal. Cuando comience a hervir el agua, echamos el arroz y la zanahoria y contamos 20 minutos desde que vuelve a hervir (tras haber añadido el arroz).

Mientras se cuece, mezclamos el pollo picado con media cucharada de curri y un poquito de canela. Hacemos bolitas, no muy grandes, del tamaño de una cereza, y en una sartén, sin necesidad de aceite, las marcamos un poquito.

Añadimos la cucharada de tomate frito (bajamos el fuego a medio-bajo) y seguimos cocinando las bolitas de pollo. Cuando el tomate empieza a secarse mucho, añadimos el chorrito de leche.

Para este momento el arroz debe estar ya casi hecho (si no, siempre podemos apagar el fuego de la sartén de pollo y reanudar la cocción cuando el arroz esté listo). Escurrimos y lavamos el arroz y las zanahorias con agua bien fría. Sacamos la rama de canela y la piel de naranja, y ya podemos tirarlas. Lavamos bien las lentejas y echamos todo a la sartén.

A fuego medio mezclamos todo en la sartén y le añadimos una cucharada de curri, media de canela, un poco de pimienta al gusto, un pellizco de sal y un chorrito de edulcorante. También las pasas.

En cuanto esté bien mezclado e integrados los sabores, lo tenemos listo para servir.

RECETAS DE DULCES FITNESS

Para las que somos golosas, cambiar hábitos de alimentación y, sobre todo, mantenerlos de por vida, puede convertirse en un imposible por la mera idea de mentalizarnos de la posibilidad de suprimir los dulces de nuestra vida.

Una nueva dimensión se abrirá delante de ti cuando descubras que dulces y vida fitness son compatibles, y que existen numerosas recetas que no tienen nada que envidiar a otras azucaradas.

Deja tu momento azúcar para el *cheat meal*, pero integra, a cambio, comidas dulces como fuente de nutrientes en tu día a día. ¡Y todo esto sin que afecte a tus kilos! ¡Un milagro hecho realidad!

Aquí tienes algunas recetas de dulces fitness del blog *1000 Fit Meals*, donde puedes encontrar muchas más.

Tortitas de avena

El básico por antonomasia de la filosofía de vida fitness: las famosas tortitas de avena.

Tiempo de preparación: 5 minutos

Ingredientes (para 1 desayuno)
- 1 huevo
- 2 claras (se puede sustituir el huevo por claras, pero a esas horas de la mañana se puede empezar con energía)
- 1 gran cucharada de harina de avena (se encuentra en tiendas de suplementación de cientos de sabores; mi favorita es la de dulce de leche)

- Edulcorante líquido
- Canela (opcional)
- Aroma de mantequilla, coco o nata (opcional)

Preparación

Desde la noche anterior, que ya estaremos pensando en las deliciosas tortitas, dejamos la avena con agua justo que la cubra, para que se infle y quede una masa más compacta. El salvado de avena puede triturarse con la batidora y hacer harina de avena y las tortitas quedarán aún mejor.

Por la mañana, con muchas ganas, batimos el huevo y claras con la avena, canela y edulcorante al gusto y con una gotita de tu aroma preferido (opcional).

A continuación, en una sartén que no se pegue, echamos una gota de aceite de oliva virgen extra o de aceite de coco (en herbolario). Cuando esté caliente (a fuego medio), vertemos la mezcla y dejamos que se haga hasta que la parte de arriba ya haya cuajado un poco (si tapáis la sartén saldrán más gorditas y jugosas). Luego le daremos la vuelta (con una espátula grande o con un plato).

Yo las suelo tomar con un poco de mermelada sin azúcar y, si gustas, una cucharita de queso batido 0% con edulcorante.

También se puede preparar un *topping* con cacao desgrasado, edulcorante y muy poquita agua.

Tarta de queso al horno

Tiempo de preparación: 1 h 30 minutos (incluyendo el horneado)

Ingredientes (para 6 personas)
- 6 huevos (o 4 huevos enteros + 4 claras)
- 3 vasos de yogur griego o cremoso desnatado
- 2 vasos de queso de untar light (400 g)
- 1 vaso de harina de avena de sabor *cookies* o vainilla o donut

- 2 plátanos maduros.
- 1 cucharada de cacao en polvo puro
- Un poco de leche desnatada
- Edulcorante líquido

Preparación

Ponemos el horno a precalentar a 180 °C (por arriba y por abajo).

Batimos las claras (es decir, separamos las yemas primero), que queden espumosas. Añadimos las yemas y batimos. Seguimos batiendo a la vez que añadimos los yogures y el queso.

La harina la echamos poco a poco y la espolvoreamos pasándola por un colador, así es más difícil que se hagan grumos.

Añadimos edulcorante líquido al gusto (que quede dulzón, porque luego perderá un poquito). Ya está lista la base.

Ahora chafamos los plátanos, los mezclamos con el cacao y un poco, muy muy poco de leche. No os paséis; tienen que quedar líquido, textura miel o incluso más denso. Ya tenemos el sirope.

Engrasamos un molde con una servilleta y aceite de coco o mantequilla (solo engrasar, lo justísimo) y espolvoreamos harina de avena, que se pegue por el fondo y las paredes (un poquito, no un puñado).

Vertemos la mezcla base.

Seguidamente vertemos el sirope dibujando líneas o círculos u ondas. Cuando ya lo hemos hecho, introducimos un cuchillo siguiendo la forma de los dibujos para que penetre.

Metemos al horno, y cuando haya pasado una hora, echamos un vistazo y pinchamos con un palillo. Puede que aún esté poco hecha por el fondo. En ese caso, tapamos con papel de aluminio por arriba y dejamos que acabe de hacerse con calor de abajo en el horno, 10 minutos más.

Desmoldamos y ¡flipamos!

Podéis servirla con frutos del bosque o un montoncito de mermelada light a un lado.

Esta tarta es genial como desayuno (podéis prepararla y os

dura por lo menos cuatro días en el frigorífico. Tendréis ganas hasta de madrugar.

También como preentreno o después de él, si es por la mañana o si ha sido por la tarde pero muy intenso.

Y también nos la podemos permitir en un cumpleaños o una celebración, ya que es bastante más ligera que cualquier otra tarta que nos puedan poner en la mesa.

Pastelitos de cheescake *y natillas:*
Receta proteica y muy fit

Tiempo de preparación: 1 hora 30 minutos

Ingredientes

PARA LA BASE
- Es la receta de tarta de queso al horno (mismas cantidades, pero podéis hacerla sin el *topping* de plátano y el cacao)

PARA LA CREMA
- 600 g de queso de untar light
- 4 yogures cremosos desnatados
- 12 láminas de gelatina neutra
- Edulcorante líquido

PARA LA COBERTURA
- ½ sobre de preparado para natillas sin azúcar añadido
- ½ litro de leche desnatada
- 6 láminas de gelatina neutra
- Edulcorante líquido

Preparación
Esta receta hay que hacerla con cariño y paciencia porque va por fases.

Lo primero que haremos será hacer la mezcla de la tarta de

queso al horno y verterla en un gran molde, de forma que cubra un dedo de alto o un poco más.

La meteremos en el horno previamente precalentado a 200 °C, durante, más o menos, una hora (hay que ir vigilando que no se queme). La sacamos del horno y la metemos en la nevera para que se enfríe un poco mientras preparamos la crema.

Batimos el queso de untar y los yogures; aquí, unas gotitas de esencia de vainilla pueden darle un toque muy bueno.

Hidratamos, en un plato con agua a temperatura ambiente, todas las láminas de gelatina (las 18). Calentamos un dedo de agua en un vaso y, cuando ya están blandas, las disolvemos una a una en esa agua caliente, hasta tener un líquido denso. Vertemos dos terceras partes de la gelatina líquida y batimos con la crema.

Añadimos edulcorante al gusto y vertemos la crema en el primer molde, sobre la capa de tarta de queso al horno. Reservamos en el frigorífico.

Ahora preparamos las natillas. Tal y como viene en las instrucciones:

Del medio litro de leche separamos un vaso y el resto lo calentamos.

Disolvemos medio sobre de preparado de natillas en el vaso y, una vez disuelto, lo añadimos al resto de leche caliente (casi hirviendo) removiendo bien para que no haya grumos.

Vertemos el resto de la gelatina y añadimos edulcorante al gusto.

Esta es la tercera capa. La vertemos cubriendo la tarta (o los pastelitos) y dejamos todo enfriar, al menos una hora.

A la hora de servir, podemos rallar encima chocolate negro o espolvorear canela.

La chocolatina Fit-kat

Tiempo de preparación: 30 minutos

Ingredientes
- Almendra molida
- Claras de huevo
- Crema de cacao fitness blanca
- Aceite de coco (en herbolarios)
- Cacao en polvo desgrasado
- Edulcorante líquido

Preparación

BASE DE GALLETA

Mezclamos la almendra molida y edulcorada al gusto con clara de huevo, muy poco a poco hasta que quede una pasta bastante seca. Se le puede añadir una cucharada de Whey Protein (proteína de suero) sabor Cookies & Cream (opcional).

Hacemos una plancha sobre papel de hornear y con un cuchillo la dividimos en rectángulos (del tamaño de la base de una barrita).

Horneamos a 190 °C durante 10 minutos, más o menos. Hay que vigilar que no llegue a ponerse marrón, pues amarga mucho; en cuanto se haya endurecido, aunque no se haya dorado, es suficiente.

Ya tenemos la base.

LA CREMA

¡Es nuestra crema de cacao fitness! Para el Fit-kat he elegido la blanca (crema de avellanas con algo de leche de almendras y edulcorante).

La crema de chocolate fría de la nevera es bastante densa.

Se coloca sobre la base con un cuchillo una capa de entre 0,5 y 1 cm de grosor.

COBERTURA DE CHOCOLATE

Derretimos una cucharada de aceite de coco en el microondas (el aceite de coco solidifica muy fácil y habrá que derretirlo primero). Se le añade cacao en polvo hasta conseguir un chocolate líquido de textura como de natillas o algo más líquido. Y se edulcora al gusto.

Se vierte sobre la barrita hasta cubrirla totalmente.

Se disponen las barritas ya cubiertas en un plato y se meten al frigorífico para que la cobertura se endurezca.

¿Quién dijo que no se podrían comer chocolates o dulces?

Tarta milcapas de chocolate

Tiempo de preparación: 30 minutos

Ingredientes:
- 2 huevos
- 130 ml de claras (unas 3 claras)
- 100 g de harina de avena con sabor Ferrero
- Cacao desgrasado en polvo
- 150 ml de leche desnatada
- Edulcorante líquido
- 200 g de queso batido 0%

Preparación
La tarta se elabora a base de crepes, así que prepárate para hacer unas cuantas.

Batimos los huevos, las claras, la harina, la leche y una cucharada de cacao en polvo con la cantidad de edulcorante que gustes; yo pongo una cucharada sopera, ya que el cacao es bastante amargo.

Cogemos una sartén pequeña (la mía es de 18 cm de diámetro, pero puede ser un poco más grande) y la engrasamos pasando una servilleta con aceite (yo uso de coco). Esperamos a que esté bien caliente y empezamos a hacer crepes. Normalmente con un cucharón de la mezcla suele quedar bien; observa qué ocurre, porque lo importante es que queden lo más finitas posible pero que puedas darles la vuelta sin que se rompan.

Ve guardando las crepes que salgan en un plato y cúbrelas con otro, para que mantengan el calor y estén blanditas a la hora de montar la tarta.

Cuando las tengas todas, solo tienes que ir montando capas: una crepe, se unta con queso batido edulcorado, otra crepe y se unta; así hasta la última crepe, a la que no se le pone queso.

Cuando tengas toda la torre, coloca un plato pequeño encima y con un cuchillo pule los laterales de la tarta cortando los sobrantes.

Prepara una cobertura de chocolate con dos cucharadas colmadas de cacao, edulcorante al gusto y muy poquita agua, la justa para que te quede textura de sirope, no líquida del todo.

Ahora, con ayuda de una lengua o espátula, cubre toda la tarta con el sirope de chocolate, lo más uniforme posible, y déjala en el frigorífico al menos tres horas para que se compacte.

Puedes decorarla con frutas del bosque, frutos secos, canela, coco rallado, etc.

Como veis, hay todo un mundo por descubrir dentro de la cocina fitness. Comer sano, aportarle al organismo los nutrientes que necesita y disfrutar del placer de comer no son cosas incompatibles gracias a la cantidad de productos que ya están a nuestro alcance. Con un poco de creatividad verás como muy pronto te atreverás a elaborar tus propias recetas.

Capítulo 44

SUPLEMENTACIÓN

Nunca me cansaré de repetir que la nutrición es la base de la salud, la energía y la buena imagen física.

Cuando el cuerpo carece de los nutrientes adecuados o no los recibe en la proporción correcta, empieza a decaer, enfermar e, incluso en casos extremos, te lleva a morir.

Los requerimientos nutricionales de cada organismo son diferentes, según sea la actividad física y mental, así como las condiciones genéticas; por eso, muchas veces vamos a necesitar de algunos nutrientes específicos que difícilmente pueden aislarse a través de la alimentación cotidiana.

Cada alimento tiene sus propiedades y quizás en determinados momentos necesitemos solo una parte de ese alimento para satisfacer nuestros requerimientos nutricionales.

El ser humano ha tenido la capacidad de conseguir aislar mediante diferentes procesos algunos componentes de los alimentos para así poder consumirlos como un extra según los necesitemos. A este tipo de alimentos se los llama «suplementación» o «complementos alimenticios», que, como su nombre indica, nunca deben ser un sustitutivo de ninguna comida. Debemos consumir alimentos naturales, ya que son los que mejor asimila el organismo. Sin embargo, estos extras pueden ser muy beneficiosos, sobre todo con este ritmo de vida tan complicado que llevamos en nuestra sociedad que nos lleva a no tener casi tiempo de comer todo lo que necesitamos a las horas que deberíamos, todo lo cual conduce a una nutrición inadecuada en la mayoría de los casos.

Con la industrialización, también los alimentos han perdido calidad nutricional, aunque hemos ganado, sin duda, en seguridad, ya que los alimentos pasan controles sanitarios, están limpios de bacterias y otras cosas que pueden afectar negativamente a nuestra salud.

Pero también muchos alimentos han dejado de tener su proceso natural de maduración. Se usan productos químicos para que crezcan rápido y obtener más producción, y esto inevitablemente causa estragos en cuanto al valor nutricional de los alimentos.

Por eso quería dedicar un apartado a esta posible solución, que encontramos a través de la suplementación.

Con algunos complementos alimenticios podemos aportar al cuerpo esos requerimientos nutricionales que necesita para su buen funcionamiento.

Te propongo una lista con algunos de los suplementos que considero más importantes. Cuando vayas a comprarlos, verás que, como no son medicamentos, no tienen prospecto, pero siempre en el recipiente se indica la cantidad y la manera de tomarlos, y si tienes dudas, consulta a un profesional.

- **Aislado de suero.** Es el típico batido de proteínas que vamos a tomar después de entrenar. Está compuesto por muchos aminoácidos necesarios para tu organismo. Es imprescindible este suplemento para personas que hacemos ejercicio físico. Muchas veces los beneficios que el deporte puede aportarnos se ven disminuidos por una nutrición inadecuada. Cuando entrenamos, rompemos fibras musculares que deben ser repuestas con un extra de proteínas para su buena regeneración.

  Muchas personas tienen la equivocada idea de que los batidos de proteínas engordan o hacen que te pongas muy fuerte. Esto es un tremendo error, ya que lo único que hacen estos batidos es ayudarte a recuperar las fibras musculares que se hayan roto durante el entrenamiento. Si entrenas, toma batido de proteínas al finalizar.

- **Amilopectina.** Es un carbohidrato de asimilación muy rápida que también tomamos después de entrenar para recuperar muy rápido la energía que hemos perdido durante el entrenamiento. Así evitamos la fatiga y, además, podemos recuperar energía para continuar con la actividad cotidiana con normalidad. El deporte debe de ser algo saludable que nos lleve a sumar y no a restar bienestar, salud y energía a nuestra vida.

- **Betaalanina.** Este suplemento es muy bueno cuando empezamos a hacer deporte, porque retrasa la aparición de las fastidiosas agujetas y, además, te aporta fuerza para que tus comienzos no se hagan tan duros. Sirve, en general, para deportistas que entrenan fuerte para retrasar la aparición del ácido láctico y aumentar la fuerza en los entrenamientos.

- **Carnitina.** La deficiencia de carnitina lleva a una menor producción de energía y al aumento de tejido adiposo, con lo que tomar un suplemento conlleva mayor aprovechamiento celular de la grasa como aporte de energía. No es un quemagrasa como los que veremos a continuación, sino un suplemento de mejor aprovechamiento y que evita la acumulación de grasa.

- **Quemadores de grasa.** Son suplementos por lo general compuestos por cafeína concentrada que estimulan el sistema nervioso y ayudan a eliminar grasa con facilidad. Están contraindicados en personas que sufren ansiedad, ya que generan mucho nerviosismo. Por ejemplo, yo no puedo tomarlos. Es una ayuda para momentos de querer perder grasa, y son efectivos, pero no son imprescindibles para conseguirlo. Yo llego a un porcentaje graso mínimo en competición solo a través de la dieta y el entrenamiento, sin tomar quemadores de grasa. Claro que tardo más que otras compañeras que sí que los consumen.

- **Bloqueadores de carbohidratos y grasas.** Hay suplementos a base de faseolamina y chitosán, que bloquean la absorción de los carbohidratos y las grasas. No estimulan el sistema nervioso, con lo que no crean ansiedad y se toman antes de la comida de alto contenido en carbohidratos o grasa.

- **Fosfatidilserina.** Ayuda a reducir los niveles de cortisol, que se elevan con la falta de descanso y el estrés, lo cual nos perjudica a la hora de endurecer nuestros músculos y potencia la acumulación de grasa.

- **Multivitamínico.** Cuando llevamos una vida ajetreada compaginando trabajo, casa, estudios y deporte, los requerimientos de minerales y vitaminas deben ser satisfechos de manera adecuada si no queremos acabar somatizando su carencia a través de trastornos físicos o mentales. Para ello, un suplemento multivitamínico por las mañanas puede aportar ese extra que difícilmente vamos a conseguir con la alimentación.

  El multivitamínico te llevará a estar más tranquila, porque sabrás que tomándolo vas a tener tus necesidades nutricionales básicas cubiertas en cuanto a vitaminas y minerales.

  No te preocupes si, además, comes bien. No es peligroso el excedente que pueda aportar alguno de estos minerales o vitaminas que quizá no necesites.

- **CLA (ácido linoleico conjugado).** Es un ácido graso que ayuda a reducir la grasa corporal, reduce el colesterol y los triglicéridos, mejora el sistema inmunológico y, además, actúa como un potente antioxidante.

- **Omega-3.** Es uno de los ácidos grasos esenciales de los «buenos», que se encuentran esencialmente en el aceite de pescado. El omega-3 ayuda a regenerar las células, estimular el sistema nervioso, prevenir enfermedades cardiovasculares y mejorar el desarrollo cerebral. Un gran suplemento para cuidar la salud de tu corazón, ojos y huesos.

- **Colágeno.** Para fortalecer y mejorar las articulaciones y los huesos. También favorece la regeneración de la piel y su elasticidad, y para el cabello y uñas frágiles.

- **Melatonina.** Es la hormona natural del sueño. Si sufres de insomnio, te cuesta quedarte dormida o, simplemente, tienes un sueño que no es reparador, este suplemento es para ti. Puedes tomarlo un rato antes de acostarte y te ayudará a regular tu estado natural vigilia-sueño, evitando tomar otros sedantes químicos más fuertes y que además provocan dependencia.

- **Guaraná.** Facilita la concentración cerebral, ayuda a la memoria y potencia el rendimiento de tu día a día.

- **Té verde.** Es una planta estimulante que, además, ayuda a la eliminación de líquidos. Las personas con predisposición ansiosa pueden verse afectadas por su alto contenido en cafeína.

- *Garcinia cambogia*. Es una planta nativa de la India que favorece la disminución de los niveles sanguíneos de colesterol y triglicéridos. Además ayuda a calmar la gula creando sensación de saciedad. Por eso es recomendable tomarla media hora antes de las comidas principales junto con un vaso de agua.

- **Cardo mariano.** Es bueno tomarlo en una época de excesos, ya sea de comida o alcohol, ya que ayuda a la recuperación de las células hepáticas y biliares. Es el suplemento perfecto para fechas como las Navidades, por ejemplo.

- **Alcachofa.** Mejora los trastornos digestivos y es muy recomendable para cuando queremos perder peso, ya que tiene efecto laxante y, además, favorece la eliminación de líquidos en personas que tienden a la retención.

- **Triptófano.** Ya vimos al principio de este capítulo que este aminoácido es el denominado antidepresivo natural. Se toma como suplemento a partir de la planta grifonia y, tomado fuera de las comidas, conseguimos que aporte al sistema nervioso ese metabolito llamado 5-HTP, que se convierte rápidamente en serotonina, la hormona de la felicidad.

- **Aceite de onagra.** Actúa como un estupendo regulador hormonal tanto en mujeres premenopáusicas como en mujeres que tiene problemas de ovulación. Ayuda en el síndrome premenstrual y a regular los ciclos.

- **Isoflavonas de soja.** Actúan como regulador hormonal ayudando a aliviar los síntomas de la menopausia. Alivian los síntomas de los sofocos y regulan los cambios de humor provocados por los trastornos hormonales.

Todos estos suplementos pueden usarse con seguridad siempre y cuando lo hagamos con cabeza. El abuso de cualquier sustancia, aunque sea natural, puede ocasionar problemas en la salud. Recomiendo y pido por favor que hagas un uso responsable de la información que te he proporcionado, y que ante cualquier duda, consultes a un especialista.

BLOQUE 5

ENTRENAMIENTO FITNESS

Capítulo 45

BENEFICIOS DEL FITNESS

Sin duda, la salud física es, en gran medida, el resultado de tener una actividad física regular, una nutrición adecuada, una mentalidad positiva y el descanso apropiado para la recuperación tanto física como emocional.

Para mí, lo mejor del fitness es que compagina todos estos elementos, con lo que llevar una filosofía de vida fitness significa en parte adquirir un compromiso con nuestra propia salud física y emocional a largo plazo.

El modelo de entrenamiento que vamos a seguir dentro de la filosofía fitness va enfocado a conseguir estos cuatro puntos clave.

- Conseguir una buena capacidad aeróbica que nos permita oxigenar bien el organismo.
- Trabajar para obtener la adecuada proporción de grasa y de masa muscular para conseguir una salud óptima, prevenir enfermedades y estar más bonitas, lo cual además potencia la autoestima.
- Incrementar la fuerza para hacer frente a las necesidades de la vida diaria, desde mover una cama, cargar un bebé durante horas o alcanzar algún objeto, así como para mantener una postura correcta y evitar lesiones tales como contracturas o lumbago.

- Mejorar la flexibilidad, lo cual es muy importante para la salud de las articulaciones, ya que, a medida que pasan los años, vamos perdiendo elasticidad de los músculos y, si no trabajamos ese aspecto, el movimiento de las articulaciones se va limitando y nos vamos atrofiando.

POR QUÉ COMPAGINAR EL ENTRENAMIENTO DE FUERZA CON EL ENTRENAMIENTO CARDIOVASCULAR

Para aplicar las claves fitness que te he mostrado en el punto anterior, tenemos que compaginar una serie de ejercicios destinados a esos fines. Estos ejercicios son los siguientes:

1. Los enfocados al entrenamiento con pesas, con el que mejoraremos la fuerza y tonificaremos los músculos.

2. Los enfocados a la pérdida de grasa y la mejora cardiovascular. Los denominamos «cardio» o «ejercicios aeróbicos».

A estos pilares fundamentales sumaremos estiramientos para mejorar la flexibilidad y cuidar las articulaciones. Todo esto irá en sinergia con una dieta adecuada, lo cual dará lugar a los resultados deseados y compondrá los cimientos del estilo de vida fitness.

Capítulo 46

CUÁNTO TIEMPO DURA UN ENTRENAMIENTO FITNESS

Me imagino que leyendo estas páginas pensarás que de dónde vas a sacar tiempo para tanto ejercicio con la de cosas que tienes que llevar para adelante, ¿verdad?

Nosotras, las competidoras, le dedicamos unas dos horas o dos horas y media al día, entre cardio y fuerza. Pero ¡tranquila!, para ser una mujer fit con una hora u hora y cuarto es suficiente.

Dedicando 5 minutos al calentamiento, 40 minutos a la rutina de fuerza y 20 minutos al cardio, perfectamente puedes conseguir dar un giro a tu vida de 180 grados. Eso sí, lo que no vale es estar con el móvil entre series o ponerte a charlar con la compañera durante un rato. Hablo de tiempo efectivo de entrenamiento.

Lo verdaderamente importante en el fitness es la intensidad del entrenamiento y la constancia. No te obsesiones con los resultados. Tú ve al gimnasio, haz tu rutina, disfruta de tu momento de aislarte del mundo y olvida todos los problemas y preocupaciones durante ese tiempo. Céntrate en tu momento presente, en ese tiempo no debe existir otra cosa que tú, los hierros, tu música, el agua y el espejo. Concéntrate en hacer bien los ejercicios disfrutando de tu música favorita, háblate, mírate a los ojos, anímate, dite cosas bonitas y ríñete cuando haya algo que debas corregir; y haz lo mismo cada día, que tu gym se convierta en tu templo para el encuentro contigo misma. Más pronto que tarde empezarás a notar que algo dentro y fuera de ti está cambiando.

Capítulo 47

ENTRENAMIENTO DE FUERZA

La fuerza es la capacidad física que tenemos para realizar un determinado trabajo o movimiento. Probablemente no te hayas parado a pensar la importancia de la fuerza y lo mucho que la usas en tu día a día. Sin embargo, si de repente te quitaran esa capacidad te darías cuenta de que, sin fuerza, no valemos para nada.

Utilizamos la fuerza innumerables veces en nuestra vida cotidiana, en el mero hecho de cargar con la compra, coger a un bebé en brazos, fregar el suelo, hacer el amor con tu pareja. Todo conlleva aplicar fuerza con los músculos.

Nacemos con poca fuerza y la vamos incrementando a lo largo de los años, aproximadamente, hasta que cumplimos 30 años, momento a partir del cual comienza a decrecer. Si no fortalecemos los músculos y llevamos una vida sedentaria, esa pérdida de fuerza irá de la mano de una gran pérdida de masa muscular, y eso puede llegar a ser un problema al alcanzar la vejez; incluso puede determinar que podamos valernos o no por nosotras mismas a determinada edad.

La fuerza tiene un alto componente genético. Eso significa que hay personas que nacen más fuertes que otras. No obstante, también es una cualidad que podemos desarrollar mediante el entrenamiento.

Los músculos protegen los huesos y una buena armadura muscular es el mejor seguro para cuidar de ellos y prevenir trastornos como la artritis, la osteoporosis y la artrosis.

Por otro lado, a nivel emocional, la fuerza tiene mucho que ver con el sentimiento de esfuerzo. Se puede decir que la fuerza física está directamente relacionada con la capacidad de esfuerzo. Por eso, entrenar con pesas es para mí una de las mejores maneras de desarrollar mi capacidad de esfuerzo, que luego puedo aplicar a otras parcelas de mi vida. Sin duda haciéndome fuerte por fuera me hago fuerte por dentro, porque una resistencia física causa un dolor que aprendes a superar, igual que una circunstancia de la vida puede causarte un dolor cuya capacidad de superación determina tu fortaleza.

Podemos entrenar fuerza usando pesas, máquinas de gimnasio, nuestro propio cuerpo (por ejemplo, cuando hacemos flexiones o abdominales), o con otros soportes, como gomas elásticas, cualquier material que nos presente una resistencia que debamos superar usando la energía de nuestros músculos y nuestra capacidad de esfuerzo.

La fuerza se desarrolla ejecutando series de repeticiones levantando peso. Siempre animo a tratar de levantar el máximo peso posible que permita la correcta ejecución de los ejercicios. Esto, al contrario de lo que quizá pienses, no te pondrá muy musculada ni perderás la feminidad; eso es un tópico que trataremos más adelante.

Nunca es tarde para empezar a entrenar en el gimnasio. Un estudio demostró que el entrenamiento de fuerza en personas de edad avanzada revirtió el estrés oxidativo y regresó 179 genes a su nivel de juventud, lo que significa que esas personas retrocedieron genéticamente 10 años.

Con el entrenamiento de fuerza no solo vamos a aumentar la fuerza muscular, sino que se fortalecen tejidos, tendones y ligamentos. También se activan hormonas que van a equilibrarnos emocionalmente y nos ayuda a vaciar las reservas de glucógeno y perder grasa.

El trabajo muscular permite algo tan importante como corregir la postura y evita que los huesos se atrofien. Esa figura de viejita con espalda redondeada no será la de una mujer que ha sido fit.

Muchas personas dicen que hacer pesas es aburrido. Yo misma lo pensaba al principio, pero cuando tienes una vida superajetreada y estresante por el trabajo, y luego tienes que lidiar con la casa, las niñas, las peleas entre ellas y los sonidos estridentes de la televisión infantil, ese rato en el gimnasio, con mi música favorita, mirándome al espejo, me recuerda día a día que también yo formo parte de mi propia vida. Aprovecho para mirarme a los ojos, decirme cosas bonitas, animarme entre repeticiones diciendo que yo puedo con todo, que venga una más. Gracias a esos momentos, establezco una relación mejor conmigo misma. Esos momentos de yo sola, con mi música, mis pensamientos y mi espejo ya no solo no me resultan aburridos, sino que se han convertido en mi gran momento del día, ese momento en el que el tiempo se detiene, en el que dejo el móvil en la taquilla y me dedico exclusivamente a mi superación personal.

CUÁNTO TIEMPO HAY QUE DEDICAR AL ENTRENAMIENTO DE FUERZA

Una rutina de fuerza para una mujer con filosofía de vida fitness sin intención de competir puede durar perfectamente 40-45 minutos. Más adelante veremos cómo trabajar los músculos, con ejemplos de tablas de ejercicios.

Normalmente la fuerza se trabaja por grupos musculares. Los hombres deben dar prioridad al tren superior y dividirlo en diferentes grupos. Las mujeres debemos hacer lo contrario: dar prioridad al tren inferior. El tren superior es la parte del cuerpo de la cintura para arriba y el tren inferior, de la cintura para abajo.

Las mujeres debemos trabajar más la zona de nuestro cuerpo que tiene más masa muscular, donde también tendemos a acumular más celulitis y grasa. Por eso entrenaremos la parte de arriba una o dos veces por semana y la de abajo la entrenaremos tres, repartiendo los diferentes grupos musculares.

Una buena organización de rutina de trabajo sería la siguiente:

Tren superior:

- Un día, hombros, bíceps y tríceps.
- Otro día, espalda, pecho y abdomen.

Tren inferior:

- Un día, cuádriceps y glúteos.
- Otro día, femoral y abdomen.
- Otro día, específico de glúteos.

CAPÍTULO 48

ENTRENAMIENTO CARDIOVASCULAR. LOS BENEFICIOS DEL ENTRENAMIENTO AERÓBICO

El entrenamiento aeróbico, también conocido como «cardio» o «ejercicio cardiovascular», tiene como objetivo principal mantener en buena forma el corazón y los pulmones, así como quemar grasa. Se puede realizar caminando deprisa, bailando, haciendo zumba, montando en bicicleta, corriendo, haciendo elíptica, stepper (escaleras) o, incluso, patinaje; es decir, cualquier actividad moderada que implique oxigenación y te haga sudar.

El mejor momento para realizar cardio es o bien en ayunas o bien después del entrenamiento con pesas. Hay mucha controversia en relación con realizar el cardio en ayunas. Si lo que se busca es perder grasa, por las mañanas las reservas de glucógeno suelen estar más vacías. Ya te conté que lo primero que consumimos es el glucógeno almacenado en los músculos y, cuando no quedan reservas, empezamos a quemar grasa. Además, por las mañanas el metabolismo está más acelerado que por la tarde y por la noche, con lo que la pérdida de grasa será mayor. Si llevamos una buena alimentación, realizar 45 minutos de cardio moderado en ayunas no tiene por qué afectar negativamente a la salud, ni marearnos ni nada por el estilo. Otra cosa es una persona que no esté bien nutrida; entonces puede bajar la glucosa, pero repito que en personas bien nutridas no tiene por qué representar un problema.

El otro momento adecuado para realizar cardio es después del entrenamiento; una vez que hayamos quemado las reservas de glucógeno con el entrenamiento de fuerza, conseguimos quemar grasas con el cardio más fácilmente.

Es muy importante que no hagas nunca el cardio antes de entrenar con pesas porque vaciarás las reservas de glucógeno con ese ejercicio y cuando llegues a las pesas no tendrás fuerza y gastarás la energía de las reservas, lo cual te llevará a desgastar los músculos, en vez de fortalecerlos, y catabolizar.

CUÁNTO TIEMPO DEBO DEDICAR AL CARDIO

Hay dos maneras fundamentales de trabajar en el nivel cardiovascular.

La primera se llama cardio LISS, que es un cardio que se realiza siempre al mismo ritmo, moderado, con unas 125-130 pulsaciones (al 70-80 % de capacidad). Para obtener beneficios objetivos de este ejercicio debemos dedicarle de 40 a 60 minutos al día.

Lo cierto es que todo el mundo no tiene tanto tiempo o, simplemente, no desea dedicar tanto tiempo al entrenamiento porque tiene otras prioridades. Por eso, entre otras cosas, desde hace algún tiempo se ha puesto muy de moda otra manera de hacer cardio, que propicia la quema de grasas. Se llama cardio HIIT y consiste en realizar intervalos cortos de entrenamiento cardiovascular muy intenso (sobre el 80-90 % de nuestro ritmo cardíaco) alternados con otros de intensidad suave (50-60 %). Hay estudios que aseguran que este tipo de entrenamiento cardio HIIT propicia la perdida de grasa incluso horas después de haber realizado el ejercicio, porque acelera el metabolismo y, además, mejora la asimilación de la glucosa.

Por otra parte, cuando realizamos este entrenamiento durante semanas, conseguimos aumentar la capacidad de quemar las grasas, ya que se usa como energía la grasa excedente del organismo; conseguimos también mejorar la capacidad pulmonar, con lo que ganamos resistencia. Este tipo de cardio no requiere más de 15 a 20 minutos al día.

Cuando realizo este tipo de cardio suelo hacer 1 minuto andando y otro corriendo a tope, y así hasta completar los 20 minutos, o bien hago 5 minutos a ritmo moderado y luego empiezo con intervalos de 30 segundos a tope y 30 de ritmo moderado, y así hasta que llego a 15 minutos. Puedes hacerlo corriendo, con bici, elíptica, patinando, dando saltos... todo vale.

Este tipo de ejercicio ayuda a quemar las grasas de manera muy efectiva y, además, hace que aunque hayas terminado de entrenar, sigas con el metabolismo acelerado durante todo el día, con lo que vas perdiendo grasa hasta horas después de haber acabado con tu entrenamiento. Eso sí, prepárate para sudar, porque en 15 o 20 minutos acabarás molida.

Si tienes tiempo puedes hacer tu rutina de pesas y luego meterte en una clase de spinning o zumba. Si no tienes tiempo, prioriza las pesas, y te animo a que pruebes con el HIIT tu sola, en la bici de spinning con tu música favorita. Planea tu propia sesión de spinning durante 20 minutos. Te dará energía y te sentirás muy bien.

Capítulo 49

CALENTAMIENTO, ACTIVACIÓN Y ESTIRAMIENTOS

Es importante calentar antes de realizar cualquier ejercicio físico. Si no lo hacemos es fácil que nos lesionemos.

Puedes calentar el músculo que vas a trabajar realizando algunas repeticiones del ejercicio que te toca en tu rutina sin peso; o bien con ejercicios de activación muscular.

Antes de realizar una rutina de ejercicios, es importante hacer trabajo de activación para calentar y, posteriormente, activar los músculos que se van a trabajar ese día.

Es muy importante la conexión entre la mente y el músculo que se va a trabajar; esto va a potenciar la eficacia del entrenamiento, ya que se concentran las fuerzas en el músculo que se está trabajando. Además, ayuda a la correcta ejecución de los ejercicios y a prevenir lesiones.

Al finalizar los ejercicios está bien dedicar unos minutos a estirar. Esto ayuda a mejorar la flexibilidad del músculo que hemos trabajado y permite ir mejorando la amplitud de los movimientos para que cada vez sea mayor, lo cual proporcionará un trabajo mejor localizado de ese músculo.

Puedes ver el vídeo dedicado a este tema en mi canal de YouTube, donde muestro junto a un gran profesional algunos ejercicios de activación y de estiramientos para que puedas aplicarlos en tus rutinas.

No tienes que dedicar mucho tiempo a ello. Unos 5 o 10 minutos de activación son más que suficientes para sacar la máxima eficiencia del entrenamiento y prevenir lesiones.

Si no tienes tiempo de estirar después de cada entrenamiento, puedes dedicarle un rato en casa el fin de semana, con tu música. Incluso si tienes hijos puedes hacerlo con ellos. A mis hijas les encantan estos momentos; nos reímos muchos y ellas se sienten orgullosas de parecerse a su mamá.

CAPÍTULO 50

DESMITIFICANDO TÓPICOS

TÓPICO 1: SI ENTRENO CON PESAS ME PONDRÉ DEMASIADO FUERTE

Desafortunadamente, muchas mujeres dejan de lado el entrenamiento de fuerza pensando que es únicamente para hombres o para mujeres que quieren ponerse muy fuertes. Sin embargo, eso no es verdad en absoluto.

Al entrenamiento de fuerza enfocado a la ganancia de masa muscular se denomina «hipertrofia».

El factor genético en esto es fundamental. Son muy pocas las mujeres que tienen facilidad para ganar masa muscular, sobre todo por las hormonas. La testosterona es la gran causante del desarrollo muscular y las mujeres tenemos muy poca cantidad de esta hormona.

Una mujer que trabaje de manera natural la hipertrofia, entrenando muy duro y llevando una alimentación adecuada para construir masa muscular, lo máximo a lo que podrá llegar, por regla general, es a estar tonificada.

El uso de sustancias anabolizantes no es legal y, además, tiene unos efectos secundarios irreversibles. Estas sustancias suelen ser hormonas masculinas, que, por supuesto, ayudan a que crezcan los músculos, pero cambian también las facciones de la cara, ensanchan la mandíbula, hacen que la voz sea más grave y que crezca el vello corporal. Un montón de cosas que yo estoy harta de ver, por desgracia, dentro del mundillo de la competición: chicas que se obsesionan con estar fuertes y desembocan en la vigorexia, un trastorno mental consistente en que el enfermo no se ve nunca lo suficientemente fuerte y quiere más y más.

Esas chicas se ven masculinizadas, pero eso no es lo que perseguimos la mayoría de las chicas fitness, ni mucho menos todas las que competimos.

Si tienes como objetivo la competición, es muy importante ponerte en manos de un profesional adecuado, porque en competición se busca una condición física extrema y muchos preparadores no saben llevarte al punto de competición sin usar sustancias químicas.

Por favor, nunca te creas a quien te diga que no hay otra manera de competir que no sea usando esas sustancias. Yo te prometo que haciendo las cosas bien, con tiempo y en buenas manos, puedes conseguir un cuerpo de competición, bien sea para lucir en la playa, bien para subirte a una tarima.

Lo mejor que me ha pasado en mi vida es dar con mi preparador, Carlos Moral Barbarian, porque cuando quise competir, todos me decían que sin esas sustancias que yo no quería consumir no iba a conseguirlo. Él me demostró que no solo era posible, sino que se podían ganar medallas de esta manera.

Ahora nadie puede rebatirme lo que yo he experimentado en mis propias carnes.

Con esto quiero decirte que si quieres ponerte fuerte de verdad, no vas a conseguirlo tan fácilmente. Entrena duro, adopta tu estilo de alimentación fitness, toma tu suplementación y, poco a poco, tu cuerpo se irá endureciendo y tonificando.

TÓPICO 2: CUANDO DEJAMOS DE HACER PESAS, EL MÚSCULO SE CONVIERTE EN GRASA

El músculo no se puede convertir en grasa jamás. El músculo es músculo y la grasa es grasa, y una cosa no se puede convertir en otra. Cuando dejamos de entrenar, el músculo pierde su volumen. Si, además, no hacemos otro tipo de ejercicio, al haber menos gasto calórico el organismo empieza a acumular grasa.

La solución sería adecuar nuevamente la dieta al nuevo gasto calórico. Ya sabes: cuanto menos entrenes menos puedes comer sin engordar.

TÓPICO 3: ESTE EJERCICIO SIRVE PARA QUITAR GRASA DE ESTA ZONA

No existe un ejercicio que elimine la grasa localizada. Cada mujer tiende a acumular grasa en unas zonas de su cuerpo más que en otras, del mismo modo que cada mujer pierde grasa antes de un sitio que de otro; eso depende de sus características genéticas y contra eso no podemos luchar.

Por ejemplo, matarse a hacer abdominales no hace que tengas la barriga plana, porque entre el músculo y la piel hay grasa. Lo que hace tener la barriga plana o marcada es tener un índice de grasa corporal bajo y las chicas tendentes a acumular más grasa en esta zona lo tendrán más difícil que las que pierden grasa en esa zona con más facilidad.

Eso no significa que una mujer no pueda tener la barriga plana. Es posible, tranquila, más adelante explico cómo conseguirlo.

A veces necesitamos quedarnos en un porcentaje de grasa muy bajo para que se queden limpias de grasas determinadas zonas. Por ejemplo, yo tiendo a acumular grasa en la parte baja de la espalda. Para limpiar eso tengo que estar en índice de grasa casi de competición, si no, mis *minimolletitos* salen de los pantalones aun estando en un porcentaje de grasa normal tirando a bajo.

No vayamos a obsesionarnos. Si tienes el cuerpo generalmente terso, tonificado y con buena forma, ¿de verdad crees que te va a importar tener esos *minimolletitos*?

Ahora, si estás blanda, padeces retención de líquidos y, encima, tienes los *molletes*, ya es otro cantar.

TÓPICO 4: SI QUIERO GANAR MASA TENGO QUE LEVANTAR MUCHO PESO CON POCAS REPETICIONES Y SI QUIERO DEFINIR TENGO QUE HACER CON POCO PESO MUCHAS REPETICIONES

Lo que de verdad va a marcar si ganas masa muscular o la defines es más la dieta que el entrenamiento. No tiene nada que ver con las repeticiones.

La variación de intensidad, de las series y de las repeticiones, se hace para estimular los músculos de diferentes maneras con la idea de partir diferentes fibras y que siempre haya un trabajo muscular efectivo. Un poco más adelante te cuento por qué es importante cambiar las rutinas de los entrenamientos cada cierto tiempo.

TÓPICO 5: SI ME APUNTO AL GIMNASIO EN ENERO, EN VERANO ESTOY PERFECTA

Conseguir resultados hasta el punto de tener resultados objetivos requiere de paciencia, constancia y disciplina. No esperes grandes resultados en tres meses. Vas a ir notando progresiones poco a poco, pero si te obsesionan los resultados y lo único que te llena de este estilo de vida es la apariencia física, no vas a llegar muy lejos.

Con este libro trato de contagiarte la pasión por algo que va mucho más allá de lo puramente estético. Cambiar hábitos alimentarios, aprender qué alimentos comer, ir a la compra buscando esos alimentos más nutritivos, esforzarte haciendo ejercicio, destinando un espacio y un tiempo exclusivo para ti misma, volverte más organizada, más disciplinada, ganar fuerza de voluntad, confianza en ti misma y mayor autoestima, todos esos aspectos de tu vida deben ser tus verdaderas motivaciones. El resultado ya llegará. Es el premio que recibirás si consigues mantener estos hábitos a lo largo del tiempo y los conviertes en tu filosofía de vida.

Tópico 6: Entrenar con pesas provoca lesiones

Entrenar con pesas no provoca lesiones; es más, tener unos músculos fuertes previene muchas lesiones. La mayoría de los problemas de espalda, como las hernias discales, vienen de la mano de un déficit de musculatura.

Lo que es lesivo es no actuar de manera responsable y levantar más peso del que podemos; o bien ejecutar mal la técnica de los ejercicios.

Debemos hacer los ejercicios con el mayor peso que podamos, pero el límite está en el momento en que con un poco más de peso hacemos mal la técnica e implicamos otros músculos que no estamos trabajando en ese momento.

Tópico 7: Vivir a dieta no es sano

Vivir haciendo dietas restrictivas no es sano, vivir llevando una dieta variada, aunque sea controlada y en cantidades adecuadas, no es que sea sano, es que es lo verdaderamente sano.

Estamos en una sociedad en la que está mejor visto ver a un niño con un bollo de chocolate en la mano que con unas tortitas de arroz con pechuga de pavo, lo cual no significa que sea más sano el bollo de chocolate que la segunda opción.

La mayoría de las personas que nos juzgan mal son aquellas que no se sienten capaces de seguir una dieta saludable.

Tópico 8: Entrenar después de comer es peligroso

Si entrenas después de una comida copiosa y no saludable, puede ser que tengas más posibilidades de que te dé un corte de digestión. Entrenar después de tomar la comida que te toca, saludable y en cantidades adecuadas no solo es sano, sino que te aportará la energía que necesitas para afrontar tus ejercicios.

Tópico 9: Si hago caso a este libro me pondré como tú y no me gusta

Muchas de vosotras veréis fotos mías en competición y no os gustarán, no creáis que yo para ponerme así llevo esta filosofía que os cuento en este libro.

Para llegar a ese estado, me pongo en manos de mi preparador, Carlos Moral, en una etapa de precompetición. Como veis en la foto, el resto del año soy una chica normal, con buen cuerpo, con curvas, durita y tonificada. ¿A que este sí que es vuestro objetivo?

Tópico 10: Las agujetas se van con azúcar y agua

El azúcar jamás es bueno para tu organismo y, mucho menos, para eliminar agujetas. Las agujetas están provocadas por las microrroturas de las fibras musculares. Suelen aparecer a las 24 horas de hacer ejercicio y desaparecen del todo, como muy tarde, a los cuatro días. Una de las maneras de aliviarlas es hacer el mismo ejercicio, pero con menor intensidad, con alguno de los suplementos que antes te mostré que inhiben el ácido láctico y con un ibuprofeno si te molestan de verdad.

Cuando hayas hecho la misma rutina un par de veces ya no te volverán a salir hasta que no cambies de nuevo la rutina de ejercicios.

Capítulo 51

¿QUÉ ES UNA RUTINA DE ENTRENAMIENTO?

En fitness llamamos rutina a la tabla de ejercicios que tenemos planificada para realizar en cada entrenamiento. Se llama rutina porque tenemos que realizar esos mismos ejercicios según el día que nos corresponda durante un determinado tiempo.

Existen diferentes tipos de rutinas, pero voy a destacar las dos más usuales en el fitness.

- La rutina weider es un tipo de rutina que se planifica dividiendo el cuerpo en grupos musculares, 2 o 3 músculos al día como mucho.
- La rutina full body es un tipo de rutina en la que se trabajan cada día todos los músculos del cuerpo, aunque cada día puede variar la intensidad y el tipo de ejercicios.

Cuando comenzamos en el gimnasio yo recomiendo que se empiece con una rutina full body durante, al menos, cuatro semanas, así conseguiremos activar todos los músculos del cuerpo de manera similar, trabajaremos todo el cuerpo de forma equilibrada y lo prepararemos para someterlo más adelante a mayor intensidad de entrenamiento.

La rutina weider permite dar más intensidad a un músculo

concreto durante una misma sesión de entrenamiento y luego darle suficiente descanso para su recuperación antes de la siguiente sesión, lo cual ofrece la posibilidad de moldear el cuerpo de una manera más selectiva, con prioridad para las zonas que más convengan; así se puede jugar con la parte más estética del asunto.

Si se quiere levantar los glúteos, afinar la cintura, endurecer las piernas o afinar los hombros es mejor seguir una rutina de entrenamientos de tipo weider.

Al contrario de la pérdida de grasa, que ya hemos visto que permite hacerlo de manera localizada, al trabajar los músculos se puede dar prioridad a unas zonas sobre otras, con lo que podemos conseguir más tamaño y, sobre todo, dureza de determinadas partes del cuerpo, lo cual se podrá percibir a simple vista si mantenemos un índice de grasa controlado.

Si no te interesa la estética y lo que buscas es mantenerte en forma, sentirte ágil y corregir fallos musculares a la hora de buscar proporciones en tus formas, una rutina full body te permitirá un desarrollo más armónico y te dará mucho juego.

Aunque ambos tipos de una rutina no tienen por qué ser incompatibles, podemos dividir las rutinas en microciclos, lo cual nos permite realizar durante algunas semanas rutinas de entrenamiento weider y al cabo de unas semanas cambiar a full body. A veces estos cambios tan drásticos resultan muy beneficiosos para el cuerpo, pues ayudan a mejorar la fuerza y a obtener resultados estéticos, ya que previenen el estancamiento que se produce cuando le das al cuerpo el mismo tipo de estímulo durante un largo tiempo.

¿Cada cuánto tiempo hay que cambiar la rutina?

Cuando le damos al cuerpo el mismo estímulo durante mucho tiempo, los músculos se adaptan y el ejercicio pierde eficacia, por eso es recomendable cambiar la tabla de ejercicios o rutina cada cuatro o seis semanas, aproximadamente.

Ya sea una rutina weider o una full body, podemos cambiar de ejercicios, de intensidad, de número de series o de repeticiones, la cuestión es ir cambiando cada cierto tiempo para que los músculos no se acostumbren a ningún estímulo y siempre vayamos mejorando en fuerza, resistencia, estado de forma, calidad muscular y estética.

Es normal que cuando comiences una nueva rutina sientas muchas agujetas. Los músculos están indicando que han recibido un nuevo estímulo y la manera de que desaparezcan es repetir los mismos ejercicios un par de semanas más. A la segunda o tercera semana ya habrán desaparecido y eso indicará que tus músculos ya se están comenzando a habituar a esa rutina de ejercicios, lo que no significa que los entrenamientos estén perdiendo eficacia; sigue y da un margen de otras dos o tres semanas para modificar de nuevo tus ejercicios.

Otro indicador de que es momento de cambiar la rutina de entrenamiento es ver que después de un par de semanas ya no avanzas. Parece que levantas menos peso en vez de más y te da la sensación de desmotivación a la hora de realizar esos ejercicios.

El cambio de rutina no solo es positivo para la progresión física como deportista, sino también para el estado mental. Es esencial la motivación al practicar ejercicio físico; si estás aburrida de tu rutina, cámbiala. Es muy importante que te sientas cómoda, puesto que, al fin y al cabo, el fitness entra dentro de tu espacio de ocio.

EL DESCANSO

El fitness se rige por tres reglas fundamentales: entrenar, comer bien y descansar. Me hice un tatuaje en la muñeca con tres iconos que representan estos conceptos, puesto que, al fin y al cabo, son las claves de mi filosofía de vida. Es un poco raro, lo sé, pero me gusta mirarlo; me identifica con el camino que he elegido como filosofía de vida.

El descanso es fundamental por muchas razones. Para empezar, durante el entrenamiento se rompen fibras musculares y estas se van a reparar con los nutrientes procedentes de la buena alimentación, pero para que eso ocurra adecuadamente, el músculo debe estar en reposo.

El descanso es una parte muy importante en nuestra vida, vivimos en una sociedad en la que parece que descansar significa perder el tiempo. Descansar conecta con el sentimiento de culpa de muchísimas personas, sobre todo mujeres, muchas de las cuales cuando están en casa después de una larga jornada de trabajo no paran de realizar labores domésticas. Ese «no parar» es muy perjudicial para la salud tanto física como mental.

Me encanta el fitness porque es obligatorio descansar. Es un estilo de vida que plantea el descanso como una parte tan importante como la alimentación o el entrenamiento. Y mola mucho, cuando toca descansar. Y ¡no!, no te sientes culpable porque es lo que tienes que hacer. Estamos tan acostumbrados a responder a obligaciones que convertir el descanso en una obligación hace que puedas disfrutar de ello. Disfrutar esos momentos de ver una buena peli en casa o de tirarte en una hamaca en la playa; o de irse a la cama pronto porque tienes la excusa perfecta para hacerlo. Es maravilloso. No imaginas lo que vas a agradecer prestar atención y especial interés a tus momentos de descanso.

Te enfrentarás a tu día a día más enérgica, de mejor humor, con más claridad mental y con tu parte lógica más desarrollada. No saltarás por todo ni te afectarán muchas tonterías que te fastidian el día porque, simplemente, estás agotada.

Encontrar el equilibrio entre tu vida activa, una dieta equilibrada y un descanso adecuado, sin duda te ayudará a mejorar tu equilibrio físico y emocional.

Una persona adulta debe dormir un promedio de siete horas al día para que todas las funciones del organismo que solo funcionan durante el sueño tengan tiempo suficiente de desempeñar bien su trabajo.

Si por cualquier razón tu trabajo no te permite entre semana dedicar suficientemente tiempo al descanso, es importante que te tomes en serio descansar más los fines de semana o echar alguna siesta cuando puedas.

Un alto grado de estrés hace que se libere una hormona que se llama cortisol y que puede hacer que todos los esfuerzos de tu entrenamiento no se vean recompensados porque se come el músculo y, además, hace que acumules más grasa, sobre todo en la zona abdominal. Una de las razones por las que el estrés te lleva a acumular más grasa es la segregación de cortisol. Descansar bien ayuda a disminuir el cortisol, aunque también hay suplementos alimenticios que pueden ayudar, como la fosfatidilserina.

Por otra parte, el descanso ayuda a fortalecer el sistema inmunitario y a asimilar mejor los nutrientes que necesita el organismo para funcionar de manera adecuada. Asimismo, equilibra el sistema nervioso y ayuda a que recobres la fuerza y la motivación necesarias para afrontar tus obligaciones.

¿Puedo llegar al sobreentrenamiento?

Absolutamente todo lo que se hace en exceso puede llegar a dejar de ser saludable y el ejercicio físico en exceso tampoco lo es.

El síndrome del sobreentrenamiento aparece cuando no le damos al cuerpo el descanso que necesita entre entrenamientos o bien cuando estamos mucho tiempo sin descansar de entrenar.

La filosofía de vida fitness no se basa en el cuanto más mejor. No por entrenar más vamos a obtener mejores resultados.

Cada dos o tres meses es importante hacer un descanso de algunos días (una semana cada dos o tres meses, según el caso), y una vez al año o año y medio es bueno estar una temporada en descanso activo, de 10 días a un mes según el caso; consiste en entrenar algunos días de manera suave y haciendo ejercicio de cardio muy suave.

El síndrome del sobreentrenamiento puede aparecer a modo de desmotivación o cuadro depresivo y si te haces una analítica puede reflejarse incluso alterando los valores bioquímicos. No es ninguna tontería, nuestro cuerpo necesita descansos, y obsesionarse o forzar la máquina más de lo debido puede tener consecuencias negativas que te lleven a abandonar un estilo de vida que, bien llevado, es muy saludable y puede mantenerse toda la vida.

Todo tiene su momento y obsesionarse con el fitness desde luego no es una buena idea. Tiene que ser un estilo de vida para ayudarnos a ser más felices y no para vivir en una cárcel de lo que supuestamente debemos hacer.

Tener un estilo de vida fitness no significa que no podamos saltarnos las reglas nunca. Es más, saltarse las reglas de vez en cuando también forma parte de una filosofía de vida saludable.

Si tienes algunos de estos síntomas que detallo a continuación, puede significar que tengas el síndrome del sobreentrenamiento.

- Descenso del rendimiento. No se trata de tener un mal día, se trata de una temporada en la que aprecias que no rindes de manera adecuada o te fatigas con facilidad.
- Tus músculos están rígidos y no se recuperan de una sesión de entrenamiento a otra.
- Dolor o facilidad de tener contracturas, calambres o lesiones.
- Falta de motivación en tu estilo de vida fitness. Si este estilo de vida te comienza a pesar, puede que esta sea una de las causas de lo que te ocurre.
- Ansiedad o depresión.
- Alteración de la frecuencia cardíaca en reposo. Si notas taquicardias o que tu ritmo cardíaco aumenta en reposo, puede ser por esta causa.
- Falta de concentración y coordinación.
- Trastornos del sueño.
- Falta de apetito.

El síndrome del sobreentrenamiento tiene fácil solución: tómate un tiempo de descanso. Si te sientes identificada con algunos de estos síntomas y hace tiempo que no haces un parón, significa que ha llegado ese momento.

Seguro que vuelves con más ganas y más fuerza que nunca, y para la próxima, ya sabes que no debes llegar hasta este punto. Haz tus descansos de manera adecuada y no volverás a pasar por este desagradable episodio de malestar generalizado.

Me viene a la cabeza una experiencia que tuve no hace mucho tiempo. Estaba de crucero con mi familia, de vacaciones. Aunque a mí me gusta siempre que puedo ir a entrenar sin las prisas ni las presiones del día a día, por el puro placer que es para mí dedicarme ese espacio y tiempo al día, la dieta sí que me dan más ganas de saltármela. Llevaba ocho días comiendo lo que me apetecía y hablando con mi familia. Algunos me decían que tenían pocas ganas de volver a casa, y de comenzar la dieta, etc.

En mi caso, prometo que sentía todo lo contrario: lo que más me motivaba de acabar mis vacaciones era saber que comenzaba de nuevo mi rutina, mi orden alimentario, no tener pesadez de estómago, ir al baño de manera regular, sentirme ágil y mirarme en el espejo sin ese aspecto de pez globo.

Una vez que has adquirido el hábito y tu organismo se ha acostumbrado a hábitos saludables, no significa que no puedas volver a disfrutar de algunos excesos de manera puntual. Pero, sin siquiera darte cuenta, algo cambia en tu mente y tu naturaleza va a tender hacia el camino que realmente te llena. Es por esto una de las razones que difieren tanto de lo que ocurre cuando nos ponemos a dieta para perder unos kilos: que al acabarla volvemos a nuestros malos hábitos.

Ahora pasa al revés. Caemos en «malos hábitos» de vez en cuando y luego volvemos a lo que ya se convierte en nuestra filosofía de vida fitness.

CAPÍTULO 52

EJERCICIOS BÁSICOS DEL FITNESS

El fitness se compone como hemos visto de una rutina de ejercicios con la que trabajaremos los músculos. Será un entrenamiento vinculado con la fuerza y compaginado con el entrenamiento cardiovascular para perder grasa, oxigenar el organismo y optimizar la absorción de nutrientes.

En nuestras rutinas vamos a trabajar con muchos tipos de ejercicios para cada zona, con la idea de estimular los músculos de manera diferente para mantener un equilibrio en la funcionalidad del cuerpo y así evitar estancamientos en cuanto a la evolución deportiva.

Dentro de esos ejercicios hay unos básicos, que son los ejercicios que nunca deben faltar en tu rutina, aunque puedes modificar el número de series y de repeticiones.

Los ejercicios básicos suelen hacerse con barras y pesas, lo que se llama peso libre, y otras veces con el peso de tu propio cuerpo.

Además, en los gimnasios hay máquinas que simulan esos ejercicios y otras máquinas que ayudan a trabajar los músculos de manera más específica. Como no todos los gimnasios tienen las mismas máquinas y, por otra parte, habrá quien prefiera entrenar en casa, voy a mostrar aquí esos básicos que puedes y debes integrar en tus rutinas y que conforman la base de los ejercicios que toda chica fitness debe conocer.

Ya hemos incidido en la importancia de que las chicas prioricemos el trabajo del tren inferior. Entrenando el tren inferior no solo vamos a conseguir tener la zona de las piernas y los glúteos con mejor forma, más dura y tonificada, sino que entrenar el tren inferior propicia también la pérdida general de grasa y ejerce una mejora de la dinámica hormonal, porque aumenta la testosterona, con lo que nos ayuda a ganar fuerza y a mejorar la capacidad lógica frente a las emociones. También ayuda a recuperar el apetito sexual y ganarás más seguridad en ti misma.

Los 10 MEJORES EJERCICIOS PARA TONIFICAR LAS PIERNAS Y LOS GLÚTEOS

EJERCICIO 1. *Sentadilla*

Este ejercicio es nuestro favorito. Nos ayuda a mejorar los glúteos y las piernas. Es muy importante que hagamos bien la técnica para no fastidiarnos las lumbares y os animo a que, poco a poco, vayáis mejorando y empecéis a añadir peso si queréis fortalecer la zona y subir el glúteo y poneros duritas.

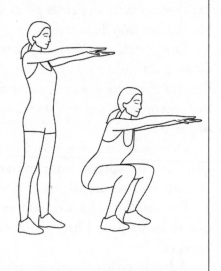

La sentadilla implica prácticamente todos los músculos del tren inferior, además de que el core (abdomen) funciona como estabilizador en cada repetición, con lo que estamos trabajando también esta zona.

Hay muchísimos tipos de sentadillas. No os imagináis la cantidad de sentadillas que yo hago en mis rutinas. Os hablo de las que a mí me resultan mejor.

La sentadilla profunda es la normal. Las piernas se abren a la altura de los hombros y se echa el glúteo para atrás como si nos sentáramos en una silla imaginaria, las rodillas tenderán a moverse hacia dentro o hacia afuera y hay que corregir para que vayan hacia afuera. Llega hasta donde puedas; si al llegar muy abajo arqueas mucho la espalda, no llegues tan abajo; llega adonde puedas, pero siempre manteniendo la ejecución correcta.

Puedes hacerla con una goma elástica enredando las piernas o con una barra cargada en los hombros o en la multipower, que es una barra fijada a una máquina donde puedes ir añadiendo pesos a los lados (si no sabes cómo es, pregunta en tu gimnasio).

EJERCICIO 2. *Sentadilla summo*

Una de mis favoritas. Es como la anterior, pero con las puntas de los pies hacia afuera y las piernas un poco más separadas, las puedes hacer con la barra en los hombros, en la multipower o con una mancuerna que pese cogida con dos manos entre las piernas.

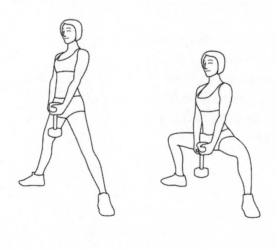

EJERCICIO 3. *Sentadilla búlgara*

Es una especie de zancada. Con un pie sobre un banco, te agachas y levantas. Puedes hacerla con mancuernas en las dos manos.

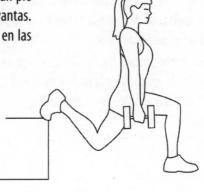

EJERCICIO 4. *Sentadilla a una pierna*

Esta es un poco más compleja, pero muy efectiva. Además es entretenido practicarla porque hay que mantener la concentración y potencia el equilibrio. Baja lo que puedas y ríete mucho cada vez que te caigas.

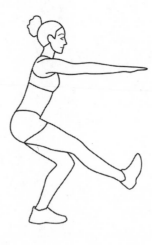

EJERCICIO 5. *Zancadas*

Otro de los básicos para trabajar el tren inferior. El trabajo implica los cuádriceps y los glúteos de manera muy efectiva. Para realizar correctamente las zancadas, debes colocarte con los pies juntos y dar un paso adelante doblando las dos piernas hasta que la rodilla de atrás casi toque el suelo.

Las piernas deben formar un ángulo de 90 grados. Haz fuerza con las piernas y cambia de pierna en cada repetición. Puedes ponerle peso, tanto con mancuernas a los lados como con barra sobre la espalda.

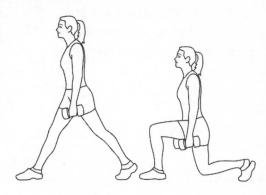

EJERCICIO 6. *El peso muerto*

Es otro de los grandes básicos del fitness. Es un ejercicio que involucra, sobre todo, la parte posterior del tren inferior: las lumbares, los glúteos y la zona femoral.

El peso muerto se comienza de pie y se baja con las rodillas flexionadas y los pies levemente separados. El peso lo cargas en las manos, bien con barra, o bien con mancuernas; con las palmas mirando hacia el cuerpo desciende mientras inclinas el tronco con la espalda recta y el cuello relajado.

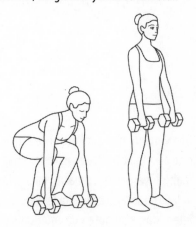

EJERCICIO 7. *El peso muerto rumano*

Es una variante de peso muerto en la que las piernas quedan estiradas, de manera que se trabaja más la zona femoral. No es necesario llegar a tocar el suelo con las manos, sino que desciendes hasta que te sea posible sin curvar la columna.

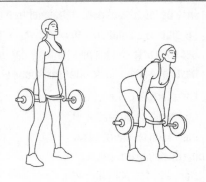

EJERCICIO 8. *Patada glúteo*

Es un ejercicio específico de glúteo que se puede hacer usando máquinas habilitadas para ello en el gimnasio o en cuadrupedia sobre el suelo, con un lastre que son los pesos que atamos a los tobillos; entonces se estira una pierna hacia atrás como dando una coz, ejerciendo la fuerza con los músculos del glúteo. Repite este movimiento sin llegar a apoyar de nuevo la rodilla en el suelo en cada repetición.

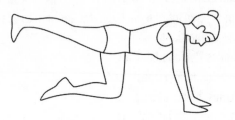

Una variante que a mí me encanta de este ejercicio consiste en hacerlo con la multipower en el gimnasio, dando la patada hacia arriba; así adquiere mucha intensidad y se notan un montón los resultados.

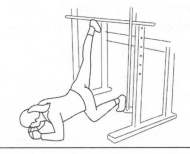

Este ejercicio trabaja específicamente los músculos de los glúteos y los isquiotibiales. Además, ayuda a trabajar la estabilidad del cuerpo, ya que también exige la activación de los músculos abdominales y lumbares.

Puedes empezar haciéndolo sin peso, pero a medida que vayas cogiendo fuerza puedes poner peso, ya sea con una barra, ya en la multipower o con discos.

Túmbate boca arriba en el suelo con las rodillas flexionadas y los pies apoyados en el suelo. Haz fuerza hacia arriba con los talones, no con la punta del pie, y levanta la cadera de modo que el cuerpo forme una línea recta de los hombros a las rodillas. Encoge los glúteos mientras elevas la cadera, mantenlos arriba 5 segundos y vuelve a la posición inicial.

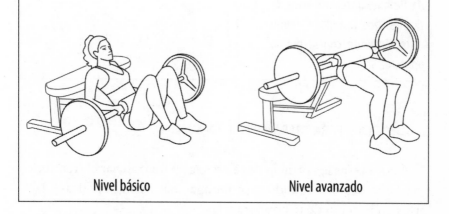

Nivel básico   Nivel avanzado

EJERCICIO 10. *Split lateral*

Es un estupendo ejercicio para fortalecer las piernas, sobre todo la zona delantera, los cuádriceps. Puedes hacerlo sin peso para comenzar, pero luego hay que empezar a sostener una barra por encima de los hombros.

Al empezar los pies deben estar sustancialmente separados, con el pie de la pierna delantera haciendo un ángulo lateral.

Baja el cuerpo hacia el lado de la pierna que está flexionada por la rodilla y mantén la otra pierna ligeramente flexionada.

Luego vuelve a la posición inicial extendiendo la cadera y la rodilla de la pierna adelantada. Después de realizar las repeticiones que te toquen, repite el movimiento con la pierna opuesta.

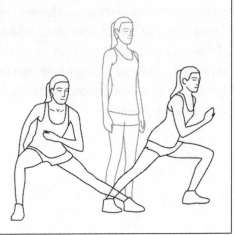

EJERCICIOS PARA TRABAJAR EL TREN SUPERIOR

Ahora verás los principales ejercicios para trabajar el tren superior. Más adelante, cuando te proponga unas rutinas, podrás adaptarlos en función de tus preferencias.

Flexiones

Las flexiones son uno de los ejercicios físicos más populares y solo necesitas el peso de tu propio cuerpo para realizarlas. Es un ejercicio muy completo en el que se trabaja gran parte del tren superior: pecho, hombros, brazos, espalda e, incluso, abdominales.

Colócate en el suelo boca abajo y apoya las manos en el suelo, justo por debajo de los hombros, con los pies juntos o levemente separados. Levanta el torso impulsándote con los brazos y el pecho. No levantes nunca los glúteos ni dobles la cintura para hacer la flexión. El cuerpo debe mantenerse en línea recta durante todo el recorrido. Baja el torso hasta que se sitúe cerca del suelo y luego regresa a su posición inicial con los brazos extendidos.

Si te es muy difícil este ejercicio, al principio puedes hacerlo de la misma manera, pero en una versión suave hasta que desarrolles más fuerza: haz lo mismo, pero con las rodillas apoyadas en el suelo.

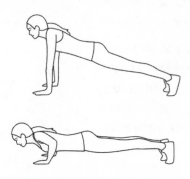

Ejercicios para el pecho

EJERCICIO 1. *Press banca*

Es uno de los ejercicios favoritos de los chicos, ya que se trabaja el pecho; para nosotras no es una de las zonas prioritarias porque no es verdad que trabajando el pectoral se realce el pecho, puesto que las glándulas mamarias se encuentran por encima del pectoral.

Muchas chicas que se operan de aumento de pecho colocan las prótesis detrás de ese músculo y de ahí esta confusión. El ejercicio puedes hacerlo tumbada en el banco, bien plano o bien un poco inclinado, con una barra o con mancuernas, empujando hacia arriba. Para nosotras es uno de los ejercicios básicos que podemos practicar una vez por semana.

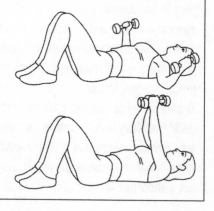

EJERCICIO 2. *Aperturas*

Este se puede hacer con mancuernas o con poleas. Se trata de abrir y cerrar los brazos con peso suficiente para notar que se trabaja el pectoral, pero no tanto que empiece a tirar la espalda.

Para evitar lesiones al trabajar pecho, cuando empieces a poner cargas puedes pedirle ayuda a un compañero o monitor; te dará la seguridad que necesitas y el apoyo para ejecutar de manera correcta el ejercicio.

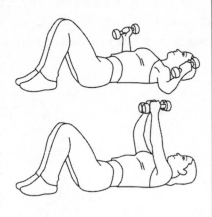

EJERCICIOS PARA LA ESPALDA

EJERCICIO 1. *Dominadas*

Es uno de los básicos del fitness y, sin duda, también uno de los más duros y difíciles de ejecutar para las mujeres. En el capítulo anterior ya expliqué por qué. Las mujeres debemos levantar con la parte del cuerpo en la que tenemos menos fuerza la parte que pesa más. Al contrario que los hombres. Aun así, no deja de ser un ejercicio complicado, que además permite evaluar la fuerza relativa de una persona; por eso este ejercicio lo encontrarás en cualquier prueba física que se precie.

No en vano es el ejercicio con mayor tasa de abandono, precisamente porque cuesta avanzar y es fácil frustrarse; sin embargo, solo hay una manera de progresar: con muchísima constancia.

Yo antes no hacía ninguna, pues veía imposible avanzar, pero me compre una barra de dominadas y la instalé en mi casa en el pasillo al lado de la cocina. Cuando pasaba por allí me colgaba, mientras cocinaba me colgaba. No lo conseguía, pero seguí colgándome hasta que un día... ¡sorpresa! Conseguí hacer una, y seguí y seguí, y ahora puedo hacer ocho.

También puedes hacerlas sostenidas en una máquina especial que hay en los gimnasios o bien atando una goma elástica para ejercer impulso.

Es un ejercicio supercompleto en el que se trabaja, sobre todo, la espalda, aunque según la posición de agarre se ejercitan otros músculos, como bíceps, hombros, tríceps e, incluso, pectorales.

Las más complicadas, pero las que me gustan, son las normales. Abres los brazos un poco más que la anchura de los hombros, con las manos hacia afuera, y tratas de subir el pecho hasta sacar la cabeza por encima de la barra.

Al principio pensarás que es imposible. Yo me colgaba como un jamón y no era capaz casi ni de sostenerme, pero el perseverar y usando al principio las gomas elásticas como ayuda, se puede conseguir. Una mujer se siente triunfadora si hace dominadas.

Es todo un reto. Cuando me salió la primera, la hacía y bajaba muy lentamente; hacía fuerza hacia arriba mientras bajaba. Eso se llama «dominadas en negativo». Aún las hago así muchas veces para seguir avanzando.

Tener una espalda fuerte previene muchísimos problemas. En mi caso, que paso muchas horas sentada frente al ordenador, antes padecía dolores de espalda que se han ido mitigando a medida que he fortalecido la espalda.

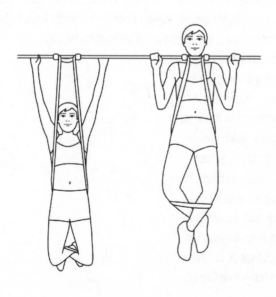

EJERCICIO 2. *Buenos días*

Este ejercicio es uno de los básicos para ejercitar la espalda. Coges una barra con peso, te la pones sobre los hombros, flexionas un poco las piernas y echas el cuerpo hacia delante, como haciendo una reverencia hasta 90 grados. Es muy buen ejercicio para ejercitar lumbares y tira también de toda la cadena posterior, incluidos glúteos y femorales.

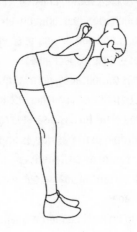

EJERCICIO 3. *Remo*

Hay muchos tipos de remos y son ejercicios muy buenos que hacen trabajar todo el tren superior: espalda, brazos, hombros y abdomen. Puedes hacerlo con máquinas y también con peso libre, ya sea con barra o con mancuernas.

Coge un peso suficiente que te permita trabajar bien, pero no demasiado que te lleve a arquear la espalda; es la manera de evitar lesiones. Muchas veces nos picamos y nos obsesionamos con poner muchos kilos y la verdad es que es mucho más eficaz lo que conseguimos a partir de una buena ejecución que lo que ganamos en la ambición de querer tener más fuerza.

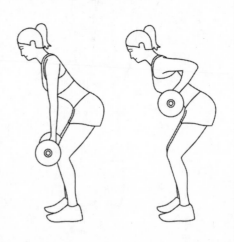

EJERCICIOS PARA LOS BÍCEPS

Los bíceps son músculos prioritarios para el hombre. El mismo Popeye comía espinacas y sacaba bíceps. Existe una asociación entre tamaño de bíceps y fuerza, cuando para la mujer tener un gran bíceps no solo es innecesario a nivel funcional, sino que en el aspecto estético, al menos para mi gusto, tampoco es muy bonito.

Yo solo trabajo uno o dos ejercicios de bíceps a la semana. Prefiero dedicarle tiempo a los hombros, que sí que considero que es una parte muy femenina que hay que potenciar.

EJERCICIO 1. *Curl de bíceps*

El ejercicio básico de bíceps es el curl. Puedes hacerlo con barra, con mancuernas o con máquinas, ya sea alternando los brazos o a la vez.

Insisto en que he visto barbaridades a la hora de querer añadir peso en este ejercicio en personas con los cuerpos retorcidos para conseguir levantar la pesa hasta arriba. No es necesario; coge un peso con el que puedas llegar a la última repetición con esfuerzo pero sin llegar a torcerte hacia los lados.

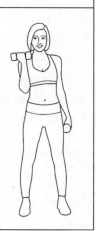

EJERCICIOS PARA LOS TRÍCEPS

Los tríceps son esos músculos pequeñitos que están detrás de los brazos. La rayita queda muy estética cuando el tríceps está desarrollado, da un aspecto terso y duro. Es una de las zonas que en las mujeres tiende a ablandarse con los años, y pierde tono y gana mucha flacidez. Por eso es muy positivo trabajarlos.

Además, a pesar de ser un músculo muy pequeño, participa en muchos movimientos funcionales. En el simple acto de peinarse o recogerse el pelo.

Puedes hacer el ejercicio en una máquina, pero también puedes trabajar con mancuernas o, incluso, con barras. Aquí van dos ejercicios.

EJERCICIO 1. *Extensión vertical o rompecráneos*

Es un excelente ejercicio para trabajar los tríceps y se puede hacer de pie o sentada. Con los pies juntos y mirando al frente, se pone un brazo en el lateral y con el otro se sujeta la mancuerna y se lleva por detrás de la nuca con el brazo doblado y el codo apuntando hacia arriba.

Hazlo con la espalda bien recta, levanta la mancuerna y aguanta el peso durante dos o tres segundos, luego baja el brazo a la posición inicial de manera controlada, hasta la nuca. Durante el ejercicio debes notar que los tríceps arden. Si no lo sientes es que algo estás haciendo mal; quizás estés usando poco peso, o quizá mucho y, si es así, estarás cargando el peso con el hombro.

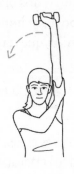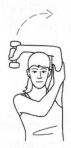

Ten cuidado de no mover el brazo de su posición vertical. Si lo necesitas agarra el brazo de la mancuerna con la otra mano.

EJERCICIO 2. *Fondos para tríceps*

Para realizar este ejercicio necesitas un banco, o puede valerte una silla si estás en casa.

Coloca las manos sobre la parte más alta, un poco más separadas de los hombros, por detrás de la espalda, con las manos mirando hacia atrás y en el suelo los pies juntos de forma que el cuerpo quede suspendido en el aire.

Flexiona los brazos y deja que el tronco se deslice hacia abajo; y luego vuelve hacia la posición inicial.

Procura no abrir los codos hacia los lados, no subir los hombros hacia las orejas y no bajar más de 90 grados.

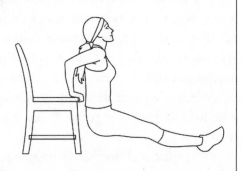

EJERCICIO 3. *Press francés en banco plano*

Túmbate en un banco y coge una barra con las manos hacia fuera, doblando los codos a una anchura similar a la de los hombros. A continuación, baja la barra flexionando los antebrazos, sin separar los codos y haciéndola descender hacia la frente, por detrás de la frente o hacia la barbilla. Baja la barra y vuelve a subirla a su posición inicial.

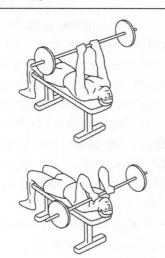

EJERCICIOS PARA LOS HOMBROS

El hombro es la articulación que une el brazo con el tronco. Es la articulación con mayor movilidad del cuerpo, por lo que es muy importante protegerla de posibles lesiones. Fortalecer la musculatura de esta zona puede hacer que mantengamos una calidad de vida a largo plazo, puesto que se encuentra rodeada de músculos y tendones.

Con la ayuda de todos estos músculos la articulación logra moverse ampliamente, hacia atrás, adelante, afuera, adentro e, incluso, rotar. Por ello, debemos trabajar los hombros de manera integral, ejercitando cada uno de los músculos que los rodean.

Desde el punto de vista estético, unos hombros trabajados son siempre sinónimo de elegancia, pues proporcionan simetría y esa forma de V, que hace que la ropa se ajuste de manera elegante y femenina realzando la parte del cuello y afinando el torso.

EJERCICIO 1. *Press de hombros con mancuernas*

Con este ejercicio trabajamos tanto la parte posterior como la anterior de los hombros. Puedes hacerlo de pie o sentada.

Se empieza con la espalda bien recta. Cogemos una mancuerna con cada mano, la colocamos a la misma altura de los hombros por los laterales del cuerpo y con los codos flexionados con las palmas de las manos hacia delante. Subimos hacia arriba sin que lleguen a tocarse y volvemos a descender hasta el punto inicial.

Es muy importante no torcer la espalda al levantar el peso. Si necesitas hacer fuerza, aprieta con el abdomen. Busca un peso que te permita realizar el esfuerzo con el core y no forzar la espalda para evitar lesiones.

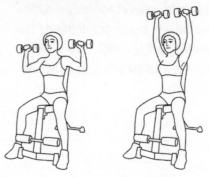

EJERCICIO 2. *Elevaciones laterales con mancuernas*

Con este ejercicio se trabajan la parte anterior y la lateral del hombro. Es un ejercicio fácil y simple, pero debemos ejecutarlo correctamente para prevenir lesiones. Flexiona ligeramente las rodillas, te dará mayor estabilidad para realizar el ejercicio, y el codo también debe estar ligeramente flexionado en todo el recorrido.

Si lo haces con el brazo completamente extendido se genera mucha más tensión en la zona del antebrazo y sobrecargarás la articulación. Si flexionas el codo aislarás el deltoides y el trabajo será más eficaz.

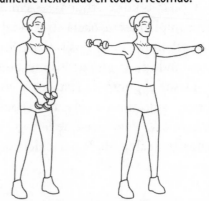

EJERCICIO 3. *Elevaciones frontales con mancuernas*

Colócate de pie con los pies ligeramente separados y con una mancuerna en cada mano agarrada con las palmas hacia abajo. Apoya las mancuernas sobre los muslos y contrae los músculos para elevar los brazos hacia delante hasta formar un ángulo de 90 grados con el torso (hasta la altura de los ojos aproximadamente). Luego desciende hasta la posición inicial. Puedes realizar el ejercicio tanto alternando los brazos como con los dos al mismo tiempo.

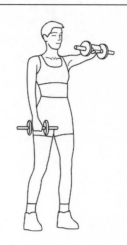

EJERCICIO 4. *Pájaro*

Este ejercicio se llama así porque el movimiento se asemeja al aleteo de un pájaro. Es uno de los ejercicios más conocidos para trabajar la parte trasera del hombro. Coge con cada mano una mancuerna de un peso que seas capaz de manejar y colócate de pie, con las piernas semiflexionadas y el tronco inclinado hacia el frente, o bien acostada boca abajo en un banco inclinado a unos 45 grados.

Con los codos levemente flexionados y sin dar tirón, sube las mancuernas; procura que los codos vayan alineados con la palma de las manos. Los codos no deben subir más que las muñecas. Llega hasta la altura de los hombros y baja hasta la posición inicial siguiendo el mismo recorrido, despacio, sin dejar caer el peso de golpe.

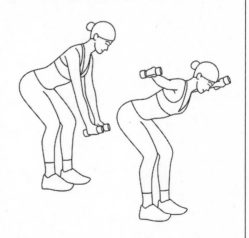

Capítulo 53

CÓMO CONSEGUIR LA BARRIGA DE TUS SUEÑOS

Me he encontrado muchas chicas que se matan haciendo abdominales porque quieren tener la barriga plana, como si hacer abdominales quitara la grasa localizada de la tripa. No existen ejercicios para quitar grasa localizada. Hay ejercicios para romper fibras y eliminar agua de los músculos, o, lo que es lo mismo, mejorar la calidad muscular de zonas concretas (ejercicios de fuerza); y hay otros ejercicios, los de cardiovascular, que sirven para perder grasa, pero de manera generalizada. Cada persona tiende a acumular más grasa en unos lugares del cuerpo que en otros —barriga, espalda, caderas, glúteos, cartucheras, piernas—, y cuando empezamos a perder grasa, cada una empieza según su genética por donde le toque. En mi caso, casi no acumulo grasa en los glúteos y las piernas, y todo se me va a la espalda y al michelín, hasta el punto que me quedo muy delgadita de todo antes de perder las mollitas. Por eso para mí es muy importante trabajar los músculos de las piernas y los glúteos en la fase de mejora, para que estén fuertes, con volumen y forma. En las etapas en las que estaba gordita, antes de ser una chica fitness, como no acumulo mucha grasa en esta zona en comparación con la barriga y la espalda, me sentía como un pollito, flaca por debajo y redondita por arriba, y a mí me parecía muy antiestético.

Ahora que tengo más masa muscular en las piernas y los glúteos, cuando defino y quiero verme la barriga con abdominales, sigo manteniendo mi forma en las piernas y los glúteos, porque donde menos grasa acumulamos es donde primero se nos va, con lo que, por mi genética, antes de haber trabajado los músculos, cuando adelgazaba mucho y conseguía tener la barriga plana, me quedaba sin piernas ni glúteos y parecía un palo con pechos operados; llegaba a un aspecto que se veía artificial y, sobre todo, poco sano.

Para que te hagas una idea, antes de ser fitness, para tener la barriga plana tenía que estar prácticamente en estado de desnutrición; sin embargo, ahora incluso en fases de mejora, si no me paso mucho con los caprichos, consigo mantener la barriga plana.

Hacer abdominales no pone la barriga plana, a menos que se combine con una dieta que nos mantenga en un índice de grasa bastante bajo. Hacer abdominales endurece el músculo, pero si hay grasa que lo cubre, por más duro que esté, la grasa tapará el musculo y tendremos michelín. Por eso es importante mantener un porcentaje graso lo más bajo posible durante todo el año, sin excedernos en etapas de mejora, porque luego la grasa acumulada cuanto más tiempo lleve más cuesta quitarla. Es como si se sintiera cómoda y se apoderara de algunas zonas, y luego cuesta mucho sacarla de ahí.

Los abdominales se hacen en la cocina. Es imposible lucir una tripa bonita sin cuidar la alimentación, así que no te castigues haciendo abdominales a mansalva.

Yo que tiendo a acumular grasa en la barriga, haciendo abdominales dos veces por semana, 15 minutos, consigo lucir una barriga incluso con *six-pack* (cuadraditos), cuando hago la dieta muy estricta en etapas de resultados.

He pasado por dos embarazos, tengo la piel cedida y algunas estrías, sobre todo en la parte baja del abdomen. Aunque muchas personas creen que cuando una adelgaza mucho aparece más flacidez, la verdad es que, cuando estoy con más grasa, la flacidez se nota más, porque la grasa pesa y mi piel, que está cedida y rota, no tiene fuerza para sostenerla, con lo cual cae para adelante y hacia abajo y se ve peor.

Cuando estoy definida, debajo de la piel está el musculo y, como estoy bien nutrida porque hago las cosas bien, esa piel tiende a pegarse al músculo, lo cual mejora muchísimo de aspecto.

Recuerdo que antes de ejercitar esta parte del cuerpo me acomplejaba bastante y me hice de todo para mejorarla: tratamientos como mesoterapia, cavitación, radiofrecuencia, carboxiterapia... Puedo garantizar que nada me ha resultado tan eficaz como una buena alimentación combinada con ejercicio físico.

Me imagino que todo habrá sumado, claro está, pero te aseguro que el cambio más eficaz y evidente me lo proporcionó el fitness. Mi piel mejoró por estar mejor nutrida; mi musculatura abdominal, al estar más fuerte, consigue tener más fuerza sobre la presión que ejercen los órganos internos de esa zona, que hace que en muchos casos, después de los embarazos, cuando la musculatura se abre para adaptarse al bebé y queda debilitada, cede hacia afuera por la presión de los órganos.

Más adelante, al ver diferentes tipos de ejercicios, veremos cuáles son más efectivos para conseguir reducir la cintura y fortalecer la zona abdominal. Así, cuando en la fase de resultados bajes el índice de grasa corporal, podrás lucir la barriga plana de tus sueños.

CÓMO TRABAJAR EL ABDOMEN

Core training

El core es el conjunto de los músculos de la parte central del cuerpo, que también se denominan músculos estabilizadores; son los que envuelven la pared abdominal. Aunque a simple vista pueda parecer que el abdomen está formado por esos cuadraditos, o *six-pack*, que tanto nos gusta ver en las chicas y chicos que salen en las revistas, lo cierto es que la parte media del cuerpo está envuelta por numerosos músculos profundos, cuya principal función es proteger los órganos vitales, así como estabilizar la columna vertebral para que podamos mantenernos erguidos.

Todo el core está formado por diferentes músculos y cada uno de ellos tiene una función diferente.

1. **Transverso del abdomen.** Es como una especie de faja natural que rodea la cintura. Cuando lo contraemos se reduce el diámetro abdominal, como si lleváramos un corsé. Actúa como escudo protector de los órganos vitales ante posibles golpes. Si lo fortalecemos, nos permite afinar la cintura.
2. **Oblicuo interno.** Es la parte oblicua más profunda que ayuda a estabilizar la pelvis cuando rotamos el cuerpo. Junto con el transverso conforma la faja abdominal, que comprime la cintura; por eso al trabajarlos conjuntamente podemos perder algunos centímetros en esta zona.
3. **Oblicuo externo.** Es la parte más superficial del oblicuo y se observa a los lados del tronco. Su principal papel es producir la rotación del tronco.
4. **Recto del abdomen.** El músculo *six-pack*, emblema de forma física y deseado por todas. En cuanto a la estética, es uno de los más bonitos, y por lo que respecta a la funcionalidad, desempeña un papel fundamental: la flexión ventral, es decir, acercar el pubis hacia el esternón en cualquier movimiento que lo requiera, como, por ejemplo, agacharse.

Ninguno de estos músculos actúa de manera aislada e independiente. En cualquier movimiento y en cualquier ejercicio abdominal entra en acción toda la zona; no obstante, dependiendo del movimiento o del ejercicio predominará el trabajo de una parte o de otra.

Tener fuerte el core es fundamental para mantener una buena educación postural y prevenir problemas de espalda, y es indispensable para practicar cualquier disciplina deportiva. Cuando tienes el core fuerte, los músculos internos generarán tensión hacia el interior, con lo que tu barriga se verá más plana, a pesar de que tengas un poco de más grasa. Aunque no se te marque la tableta, con un buen trabajo de core afinarás la cintura y tendrás los órganos vitales mejor protegidos.

En el caso de que te quedes embarazada, el feto también estará más protegido porque el core sostendrá el útero con más fuerza. Además, prevendrás dolores lumbares porque repartirás mucho mejor la carga y así los riñones no se verán sometidos a un exceso de peso.

Tener la barriga plana ya no es un asunto meramente estético; es salud y apoyo a la funcionalidad.

Six-pack

Todas las mujeres soñamos con perder el michelín de la barriga. Tener la tripa plana es para muchas de las que nos gusta el fitness uno de nuestros principales logros. Se trata de conseguir el famoso *six-pack* o, lo que es lo mismo, la tableta de chocolate.

Tengo que decirte que no es cierto que el hecho de haber sido madre, tener estrías, la edad o cualquier otra excusa son condicionantes para no conseguirlo. Aquí lo único que condiciona de verdad es la motivación que tengas por conseguirlo, porque para ello tendrás que llevar una dieta muy estricta durante bastante tiempo, de manera que consigas estar en un índice de grasa lo suficientemente bajo para que se vean los músculos de la pared abdominal.

Cuanta menos grasa, más se notan. Cuando llevas una filosofía de vida fitness y un estilo de vida saludable, aunque estés en etapa de mejora no debes perder la silueta del abdomen. Quizá no estará el *six-pack* completo por fuera, pero el famoso *crab app*, que se ha puesto tan de moda en estos últimos tiempos, que es la sombra de las líneas verticales abdominales, podrás conseguirlo haciendo tus entrenamientos y manteniendo un índice de grasa más que saludable.

Ahora mostraré las diferentes maneras de trabajar el core con efectividad para conseguir reducir la cintura, fortalecer la zona abdominal y mejorar el aspecto de la barriga hasta el punto de conseguir tenerla plana. Si deseas tener *six-pack*, trabaja de la misma manera, sube el cardio y ajusta las calorías ingeridas hasta conseguir quedarte en un porcentaje de grasa lo suficientemente bajo como para que se te marque la tableta.

Recuerda que no puedes mejorar forma, es decir ganar masa, y a la vez perder grasa. Si te ves con abdominales, quizá pierdas piernas y glúteos; por eso es muy importante cubrir bien las etapas de mejora y resultados, entendiendo que no se puede estar perfecta y que cada etapa tiene sus pros y sus contras. Ir mejorando de forma con un porcentaje graso suficiente te permite conseguir abdominales incluso en etapa de mejora, pero para ello deberás cuidar mucho la dieta de una manera más estricta.

Tú decides. Para mí, lo mejor es quedarme con lo bueno que me aporta cada momento.

Los 10 mejores ejercicios para fortalecer el core

Como ya hemos visto, al trabajar el core estimulamos la zona al completo, aunque en función de los ejercicios que realicemos daremos más trabajo a unos músculos que a otros. Yo os recomiendo que los trabajéis todos.

Para mí es igual de importante trabajar la parte interna que la externa; además de que es saludable, por estética me interesa mucho reducir la cintura. Mi cintura ha mutado en estos últimos años desde que trabajo el core de esa manera y no solo me ciño a los típicos ejercicios que inciden sobre todo en la pared abdominal externa.

La primera vez que me propuse sacar el *six-pack* lo conseguí, pero al haber trabajado el core de manera más profunda y tener bastante distendida esta zona por dos embarazos prácticamente seguidos, tenía la tableta fuera, pero también separada hacia afuera. Ahora, cuando estoy definida, tengo la piel mucho más pegada al músculo, el *six-pack* fuera, la barriga muy plana y cintura fina.

Ahora que lo miro con más perspectiva, casi me parece más estética una barriga plana con cintura fina que una llena de cuadraditos y hacia afuera. Aunque puesta a pedir, sin duda me quedo con las dos cosas. Si yo lo he conseguido, tú también puedes, siempre que sea tu objetivo.

A continuación, voy a mostrar algunos de los ejercicios fundamentales para fortalecer el core. Son unos ejercicios muy buenos y completos y, como verás, no precisas de instalaciones especiales para practicarlos. Sin embargo, a mí el fitball, que es la típica pelota de pilates grande, me da mucho juego para realizar ejercicios, tanto de core como de otros. Es una herramienta barata, que puedes tener en tu casa y que es un gran apoyo; te da un extra de diversión al ejecutar las rutinas, y si tienes niños, les encantará.

Yo trabajo el core dos veces por semana, hago normalmente dos ejercicios cada sesión, con cuatro series de cada uno. Trabajo diferentes zonas según el día y no tardo más de 15 o 20 minutos en entrenar esta parte de mi cuerpo. Garantizo que es más que suficiente. Cuando tengo poquita grasa es la parte del cuerpo que más me gusta cómo se me queda. A mí me encanta lucir mis cuadraditos.

EJERCICIO 1. *Plancha frontal*

Nos apoyamos con los codos en ángulo de 90°, los pies abiertos con la anchura de las caderas y aguantamos la posición manteniendo fuerte el abdomen y apretándolo. No hagas con el cuerpo forma de tienda de campaña; es decir, ni levantes los glúteos ni hundas la zona lumbar. Mantén la postura al menos 40 segundos.

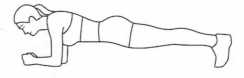

EJERCICIO 2. *Plancha lateral*

Es un ejercicio similar al anterior, pero con contracción isométrica. En la posición con el codo doblado en 90° y manteniendo el tronco bien alineado, el abdomen permanece dentro y se evita que se caiga la cadera. Mantén la postura al menos 25 segundos en cada lado.

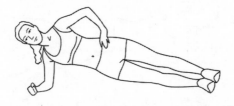

Si vas a entrenar a un gimnasio, puedes añadir dificultad a este ejercicio sosteniendo las piernas con el trx. Esa dificultad añadida se nota mucho. Es durillo, pero a mí me encanta.

EJERCICIO 3. *Plancha de brazos estirados + patada glúteo*

Es igual que la plancha frontal, pero elevando primero una pierna y luego otra, alternas. Hay que mantener la espalda estable y contraer el glúteo al final. Haz, al menos, 10 repeticiones con cada pierna.

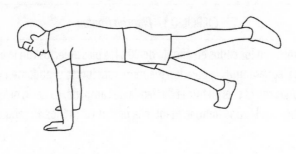

EJERCICIO 4. *Extensión de pierna y brazo alterno*

Extender la pierna y el brazo contrario al mismo tiempo es un ejercicio para trabajar la estabilidad. Hazlo despacito, controlando cada movimiento y sintiendo la musculatura implicada. Aprieta fuerte el glúteo y mantén el abdomen dentro. Haz 16 repeticiones como mínimo.

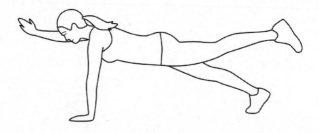

Puedes añadirle dificultad poniendo un fitball bajo los pies. Notarás muchísimo cómo ejercitas el abdomen.

EJERCICIO 5. *Pasar el fitball*

Inicia el ejercicio tumbada boca arriba y sujeta el fitball con ambas manos sobre la cabeza, con las piernas estiradas y ligeramente elevadas. Pasa el fitball de las manos a los tobillos mientras haces fuerza con el abdomen para acercar lo más posible las piernas a los brazos y llevar a cabo el pase. Haz de 10 a 20 repeticiones.

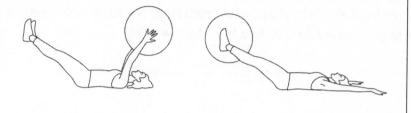

EJERCICIO 6. *Crunch*

Este es el ejercicio de abdominales más básico y más famoso; y también el más viciado y con más fallos en su ejecución.

Para realizarlo hay que tumbarse boca arriba con las rodillas flexionadas y los pies apoyados en el suelo, con la misma separación que la anchura de las caderas. Mueve despacio la cabeza y el tronco hacia las rodillas hasta que las escápulas se separen del suelo. Cuando termines de contraer aprieta durante un par de segundos y vuelve a la posición inicial.

Suelta el aire mientras contraes y coge aire mientras vuelves hacia atrás.

No pongas las manos en el cuello y tires de él, porque así harás fuerza con el cuello en vez de con el abdomen; eso es trabajarlo mal y correrás el riesgo de lesionarte. Pon las manos en el pecho o detrás de las orejas para una buena ejecución.

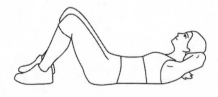

EJERCICIO 7. *Crunch con piernas verticales*

Es un ejercicio muy parecido al anterior, pero se trabaja más la zona baja del abdomen.

Mantén la misma posición que con el ejercicio anterior, pero extiende las piernas hacia arriba y cruza los tobillos; las piernas quedan en el aire, pero con las rodillas ligeramente dobladas. Contrae el torso hacia las rodillas y luego vuelve a la posición inicial. Procura no meter la barbilla hacia dentro del pecho durante el ejercicio para no hacerte daño en el cuello. (Véase figura anterior.)

EJERCICIO 8. *Crunch con fitball*

Siéntate en el fitball con los pies completamente apoyados en el suelo y separados ligeramente. Arrástrate hacia delante hasta que los muslos y el torso queden paralelos con el suelo.

Contrae los abdominales levantando el tronco a una altura no mayor de 45 grados, aguanta arriba un par de segundos y vuelve a la posición inicial.

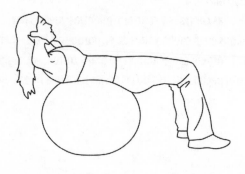

Para mí este es uno de los ejercicios más efectivos. Es duro, pero se trabaja el abdomen de manera muy completa.

Para realizarlo estabiliza la parte alta del cuerpo agarrando las asas con las manos y sitúa la parte baja de la espalda contra el apoyo. Lleva las rodillas al pecho lentamente y luego baja hasta que las piernas formen un ángulo de 90 grados con el suelo. Cuando llegues a ese punto vuelve a subir. Haz todas las que puedas, hasta llegar al fallo.

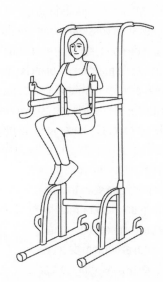

Si no vas al gimnasio, también puedes hacer el ejercicio en casa:

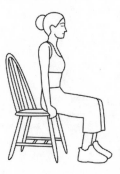 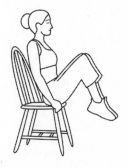

Para realizar este ejercicio necesitarás poner en práctica el equilibrio. El mero hecho de mantener el equilibrio ya ejerce un trabajo sobre el core al completo. No te desanimes si no consigues mantenerlo al principio y te caes hacia los lados. Con solo tratar de no caerte casi seguro que tendrás agujetas al día siguiente.

Comienza en la posición de plancha que vimos en el ejercicio 1, con las muñecas colocadas bajo los hombros. Coloca los pies sobre el balón o bien cada uno en el agarre del trx. El ejercicio consiste en elevar las rodillas hacia el pecho, mantener el nivel de las caderas y hacer rodar la pelota —o bien tirar con los pies del trx—. Luego estira las piernas para volver a comenzar.

Haz los encogimientos que puedas; por poco que sean trabajarás el core de manera muy intensa y poco a poco conseguirás incrementar el número de repeticiones hasta conseguir realizar series. Ya sabes que yo el abdomen siempre lo trabajo hasta el fallo, es decir, hasta no poder más.

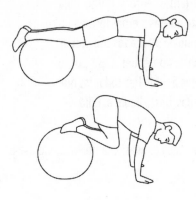

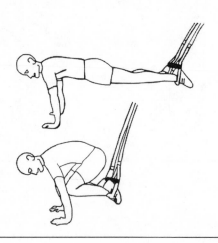

Capítulo 54

RUTINAS DE EJERCICIOS

En este apartado te propongo diferentes rutinas de ejercicios para que puedas comenzar con tu filosofía de vida fitness.

No obstante, si tienes un objetivo muy concreto, como ya he dicho, lo mejor es que te pongas en manos de un profesional que pueda adaptar las rutinas a tu caso y a tus objetivos concretos.

Si no sabes por dónde comenzar, te propongo algunos ejemplos de rutinas que yo hago.

Si no conoces algún ejercicio, puedes preguntarle al monitor de tu gimnasio; y si entrenas en casa, puedes buscarlo en YouTube con el nombre que verás aquí. Si en casa no dispones del material que se indica, puedes sustituir las máquinas por alguno de los ejercicios de peso libre que he descrito antes.

Las rutinas se dividen en series y repeticiones. Una serie es la cantidad de veces que vas a realizar el mismo ejercicio con un determinado número de repeticiones.

Las «repeticiones» son las veces que vas a repetir el ejercicio dentro de una serie.

Al describir una rutina siempre se pone primero el número de la serie y luego el número de repeticiones, separados por el signo de multiplicar (×). Por ejemplo:

- Press hombro 4 series × 8 repeticiones (4 × 8) significa que se repite ocho veces el ejercicio y se descansa, otras ocho repeticiones del ejercicio y se descansa, y así cuatro veces.

El descanso se hace entre serie y serie, aunque también existen las superseries, que consiste en hacer una serie a continuación de otra, pero de dos ejercicios distintos, y descansar al finalizar el segundo. Aquí va un ejemplo de superserie:

- Superserie de press hombro + curl bíceps: 4 series de 8 repeticiones (4 × 8) (4 × 8).

Se hacen ocho repeticiones de press de hombros seguidas, sin descansar, de 8 repeticiones de curl de bíceps y se descansa, y eso se repite cuatro veces.

También están las triseries, o series gigantes, que consisten en realizar sin descanso una serie de cada uno de los ejercicios que participan en la triserie o serie gigante y hacer el descanso al finalizarla. Un ejemplo de triserie:

- Triserie de press hombro + curl bíceps + press francés tríceps: 4 series × 8 repeticiones (4 × 8) (4 × 8) (4 × 8).

Se hacen tres repeticiones de press de hombros; luego, sin descansar, ocho repeticiones de curl de bíceps, y luego, sin descansar, ocho repeticiones de press francés; al acabar este último se descansa. Y todo eso se repite cuatro veces.

Lo ideal es cambiar la tabla cada 4-6 semanas e ir intercalando series de muchas repeticiones con series de pocas repeticiones para romper diferentes tipos de fibras e ir notando cambios en el cuerpo.

La alimentación determinará si ganas peso, si te mantienes o si defines.

El cardio puedes hacerlo o bien en ayunas o bien después del entrenamiento.

Cardio HIIT 20 minutos, cardio LISS 40 minutos (si quieres perder mucho peso puedes hacer hasta 1 h).

Entre serie y serie debes hacer un pequeño descanso que te permita recuperarte para la siguiente serie, pero sin que te dé tiempo a enfriarte. Tú tienes que encontrar el tiempo apropiado para ti.

Te muestro 10 rutinas para que empieces a trabajar. Teniendo en cuenta que hay que cambiarlas cada 4-6 semanas, aproximadamente, tienes aquí trabajo para un año.

RUTINA NÚMERO 1	
Lunes	Sentadilla con peso 6 × 10 Zancadas 4 × 10 Puentes para glúteos con peso 6 × 15 Sentadilla tipo sumo 4 × 10 Abdominales
Martes	Elevaciones frontales de hombro 4 × 10 Elevaciones laterales de hombro 4 × 10 Press hombro con mancuernas 4 × 10 Pájaro 4 × 10
Miércoles	Femoral peso muerto 4 × 10 Femoral en máquina tumbado 4 × 10 Femoral de pie 4 × 10 Patada glúteo 6 × 10 Puentes para glúteos a una pierna 6 × 10
Jueves	Press para pecho con mancuernas 4 × 10 Remo con marcuernas 4 × 10 Buenos días 4 × 10 Curl de bíceps 4 × 10 Press francés tríceps 4 × 10
Viernes	Subidas a banco 4 × 10 Puentes para glúteos con peso 4 × 10 Zancadas 4 × 10 Abdominales

RUTINA 2	
Lunes	Apertura para pecho 4 × 10 Dominadas 4 × 10 Jalón al pecho para espalda en máquina 4 × 10 Buenos días 4 × 10
Martes	Patada glúteos 6 × 10 Sentadilla profunda 6 × 10 Split lateral 6 × 10 Abdominales
Miércoles	Elevaciones frontales 4 × 8 Elevaciones laterales 4 × 8 Press con mancuernas para hombro 4 × 8 Tríceps con mancuernas 4 × 8 Curl de bíceps con barra 4 × 8
Jueves	Femoral tumbado en máquina 8 × 10 Femoral con autocarga 4 × 8 Femoral peso muerto 4 × 15
Viernes	Subidas al banco 6 × 15 Glúteo en multipower 4 × 8 Puentes a una pierna 6 × 15 Abdominales

RUTINA 3	
Lunes	Sentadilla sumo 8 × 15 Sentadilla en multipower 4 × 15 Split lateral 6 × 25
Martes	Press hombro con mancuernas 4 × 25 Elevaciones frontales con disco agarrado con dos manos 4 × 10 Pájaro 4 × 25 Abdominales
Miércoles	Femoral tumbado 4 × 8 Femoral de pie 4 × 8 Femoral peso muerto 4 × 8 Gemelo 4 × 10
Jueves	Dominadas 4 × 8 Peso muerto 4 × 8 Remo con barra 4 × 8 Curl de bíceps 3 × 8 Tríceps en polea 3 × 8
Viernes	Flexiones 4 series al fallo Puentes para glúteo con peso 6 × 20 Split lateral 6 × 12 Abdominales

RUTINA 4	
Lunes	Aperturas con mancuernas 4×10 Flexiones 4×10 Remo con mancuernas 4×10 Peso muerto 4×10
Martes	Zancadas 4×15 Sentadilla búlgara 4×15 Sentadilla sumo 4×15 Abdominales
Miércoles	Vuelos altos para hombre 4×8 Press para hombro en máquina 4×8 Pájaro 4×8 Press francés tríceps 4×8
Jueves	Bíceps alterno con mancuerna 4×10 Femoral con autocarga 4×10 Femoral tumbado 4×10 Femoral peso muerto 4×15
Viernes	Subidas al banco 6×20 Sentadilla búlgara 4×20 Zancadas 4×15 Abdominales

RUTINA 5	
Lunes	Puentes para glúteos a una pierna 6×20 Hiperextensiones 4×10 Patada glúteos 4×30 Abdominales
Martes	Press hombro con barra 4×10 Pájaro 4×15 Vuelos altos 4×8 Bíceps con barra 3×8 Tríceps 3×8
Miércoles	Peso muerto femoral 4×15 Prensa 4×10 Cuádriceps en máquina 4×10 Split lateral 4×10
Jueves	Aperturas para pecho 4×10 Buenos días 4×10 Remo Gironda agarre amplio 4×10 Remo con mancuernas 4×10
Viernes	Subidas al banco 4×10 Sentadilla búlgara 4×10 Sentadilla sumo 4×10 Abdominales

RUTINA 6	
Lunes	Flexiones 4 al fallo Jalón al pecho agarre amplio 4×10 Remo Gironda 4×8 Abdominales
Martes	Superseries Consiste en hacer un ejercicio, seguido de otro y solo descansas cuando acabes el segundo. Superserie de elevaciones laterales con elevaciones frontales $4 \times 8 - 4 \times 8$ Superserie de bíceps con barra y tríceps press francés $4 \times 8 - 4 \times 8$
Miércoles	Superseries de puentes para glúteos y sentadilla búlgaras 6×8 Superseries de sentadilla sumo y prensa 3×8
Jueves	Superseries de femoral tumbado con femoral peso muerto $4 \times 8 - 4 \times 15$ Superserie de gemelo con femoral peso muerto $4 \times 15 - 4 \times 15$
Viernes	Superserie de subidas al banco con zancadas $6 \times 15 - 6 \times 15$ Abdominales

Rutina 7	
Lunes	Sentadilla sumo 10 × 10 Split lateral 5 × 15 Abdomen
Martes	Vuelos altos 4 × 10 Pájaro 4 × 10 Bíceps alterno con mancuerna 4 × 10 Tríceps press francés 4 × 10
Miércoles	Patada glúteos en máquina o polea 4 × 15 Patada glúteos en multipower 4 × 8 Remo con barra 4 × 10 Dominadas 4 × 8 Jalón al pecho 4 × 10
Jueves	Femoral de pie 4 × 10 Femoral con autocarga 4 × 10 Femoral peso muerto 4 × 15
Viernes	Zancadas 4 × 15 Sentadillas 4 × 15 Prensa 4 × 15 Abdominales

RUTINA 8	
Lunes	Press hombro con barra 4 × 10 Elevaciones laterales 4 × 10 Elevaciones frontales 4 × 10 Abdomen
Martes	Sentadilla sumo 4 × 10 Sentadilla profunda 4 × 10 Prensa 4 × 10 Extensión de cuádriceps 4 × 10
Miércoles	Remo Gironda 4 × 10 Jalón al pecho agarre amplio 4 × 10 Curl bíceps barra 4 ×10 Fondo tríceps 4 × 10
Jueves	Femoral autocarga 4 × 10 Femoral peso muerto 4 × 10 Femoral tumbado 4 × 10 Gemelo 4 × 10
Viernes	Split lateral 4 × 15 Subidas al banco 4 ×15 Sentadilla búlgara 4 × 15 Abdominales

RUTINA 9	
Lunes	Puentes para glúteos con peso 4 × 15 Patada glúteos 6 × 15 Sentadilla sumo 6 × 15 Abdominales
Martes	Elevaciones frontales con disco 4 ×10 Press en máquina para hombro 4 × 10 Vuelos altos 4 × 10 Pájaro 4 × 10
Miércoles	Sentadilla búlgara 5 × 25 Zancadas 5 × 25 Curl alterno bíceps 3 × 15 Tríceps en polea 3 × 15
Jueves	Femoral peso muerto 4 ×15 Femoral de pie 4 × 10 Femoral autocargo 4 × 8 Abdominales
Viernes	Gemelo de pie 4 × 15 Split lateral 4 × 15 Puentes de glúteos a una pierna 4 × 15 Flexiones 4 × 10

Rutina 10

Lunes	Prensa 4 × 15 Hiperextensiones 4 × 15 Cuádriceps en máquina 4 × 20 Abdominales
Martes	Superseries de elevaciones frontales con elevaciones laterales 4 × 8 - 4 × 8 Vuelos altos 4 × 8
Miércoles	Aperturas para pecho 4 × 15 Bíceps alternos con mancuernas 3 × 8 Press francés 3 × 8 Puentes para glúteos a una pierna 5 × 25
Jueves	Remo con barra 4 × 10 Dominadas 4 × 10 Remo Gironda agarre amplio 4 × 10 Gemelo 4 × 20
Viernes	Zancadas 4 × 25 Sentadilla 4 × 10 Sentadilla sumo 4 × 10 Abdominales

CAPÍTULO 55

¿ES POSIBLE ENTRENAR EN CASA?

Una de las cosas positivas de la filosofía de vida fitness es que tenemos muchas posibilidades para realizar los entrenamientos. Aunque lo ideal es apuntarse a un gimnasio, puesto que allí tienes más opciones y más elementos específicos para ejecutar tus entrenamientos de manera intensa y adecuada, es posible adaptarlos para realizar tus rutinas en casa comprando unos pocos elementos básicos.

A mí, el hecho de escapar al gimnasio me gusta. A pesar de que a veces da pereza, una vez allí esa capacidad de desconexión que proporciona tener un rato exclusivo para mí se ha convertido en algo imprescindible en mi vida.

Sin embargo, aprovechar los días buenos para hacer el cardio en la calle, por ejemplo, con el solecito en la cara, o en casa con mi stepper cuando no tengo tiempo de estar tanto rato en el gimnasio, hace que sea completamente posible adaptar mi vida fitness incluso en el nivel de la competición y aun teniendo dos hijas.

Tener que quedarme en casa con ellas, porque estén malitas, tengan tareas o, simplemente, por no tener dónde dejarlas no se convierte en un inconveniente, porque puedo practicar los ejercicios en casa. Además es positivo que ellas me vean y, de hecho, no es raro que se pongan a mi lado a imitarme, lo cual, por supuesto, ¡me encanta!

No necesitas tener grandes aparatos en casa ni invertir mucho dinero. A continuación, tienes una lista de lo que necesitas tener para entrenar en casa si no puedes desplazarte al gimnasio.

Stepper. Es lo que yo uso para el cardio, que, por lo general, hago en ayunas, mientras mis hijas duermen. Me permite ganarle una horita al día levantándome por las mañanas y haciéndolo en casa. Una vez que termino, desayuno y levanto a mis hijas para ir al colegio con mi primer deber del día hecho.

He de reconocer que más de una vez hago el stepper en pijama, medio dormida, pero también aprovecho para sacar el móvil y responder los correos que tengo de trabajo, para facebookear un poco o mirar en Instagram. Es un rato de relax activo para comenzar el día con buena energía.

El stepper es un aparato básico que puedes comprar por unos 40 euros. También se encuentra en tiendas de segunda mano porque muchas chicas lo compran y acaban por no usarlo. Yo el mío lo compré por 18 euros hace dos años en una de esas tiendas y aún me dura, a pesar de que lo uso casi cada día, puesto que es la opción de cardio que más me gusta.

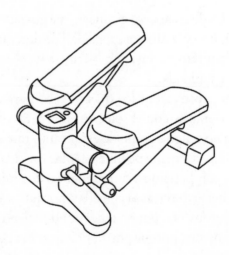

Barra y discos. Una barra a la cual puedes incorporar discos en función de tus necesidades y que puedes utilizar para los ejercicios de fuerza.

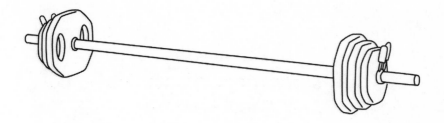

Mancuernas y discos. Mis mancuernas son una barrita del mismo grosor que la barra larga para que me sirvan los mismos discos.

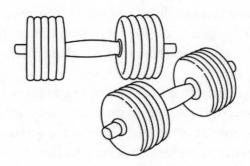

Lastres. Son unos pesos que puedes atarte en los tobillos o en las muñecas para hacer diversos ejercicios. Los hay de muchos pesos para que elijas los que más te convengan.

Gomas elásticas. Sirven para poner resistencia al hacer algunos ejercicios o bien para ayudar a impulsar para ofrecer apoyo cuando es necesario. Las hay con diversos niveles de elasticidad y dureza a gusto del consumidor.

Barra de dominadas. Sirve para practicar dominadas de todas clases. Para comenzar puedes ayudarte atando una goma elástica que te impulse. También puedes usar la barra para colgarte y hacer estiramientos e, incluso, para hacer abdominales levantando las piernas.

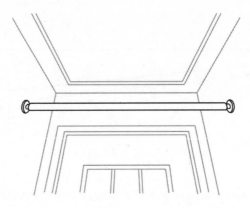

Es el juguete favorito de mi hija mayor, que se pasa el rato colgada y usando las gomas como liana para hacer de Tarzán. No os enseño cómo están las paredes de alrededor de negras porque no son dignas de mostrar.

Fitball o balón suizo. Es la típica pelota de pilates grande. Puedes usarla como soporte para un montón de ejercicios, sobre todo para ayudarte con la postura y trabajar el abdomen.

Con ese material, tienes suficiente para llevar un estilo de vida fitness sin ni siquiera salir de casa, así que la excusa de no tener tiempo para ir al gimnasio o no saber qué hacer con tus hijos acaba de desmontarse delante de tus propios ojos.

Aunque en los ejemplos de tabla sí que he contemplado que se hagan en un gimnasio, todos los ejercicios que te mostré en el capítulo de ejercicios básicos se pueden adaptar para practicarlos en casa con estos elementos.

Así que puedes entrenar en el gimnasio con las rutinas que te he propuesto en las tablas o adaptar algunos ejercicios de esas rutinas para hacerlas en casa; o bien combinar un par de días en casa y tres en el gimnasio.

Quitar tiempo a labores domésticas para ocuparlo en labores personales es una muy buena idea para fomentar la autoestima y la realización personal.

La que quiere encontrar excusas las encuentra, y las que queremos encontrar soluciones, también las encontramos. Tú decides en qué lado estás. Ya no tienes excusas. Ahora, ¡a entrenar!

CAPÍTULO 56

CONCLUSIONES

Parece mentira que haya llegado este momento. Cuando comencé a escribir este libro casi no sabía por dónde empezar. Exteriorizar todo lo que siento por esta filosofía de vida y ponerlo en orden, tratando de hacerlo con un lenguaje ameno y sencillo para llegar a cualquier persona que pueda leerlo no ha sido tarea fácil.

Tengo un sentimiento como de haber terminado de tomarme un largo café contigo y haberte explicado de qué manera puedes encauzar tu vida a partir de ahora; si es que he conseguido que te interese esta manera de vivir que hemos denominado fitness emocional.

Creo que he conseguido dividir el libro en las tres partes fundamentales que engloba la filosofía de vida fitness. Por un lado, el plano emocional, ya que sin tener claros los objetivos y sin motivarnos y vencer esas limitaciones que nos apartan de llevar las riendas de nuestra vida es imposible conectar con ese sentimiento de satisfacción personal que hace que nos valoremos a nosotras mismas más y mejor.

Por otro lado, todo lo que se refiere a cambiar los hábitos alimentarios, a partir del conocimiento de qué es lo que aporta aquello que ingieres y promover la salud a partir de la educación dietética, además de motivar tus compras, te llevará a sentirte mejor de energía y mejorará tu aspecto físico hasta un punto que ni te imaginas.

Por último, te he mostrado un sistema de entrenamiento muy completo, con todos los ejercicios básicos que conforman esta filosofía de vida. Son ejercicios que dan resultados verdaderamente efectivos y que puedes adaptar a tu vida fácilmente, incluso aunque no te sea posible ir al gimnasio.

Este libro va dirigido a cualquier mujer que quiera hacer algo diferente con su vida, encontrar pequeñas motivaciones en su día a día y comenzar a dar importancia a su salud tanto física como emocional.

Es un libro que nace de mi experiencia, no solo como atleta y profesional con más de diez años de experiencia ayudando a personas a superar trastornos emocionales muy graves, sino, sobre todo, como mujer, como madre, como mujer emprendedora. Y, lo más importante, como una persona con tremenda ilusión por compartir con el mundo cómo ha descubierto que es posible vivir una vida en la que solo tú tienes el poder de lo que haces con las circunstancias que te van viniendo.

No soporto la idea de mirar a mi alrededor y ver mujeres víctimas de reglas morales y sociales obsoletas. Me puede la sensación de observar que hay personas cuya vida se asemeja más a la de una seta que a la de un ser humano, que viven su vida para otras personas y se sienten mal por dedicarse tiempo a ellas mismas. No lo soporto porque yo lo he vivido. He estado dormida; tanto que no lo veía hasta que no salí de esa apatía que no comprendía y que me parecía que era simple monotonía.

La vida nos da la capacidad de crecer, aprender, superarnos, mejorar, equivocarnos, avanzar y, sobre todo, sentir.

No hay mayor placer que el de sentir amor hacia ti misma. Es el mejor regalo que puedes hacerle a la humanidad, pues, si te amas, amas al mundo, amas a tus amigos, amas a las personas, amas a los animales, amas la naturaleza, amas tus equivocaciones, amas tus errores, amas tus circunstancias por dolorosas que sean, porque eso significa que sigues estando viva y aún tienes la oportunidad de volver a ser feliz, aunque sea con esos pequeños detalles que son los que marcan la diferencia.

Conocer a alguien interesante, compartir risas con tus amigos, faltar un día al trabajo, compartir un capricho, conocer un sitio nuevo, darle dinero a una persona que lo necesita, abrazar a tus padres, hacer el amor con alguien que deseas.

El valor de las pequeñas grandes cosas solo está al alcance de quien controla su vida. Si te arrastra cotidianamente una marea de pensamientos autoimpuestos, por creencias de la sociedad que te limitan, por emociones poco constructivas, por deberes absurdos de lo que es o no correcto, por culpas infundadas al salir del molde de lo que se considera normal, estás verdaderamente jodida. Así pierdes el poder de lo único que es verdaderamente tuyo: el poder sobre tu vida.

Este concepto que he creado de fitness emocional me enamora porque a través de él tengo el poder de controlar y gestionar mi vida. Pongo orden en mis pensamientos, manejo mis emociones, organizo mi vida, cuido mi salud, doy un lugar adecuado a cada una de mis parcelas, conecto con mi alma y, además, mimo mi aspecto físico. Ha cambiado tanto mi vida desde que practico esta filosofía de vida que me parecía verdaderamente egoísta quedarme esta perspectiva solo para mí.

En estos momentos, no me sale otra cosa que darte las gracias desde lo más profundo de mi ser por haberte interesado en mi historia y por haber seguido a ese gusanito que te picó cuando decidiste comprar este libro. Gracias por confiar en que encontrarías en estas páginas algo que iba a ser productivo e interesante para mejorar aspectos de tu vida. Espero de corazón que así haya sido.

Por último, si he conseguido que llegues hasta aquí y te he contagiado un poco de motivación y ganas de poner en práctica lo que has leído, si te has animado a retarte a ti misma hasta demostrarte que tú también tienes todo lo que necesitas dentro de ti para realizar esos cambios que darán lugar a una experiencia positiva en tu vida, entonces me quedo más que satisfecha porque he logrado mi objetivo.

Si consigo que cierres estas páginas con un sentimiento de ilusión, motivación, ganas y, sobre todo, con un poco de más amor hacia ti misma, seré yo la que se sienta afortunada de que te hayas cruzado en mi camino. Una vez más, ¡GRACIAS!

AGRADECIMIENTOS

No quiero dejar pasar la oportunidad para agradecer a aquellas personas que han hecho posible que este libro haya dejado de ser un sueño para convertirse en una realidad; empezando por mis representantes Jimmy Sola y Jessica Asensio, porque gracias a ellos he tenido la suerte de llegar a las mejores manos.

A mi preparador, Carlos Moral, (Barbarian), porque es un profesional como la copa de un pino, porque ha sacado de mí a una atleta que jamás pensé que existía y sobre todo porque cuida de mi salud por encima de la ambición. Gracias por tu generosidad y confianza.

A mi sponsor, Fullgas Nutrición, por hacerse cargo de buena parte de mi carrera deportiva, por estar siempre en disposición de colaborar.

A Álvaro, por ser una pieza fundamental en mi vida, por confiar en mí antes de que yo misma lo haga, por demostrarme que el amor incondicional existe y por ocuparse de las niñas cuando he pasado días y días escribiendo.

A mi equipo Barbarian Team, con Amalia como pilar fundamental, porque he encontrado en ellos una segunda familia.

A Nati, por ocuparse de Vivir sin Ansiedad y hacerlo suyo mientras yo estoy en este proyecto.

A mi familia, papá, mamá, Alexia, Chicue, abuelos, Upi y Dian, porque sé que cuento con su incondicional apoyo en todas mis decisiones y me siento respaldada a todos los niveles. Os amo.

A mis amigos, los de siempre, Eli, Fran, Olalla, Inés, porque con solo pensaros puedo recordar que nunca estaré sola, y los que han ido apareciendo por el camino, empezando por Cristian, principal responsable de que el fitness apareciera en mi vida, Sergio, Jessi, Eze, Neno, Juanba y muy especialmente Alberto Oliveras, que a pesar de su poco tiempo libre siempre ha tenido un espacio para opinar, ofrecerme desinteresadamente su criterio como profesional del fitness y sacarme algunas risas.

Y por último a mis hijas, por ser mi fuente principal de motivación para que siga desarrollando una mejor versión de mí misma.

A todos y cada uno de vosotros, ¡¡GRACIAS!!

NOTA DE LA AUTORA

Me imagino que tendrás algunas dudas sobre cómo empezar a poner en práctica todo esto, por eso quiero ayudarte a trazar un plan de acción específico para ti.

He creado unas fichas de apoyo que te ayudarán al principio hasta que adquieras nuevos hábitos. Si te motivan y te van bien, puedes usarlas todas las veces que necesites.

Las he creado a tamaño folio a fin de que tengas suficiente espacio para escribir en ellas y luego puedas colgarlas en el frigorífico o en tu panel de la visión y, así, tenerlas presente.

Para adquirirlas completamente gratis, entra en el siguiente enlace.

https://my.sendinblue.com/users/subscribe/js_id/25ypo/id/8

ÍNDICE

BLOQUE 3
CÓMO MEJORAR MI ASPECTO FÍSICO

BLOQUE 4
ALIMENTACIÓN FITNESS